I0787393

Agraïments

Vull començar donant les gràcies a les persones que m'han acompanyat, sobretot en la malaltia. He après dues coses durant tot aquest temps: una, donar les gràcies i, dues, no donar les coses per suposades. El que jo sento, no té perquè una altra persona saber-ho si jo no li ho dic. I és per això que, vull agrair a totes les persones que han fet possible que sigui com sóc, les que m'han cuidat, les que han estat amb mi i les que m'han permès aprendre.

Començo per la meva família. Pel Toni, el meu marit, que passi el que passi sempre està amb mi. Pels meus fills, l'Arnau i el Roger, per ser les dues persones més meravelloses de la meva vida. Per les meves germanes la Mercè i la Cristina per saber que hi són i per acompanyar-me en la proximitat o en la distància. Als meus cunyats i cunyades (el Jordi, el Javi, i el Josep Antoni, la Sagra i la Pepi) i, especialment, a la meva sogra, Sagrario, per la seva pacient comprensió. A la meva mare, la Lucia, per haver-me deixat volar en els meus somnis. Al meu pare, el Joan, per haver-me transmès la metodologia del descobriment i de creure que les coses sempre es poden millorar.

Als amics, als vells i als nous. A la Marta, per compartir amb ella les alegries, els desitjos i els secrets inconfessables. A l'Òscar, per ser tan eloqüent i ajudar-me a donar més sentit al llibre. A la Núria, per ajudar-me a esbargir-me i fer-se càrrec dels nens i, al Fran, per preparar-nos aquells plats tan deliciosos que fa. Als pares de la Núria: la Teresa i el Luís, per passar-me Kalanchoe (com ens hem de veure) i donar-me molts ànims. A l'Elsa, per compartir cafès (jo m'he decantat cap a les herbes i els liquats). A la Isa, per explicar-me com és la malaltia. A la Sílvia, per tornar a aparèixer a la meva vida i recordar-me coses que havia oblidat. A la Raquel i el Francesc, per compartir tardes al parc. A la Núria, per compartir bons moments i converses. A la Lourdes, el Carlos, la Maria per recordar-se molt de mi.

A l'associació de Parets, en concret a: la Rosa, pels consells i la dieta que m'ha donat; a la Sílvia per escoltar-me i assessorar-me més del temps reglamentari; a la Mercè per insistir i persistir en trobar un espai per visitar-me.

A l'hospital Fundació de Mollet del Vallès, a tots els professionals que m'han atès. Especialment dono les gràcies a: el Doctor Escrivà de Romaní per haver-me fet sentir còmoda, haver-me acollit i fer-me sentir especial. A la doctora Vanessa Ortega, per ser propera i aportar-me la visió científica de la malaltia. A la Paqui, per ser tan atenta i, a la Toni, per ser encantadorament sincera. A l'Ana, per facilitar les coses i estar pendent de tot. Al Josep Maria, per haver-se preocupat de què no patís en el moment més difícil de tot el procés. I, sobretot, al doctor Sanjuán, per haver-me ajudat en la malaltia, amb el llibre i haver-me tranquil·litzat quan més ho he necessitat. A tots ells, per la seva amabilitat, professionalitat i tracte humà. També per la paciència: per haver repetit i tornat a repetir el que ja m'han dit des del primer dia.

A l'hospital Plató, a tots els professionals de la unitat de radioteràpia.

Al centre d'atenció primària de Can Pantiquet de Mollet del Vallès: a la doctora Sanz per la seva comprensió i atenció. I, a la infermera Eva Vinyallonga pel seu bon humor, humanitat, sinceritat i comprensió.

A Pàmies Vitae (*centre de cultiu, investigació i difusió de coneixents de plantes medicinals i teràpies integratives per a la salut humana*), per la humanitat, per donar-me uns complements alimentaris que m'han fet pal·liar molts efectes secundaris i que han accelerat els efectes beneficiosos de la quimioteràpia. I, especialment a l'Aleix, per haver-me ajudat i assessorat en el llibre i en tot el que li he demanat (i li continuo demanant).

A la meva estimada Lídia i al Ferran d'Stona de Cel de Mollet del Vallès, per descobrir-me un món que sempre m'havia atret, però al qual mai m'havia atrevit a entrar-hi. Per donar-me pau i serenor. *Al final, sempre s'acaba fent el que un volia fer des d'un principi...*

A l'associació de Mollet Contra el Càncer, per a mi, encarnada en l'Anna Ferret que va estar present durant tot el meu tractament i que em va donar un suport seré, racional i esperançat. *Et trobo a faltar.*

A l'herbolari la Salut de Mollet, per haver-me aconsellat sobre els productes més adients per fer front al tractament de la quimioteràpia. També a Judith Casas Estilistes, per haver-me ajudat amb els meus quatre pèls. A la Maribel i a la Marta, les dues professores de Cal Músic que han cuidat els meus nens.

A la Manuela Garrote, per haver-me donat l'empenta per canviar de manera contundent, com ella diu amb *"seguretat i consciència"*.

A la meva Creu Roja, per tot el que m'ha aportat durant aquests anys i que m'aporta. Continuo creixent. Concretament, dono les gràcies a les persones que he sentit més a prop durant tot el meu tractament: la Merche, l'Asun, la Javiera, la Sonia, l'Aida, el David, el Ricard, la Pilar, la Belén, l'Encarna i la Neus.

A l'escriptora Jim Megal i a la Montse i al Miquel Àngel de HakaBooks per haver-me assessorat en l'edició del llibre.

Dedicatòria

Li dedico especialment als meus fills, a l'Arnau i el Roger i, també, al Toni per acompanyar-me en tot moment i esdevenir el motor que em fa continuar vivint millor i amb més serenor.

Li dedico també a l'Anna Ferret, que l'he coneguda tard, però el poc temps que l'he coneguda ha estat molt important per a mi, ja que ha estat durant l'any més transcendental de la meva vida. *Gràcies.*

A la Lídia, per donar-me vida només amb la presència dels seus ulls blaus, vius, nets i clars. Per la seva alegria, pel seu amor i per la seva gran espiritualitat. Per haver-me ajudat a superar el que ella no ha pogut. *Gràcies, gràcies, gràcies.*

Índex

Capítol 3: La nostra amiga "l'actitud" 103

Capítol 4: El tractament....................115

Capítol 5: El tractament de l'administració 189

Capítol 6: El canvi... 259

Capítol 7: La vida continua.........................283

Introducció

Després de setmanes de tenir al cap el llibre, d'haver-ne pensat l'estructura, el contingut, els agraïments... avui començo a escriure'l. Casualitat? No ho crec. És més aviat la necessitat de passar pàgina. Sóc al tren, de camí cap a Barcelona perquè em tallin el poc cabell que em queda i em posin la fantàstica perruca que m'haurà d'acompanyar durant els pròxims mesos.

El 29 de setembre del 2015, a la matinada, m'he notat una zona dura al pit. He demanat hora al metge i l'endemà m'han visitat. A partir d'aquí s'ha posat en marxa la maquinària del sistema sanitari. Una setmana després, ja m'han fet les proves d'imatge i una biòpsia. El 26 d'octubre m'han donat el diagnòstic que m'ha confirmat les meves pors: tinc càncer de mama. En poc més d'un mes, començo el tractament de quimioteràpia i, no l'he començat abans, perquè he volgut celebrar l'aniversari del meu fill.

Ha estat un mes horrible i angoixant per la incertesa del diagnòstic i l'espera. Totes les persones de l'Hospital de Mollet que m'han atès m'han intentat tranquil·litzar, dient-me que no m'avancés al resultat de les proves. Gràcies a elles, l'angoixa del diagnòstic inicial ha quedat en veure la malaltia com un tractament dur i llarg d'un any.

Com he arribat aquí? No ho sé, tot i que hi ha algunes pistes que em fan pensar que hi havia alguna cosa que no anava bé a la meva vida. Malgrat que estic relativament sana (faig exercici i menjo bastant bé), tinc com un *no sé què* que em diu que no estic bé. L'estil de vida que porto, que visc sense viure el moment i sempre estic pensant en el que he fet i en el que faré, és un indicador bastat potent.

És a dir, el que és important és el "com". Per molt que mengi d'una manera sana, si esmorzo el meu pa (fet a casa) asseguda davant l'ordinador i empassant-me'l, no és el mateix que prendre-me'l entaulada amb els companys de feina rient i xerrant. Vaig amb presses tot el dia. No tinc temps per a res. Estic fora de casa més de 50 hores de dilluns a divendres. I, a més, vull ser mare, treballadora i parella perfecta... No s'hi arriba a tot. Per molt que un cuidi una part, si en descuida la resta, no serveix de gaire.

Aquest llibre és fruit de la necessitat de compartir la malaltia, de compartir allò que m'ha funcionat i de dir i explicar les coses que m'han sobtat, les que trobo a faltar i el que m'agradaria que passés. Reflecteixo les emocions, les anècdotes que he viscut i intento contrastar algunes dades amb investigacions. Cada apartat manté la seva pròpia cronologia, perquè puguis veure des del principi fins al final tot el procés de curació i superació.

Moltes de les anècdotes les he viscudes amb les tres persones més importants per a mi. És per això que, te les presento aquí, ja que t'aniran apareixent durant tot el relat. Són: el meu marit, el Toni, i els meus fills, l'Arnau de vuit anys i el Roger de sis. A més, apareixen altres persones, de les quals he recollit el testimoni, però no sempre he posat els seus noms, per tal de preservar la seva intimitat.

Tanmateix, és un llibre molt vivencial i que m'ha servit de teràpia (per a mi). Hi ha moments de tot: de molta alegria, de molta tristor, de molta por, de molta tranquil·litat, de molta serenor, de molts nervis... En definitiva, molt de tot. Podria haver titulat el llibre com "somriures i llàgrimes", però aquest nom ja el té un altre... Hi ha alguns episodis amb molta càrrega emocional i, potser no els podràs llegir, perquè t'hi sentiràs molt identificada (sobretot la part de l'espera del diagnòstic i algun efecte secundari, com el de la caiguda del cabell). Si és així, salta'ls i, quan puguis, ja tornaràs enrere per llegir-los. Si t'ajuda en alguna cosa, que sàpigues que tots els capítols acaben bé.

Aquest llibre l'he escrit majoritàriament en present, perquè és així com visc la malaltia. En alguns moments no sabràs si et parlo d'avui o de demà. Tant és. T'explico el que sento i com ho sento. T'intento transmetre la intensitat de com visc el càncer. No és un temps ni lineal ni literari. És el meu temps. Fets que considero que són importants (com l'aparició dels efectes secundaris o la durada dels tractaments), te'ls situo temporalment perquè tinguis una referència i sàpigues quan m'han començat a aparèixer i quan han remès.

És una sensació estranya: de cop i volta tot s'atura, però prenent una velocitat vertiginosa. És la sensació de viure el passat com un present i un present com si estigués a punt de caducar imminentment. Les situacions límit reflecteixen molt bé l'eternitat efímera del temps: cada segon compte i cada segon és alhora present, passat i futur. Són instants, moments que passen, que et canvien per sempre més.

L'impacte de la notícia del diagnòstic del càncer em colpeja el cervell durant dies i setmanes. Fa més d'un mes que m'han dit que tinc càncer i encara t'ho explico com si fos ahir. És un canvi important per a mi: passo d'estar sana a estar malalta. És com si, de cop i volta, jo fos una altra persona. "*Allò que passa als altres*" i que pensava que mai em passaria a mi, m'ha passat. I, sense adonar-me'n, passo a deixar de banda les preocupacions que fins fa poc m'acaparaven tot el dia. És com si hagués tret les pellofes i em quedés només amb el fruit que s'ha de menjar: el passat són les preocupacions banals i el present són les ganes de viure i l'elució de la mort.

Alguns moments els visc com a ràpids, fugaços i altres com eterns. Els que són eterns majoritàriament són les esperes. Les visc amb una gran lentitud i amb la inquietud dels canvis que estic impacient per viure'ls o que tinc por que arribin. S'aturen les coses banals i superficials, però amb l'absoluta certesa i contundència de què la vida és curta i passa de pressa. Vull viure assaborint el moment.

Després d'uns quants anys ideant projectes i escrivint sobre els altres: sobre què convé més a les persones grans perquè estiguin actives, perquè se sentin més felices i acompanyades i les persones que les cuiden estiguin millor, aquest llibre no parla dels altres. Parla de mi. La perspectiva canvia... i molt! L'ús de determinades paraules que sempre he intentat evitar com "vulnerable" o "cas", en cap moment m'han vingut al cap. No m'he sentit en cap moment ni feble ni vulnerable, ni com un expedient. Continuo sent jo. Per a referir-me al meu nou estat, prefereixo emprar el mot "pacient", ja que també denota "paciència" i l'he haguda de cultivar molt, perquè tal com diu el diccionari: he hagut de suportar amb calma l'espera d'una cosa que triga (triguen els resultats de les proves, triguen a acabar-se els patiments dels tractaments, les cicatrius triguen a curar-se, els canvis triguen a arribar...).

Tothom parla de lluita contra el càncer. No considero que estigui vivint una lluita, seria com dir que estic lluitant contra mi mateixa, contra una part de mi (Maria del Mar Cegarra, 2016). Lluitar significa estar en guàrdia per atacar o per defensar-te i això consumeix energia. Esgota. Al capdavall, el que he fet ha estat acceptar la malaltia i estar el màxim de relaxada possible per a estar oberta als canvis i curar-me millor.

Estic vivint una situació difícil, sobretot perquè no se sap com reaccionaré davant del tractament ni quines seqüeles em quedaran. Tinc por del canvi accelerat del meu cos, de passar de tenir un cos de quaranta anys, a tenir-ne un amb dolors i problemes físics que limitin el meu dia a dia. Tinc por d'un envelliment prematur. Tinc por que es capgiri la meva sort. Són pors amb les quals estic aprenent a conviure.

Haig de posar tot el que calgui de la meva part per sortir-me'n. En alguns moments, he decaigut. Llavors, l'energia per continuar amb els tractaments varis que he fet, se'n va. Però, començo a reflexionar i a pensar amb el que tinc, el que m'importa i amb el que vull viure. Llavors, m'aixeco i continuo.

Continuo, perquè més enllà de la mort, hi ha la vida. Abans d'angoixar-me pensant en què em puc morir, haig de viure el present. I, ara per ara: estic viva i haig de pensar què fer i com fer-ho per continuar vivint. Continuem?

Lectura prèvia

Durant tots aquests anys, des que vaig començar la carrera de psicologia als anys 90, sempre m'ha preocupat la incertesa del coneixement i el biaix de moltes de les conclusions que se'n desprenen dels estudis científics més o menys rigorosos. És per això que, qualsevol fenomen s'ha d'analitzar des dels màxims punts de vista, ja que, si només tens en compte una variable en un estudi, pots arribar a conclusions errònies.

Per tal d'analitzar el càncer des de diferents punts de vista, parteixo del model de Bronfenbrenner o model ecològic (Bronfenbrenner, 1987). Aquest model permet parcel·lar la realitat i veure com les persones formen un tot condicionat per la cultura, la comunitat on viuen, l'entorn físic, la família, els amics i la mateixa persona amb els seus pensaments, biologia i emocions. És a partir, d'aquesta concepció que es pot entendre la malaltia. És un model similar el que proposa Bruce Lipton per explicar quines coses fan reaccionar les nostres cèl·lules (l'ambient, l'estrès, la nutrició i les emocions) (Lipton, 2005).

La documentació en què m'he basat, l'he buscada en llibres, pàgines web de bases de dades d'estudis, sobretot la PubMed i la Cochrane, així com revistes i pàgines oficials d'organismes o entitats que m'han semblat rellevants per la seva trajectòria. M'interessa sobretot reflectir les contradiccions que hi ha entre una descoberta i una altra, per tal de crear debat al voltant de les notícies sensacionalistes que es creen quan surten a la llum els resultats d'una investigació o es posa de moda algun aliment o producte medicinal, per exemple.

Cal dir també que aquest llibre té un biaix fruit de la meva economia. És a dir, per poder accedir a tots els estudis que m'interessen hauria d'haver posat de la meva butxaca bastants euros. També s'hi ha d'afegir els Copyrights, que t'amenacen amb la denúncia si fas servir alguna frase. Amb això també vull obrir la reflexió sobre el coneixement. La societat ha de replantejar-se si la divulgació dels estudis i investigacions s'està fent bé o no. Sento dir-ho, però per molt cara que sigui una investigació, si no es difon i no s'exposen els resultats és com si no s'hagués fet o, pitjor encara, s'han llençat els diners i els esforços per una cosa que no té cap transcendència.

El que és evident és que per avançar en la cerca de solucions per a les malalties han d'haver-hi polítiques que promocionin la investigació i que facin la màxima difusió dels resultats. El coneixement no pot estar només en mans d'uns quants. Tots som usuaris de la ciència, perquè ens l'apliquen els metges, els dietistes, els psicòlegs i altres professionals de la salut o ens l'apliquem nosaltres mateixos. I hem de saber com està feta aquesta ciència per saber si les conclusions dels estudis són fidels a la veritat.

Sóc conscient que hi ha conceptes i idees que els he repetit més d'una vegada en el llibre. Ho he fet expressament. Diuen que, si vols aprendre alguna cosa bé, l'has d'anar repetint i exercitant en diferents moments temporals, perquè el cervell faci les connexions neuronals adients i ho acabi interioritzant. Amb una vegada no n'hi ha prou.

Capítol 1: Present, Futur i Passat

L'espera del Diagnòstic

"Qui espera desespera..." És la frase més certa que he viscut a la meva pell. Des del 29 de setembre a la matinada, moment en què em vaig notar la zona dura al pit, fins al 26 d'octubre que m'han donat el diagnòstic, han estat els dies més angoixants que he viscut mai.

Des del primer moment, he pensat que tenia càncer, però no sabia com era aquest càncer. També em pensava que el pronòstic era dolent. Tenia pensaments que anaven des de triar el color de la meva caixa de l'enterrament, passant per deixar-ho tot gestionat (el comiat dels meus fills, la roba que portaria, la hipoteca...), fins a pensar que no seria res, que no tenia càncer i quedaria com un ensurt.

> **Com m'he detectat el tumor?**
>
> Moltes dones m'heu preguntat com l'he descobert. Doncs, per casualitat.
>
> Per bé que em feia palpacions i em notava un pit més dur que l'altre, em vaig confondre i ho vaig atribuir a l'esport que havia començat a fer. Fins que, una nit em vaig despertar amb molèsties.
>
> *Quan et facis les palpacions, a part de fer-ho amb el braç estirat, també fes-ho incorporada, fent un gran pessic amb el dit polze i l'índex.*

Quantes nits m'he despertat a les dues de la matinada i no m'he tornat a dormir. Desesperada plorant, sola a la cuina, tancada per a no despertar ningú. I, l'endemà, anar a treballar, intentant seguir amb la normalitat. És dur. Molt dur. Les paraules de cònsol, de no *"serà res"* no em consolen. Perquè sé que tinc càncer. Ho sé perquè no em trobo bé, no em fa mal res, però sento que no estic bé. M'he fet la revisió ginecològica que fa cinc anys que me l'hauria d'haver feta. Me l'he feta justament ara i ha sortit bé. Però no em sento bé. M'he fet analítiques i m'han sortit bé, però jo no estic bé.

"Per què a mi?" Aquesta és la gran pregunta que m'he fet i m'he repetit els primers dies. Fins que després de moltes hores i dies donant-li voltes al cap penso: *"Per què no a mi? Què tinc de diferent de la resta?"* Llavors, vull saber el *"perquè a mi"*. N'hi ha qui diu que l'alimentació és bastant culpable del càncer, altres que és l'estrès i les emocions negades durant anys i, n'hi ha d'altres, que ho matisen dient que han d'haver diverses causes a la vegada (alimentació, estrès, conflictes emocionals, etc.) Sigui com sigui, ara ja el tinc a sobre.

El que és cert, és que el que em preocupa en aquest moment són els meus fills. No veure'ls créixer. Això em desespera. Em desespera no tenir futur i tot el que em puc perdre d'ells: el canvi d'escola a l'institut, la primera vegada que s'afaitin, la seva primera parella... Em vénen al cap els petits detalls de la seva vida. Curiosament, no he pensat en què seran ni què faran quan siguin grans. És per ells que he començat a buscar ajuda i a preparar-me per superar la malaltia.

Les meves sospites es van corroborant poc a poc. He après a llegir les cares dels metges. Veus que l'especialista que t'està fent l'ecografia, està veient que la cosa no pinta bé i intenta dissimular-ho. Veus que està patint, perquè no vol que t'adonis que està veient que el diagnòstic molt probablement és de càncer. I agraeixes que tingui aquesta part humana, que no siguis la *"mama de la història clínica xxx"*.

La comunicació no verbal

És summament important en la relació entre metge i pacient. Serveix tant per mostrar interès per a l'altra persona com per descodificar els missatges que t'estan dient (Bensing JM. et al., 1995). Per exemple, mirar als ulls al pacient (Montague E et al., 2013). Augmenta la vinculació i fa que el pacient parli més i, per tant, el metge té més eines per a fer un bon diagnòstic (Bensing JM. et al., 1995).

Entre el vuitanta i el noranta per cent de la nostra comunicació, és llenguatge no verbal (el to de la veu, postura, gestos, expressions, mirades...) (Van der Hofstadt Carlos J., 2005). En aquestes circumstàncies, quan saps que t'estan amagant una informació que vols saber, aguditzes la lectura de tot allò que no et volen dir en paraules. Malgrat això, **la comunicació no verbal és fàcilment desmentible** de manera objectiva per un mateix i pels altres. És a dir, el teu cos o la teva veu estan dient una cosa i les paraules diuen una altra. Malgrat les cares d'evident preocupació del metge que confirmen que tinc càncer, em diu: *"no sé què tens"*.

Mentre m'estan fent la prova, entra un altre metge i, després, un altre per assegurar que agafen bé les mostres i les imatges, per tal de no errar en el diagnòstic. I em vaig dient que *"això no va bé..."*, però em vaig repetint que *"fins que no tinguin els resultats, no se sap"*. Però, ho sé...

Agraeixo les mostres d'afecte del metge que m'està fent la biòpsia, el *"com estàs?"* i la falsa esperança que m'està dient amb les paraules *"fins que no tinguem els resultats, no podem saber res"*, tot intentant desmentir el que els seus gestos i expressions estan dient. Però, en aquest cas no han aconseguit desmentir-los... Agraïda per la seva falsa esperança, no me'l crec.

El diagnòstic i pronòstic

S'ha mantingut la visita que tenia amb el ginecòleg. No m'han trucat abans per derivar-me directament a l'oncòleg. Ho podria viure com una mica d'alleugeriment, perquè no han activat el protocol del càncer. Malgrat tot, continuo sospitant que tinc càncer. És així com, li ha tocat al ginecòleg donar-me el resultat de totes les proves. M'ha confirmat que tinc càncer de mama, en estadi IIB amb receptors d'estrògens positius.

> **Càncer i estrògens**
>
> El càncer és una alteració del creixement normal de les cèl·lules, les quals comencen a créixer de manera descontrolada i deixen de fer la funció que haurien d'estar fent. Això provoca que allà on estiguin localitzades, deixi de funcionar l'òrgan o sistema pel qual treballen (per exemple, deixen de funcionar els ronyons o els pulmons) i, com que som un tot relacionat, la resta de sistemes i òrgans comencen a fallar en cadena.
>
> Les cèl·lules canceroses necessiten un ambient determinat per a viure i uns aliments. El sucre és un d'ells i com a exemple d'això, la ressonància magnètica amb contrast que et fan per saber si tens metàstasi és un preparat a base de glucosa. On hi ha una alta concentració de glucosa en una imatge, vol dir que hi ha cèl·lules canceroses.
>
> Un altre tipus d'aliment poden ser els estrògens, que són unes hormones femenines que a vegades podem produir en excés, com per exemple en situacions d'estrès.

Per a mi ha estat un alliberament. No m'ha donat ales a la imaginació (la imaginació negativa, és clar). Era tan dolent el que em pensava que tenia, que quan m'ha dit que les proves no havien sortit bé, ja estava preparada. Però, estava preparada pel pitjor i per la incertesa de si viuria o no i quant de temps. És a dir, estava situada en l'escenari de la meva mort. Així que, quan m'ha emmarcat la malaltia dins d'un tractament d'un any de durada amb un protocol molt marcat de quimioteràpia, operació, radioteràpia i tractament hormonal de 5 a 10 anys, se m'han dissipat les pors i la durada curta de la meva vida (si és que tinguéssim alguna certesa de fins quan viurem…). S'ha centrat en el pronòstic que era el que jo no sabia, perquè el diagnòstic ja me l'imaginava. Per tant, m'ha parlat amb el llenguatge que jo podia i necessitava entendre en aquest moment. Tal com diuen els professionals: *"Moltes vegades els pacients associen càncer amb mort imminent, i explicar amb fets concrets i dates concretes a llarg termini, què es farà, va bé"* (Metges, 2017).

Veus, no tot és dolent! El fet que visqui sempre en el futur em fa viure les coses abans i, quan realment les visc, penso: *"Au, va! No n'hi havia per tant"*. Una manera com altra de relativitzar les coses...

Les reaccions dels malalts davant la notícia de *"tens càncer"* són variades. La meva sogra, per exemple, quan va patir càncer, no s'ho esperava. Estava tant capficada en la negació de la malaltia que li va dir al metge que *"No, jo no en tinc de càncer. Ara no em va bé tenir càncer, perquè haig de cuidar al meu pare que és molt gran. Els resultats no són meus"*. I, per acabar-ho d'adobar, la doctora li va dir: *"ara no em ploris, que m'espantaràs a tots els que estan a fora esperant"* (avui en dia, el record que té d'aquesta doctora és que és lletja i amb una berruga al nas...). El pare d'una amiga meva, davant la notícia de què tenia càncer, va formular al metge la seva gran preocupació: *"Se'm caurà el cabell?"*. I el metge es va quedar callat. Primer va mirar les seves acompanyants: la seva esposa i la filla que mostraven impaciència per saber la resposta. Després, li va dir amb la cara que va poder posar entre incredulitat, sorpresa i certa evidència: *"Senyor Emiliano, vostè és calb. No se li pot caure el cabell."*

En definitiva, davant de circumstàncies crítiques cadascú reaccionem com podem...

Tan clar tenia el diagnòstic, que un parell de setmanes abans que el metge me'l digués, ja havia fet el traspàs de la meva feina als meus companys i, tres dies abans, ja li havia encarregat a la meva germana que em comprés la planta Kalanchoe. *M'he* saltat totes les fases habituals per les quals passem quan ens donen una mala notícia, una pèrdua o estem en un procés de dol. Ni he negat que tenia càncer, ni m'he enfadat, ni m'he deprimit (*bé... això sí que ho he fet una miqueta*). He anat directament a **l'acceptació**, cosa que m'ha facilitat enormement la cerca de recursos i d'ajuda.

Així que he sortit de l'hospital, he pensat *"què faig a casa? Tancar-me a plorar?... Millor que no"*. He anat a un centre comercial per agafar idees per a redecorar la casa. Des d'aquí, he trucat als meus pares i he enviat uns quants missatges informant els amics, amigues i els companys. El lloc no és massa habitual per donar una notícia d'aquest tipus, ho sé, però sempre he tingut la necessitat de normalitzar la malaltia. Et pensaràs que estic sonada (un pèl potser sí), però més tard he sabut que arreglar la casa i redecorar-la és terapèutic. I, és que... Tot el que fem té una explicació.

El dol

El càncer ens afronta a la mort, i com a mínim, a un canvi abrupte en la nostra vida. Aquest canvi es viu com una pèrdua per sentir-te que ja no ets com abans i que molt probablement no ho tornaràs a ser.

Davant d'una situació d'aquest tipus s'experimenten sentiments de tristesa, enuig, culpa, ansietat, solitud, cansament, impotència, shock... També apareixen sensacions físiques com opressió al pit o a la gola, hipersensibilitat al soroll, sensació de què no és real el que estàs vivint, falta d'aire, debilitament muscular, falta d'energia o sequedat a la boca. Els pensaments que poden aparèixer són d'incredulitat, confusió, preocupació. També poden aparèixer trastorns del son, alimentaris, distracció, aïllament social, sospirs, plors, hiperactivitat, etc. (William J, 2000).

Per a la superació del dol ha d'haver un espai de seguretat, de confiança, de respecte i tractar la situació de manera natural on poder expressar el dolor i la pena que sents (Payás A, 2010).

A mesura que van passant els dies, més persones saben que tinc càncer. Quan em trobo amb gent que acaba de saber-ho, algunes vegades tinc la sensació de sentir-me com una morta amb potes. És una sensació estranya. En algunes ocasions he sentit que no em tractaven igual, amb pena. És una situació incòmoda. La mort sempre està present i és la meva por i la dels que m'envolten. És quasi impossible no pensar-hi. Les relacions canvien força. Més endavant t'ho explico millor.

He començat a fer canvis i preparatius per afrontar la malaltia. Alguns canvis han modificat la dinàmica familiar i m'han portat a reflexionar molt sobre la societat i com està organitzada. Així que, hauràs d'aguantar una mica les meves reflexions durant tot el llibre.

A part de comprar mobles, a la mateixa tarda, he començat a buscar recursos. Primer, una amiga m'ha facilitat el telèfon de l'associació de càncer (Parets contra el càncer, 2016). Aquesta associació disposa de servei de seguiment psicològic, de dietista i massatgista.

Quatre dies més tard, després de la visita amb l'oncòleg (que ja m'ha confirmat que *se'm* cauran els cabells), he trucat a la perruqueria perquè em tallin els cabells i he demanat hora per emprovar-me perruques i comprar-me'n una.

Els primers dies m'ha donat per cuidar-me, no fer res, gastar-me diners al mercat setmanal comprant roba i coses per a casa. M'he dedicat a comprar pijames i bufandes per a tota la família. Al cap d'unes setmanes, això se m'ha anat passant *(una miqueta, perquè m'encanta anar al mercat)* i he reprès algun hàbit com llegir i n'he començat alguns de nous (fer Reiki, meditació, quedar amb els amics, etc.).

Aprofitant que estic de baixa, els nens han vingut a dinar a casa. He intentat recuperar els anys que sempre s'han hagut de quedar al menjador de l'escola. En realitat, quan els hem donat la notícia de què *"tinc càncer"* la seva reacció, dins de la seva escassa comprensió de la malaltia, ha estat d'alegria perquè vindran a dinar a casa. Aquesta decisió que ha estat molt important per a mi, m'ha limitat bastant. He topat amb la incompatibilitat dels horaris de les escoles. Et dediques a *"fer"* (fer els llits, fer el dinar, netejar, recollir les coses que els nens van deixant per casa...) i, quan t'adondes, has de sortir corrent cap a l'escola a buscar-los un altre cop. Dines, els acompanyes a l'escola i tornes corrents per preparar els berenars, tornar a l'escola a buscar-los i passar una estona al parc. No tens temps ni de pensar, ni d'escriure, ni de poder anar a cap lloc, només de "fer": "o escric o netejo", "o llegeixo o compro". Agafo una frase que vaig sentir a un avi de l'escola: *"Ens tenen esclavitzats. No podem anar ni al centre comercial que està a deu minuts d'aquí. Els nens entren a l'escola a les nou, les botigues obren a les deu i mentre vaig i torno, a les dotze ja hem de tornar corrents cap a l'escola, perquè surten per dinar"*.

Espero que es faci un plantejament racional dels horaris, on tothom guanyi i les dones i els avis i àvies (majoritàriament) tinguin temps de fer alguna cosa més que anar a munt i avall, portant i recollint els nens i les nenes tot el dia. Qualsevol diria que aquests horaris estan pensats perquè certs col·lectius (dones) no pensin... Avui en dia, encara pots trobar frases escrites del tipus: *"poden entendre aquest llibre des de la mestressa de casa fins a directius, universitaris..."*. Aquesta és la visió que encara hi ha de les dones. Quina feinada que tenim! Hem de demostrar constantment el que valem.

Abans de la malaltia...

Hi ha tota una simptomatologia prèvia a la manifestació de la malaltia que crec que és interessant fer-ne constància, perquè puguis reconèixer-te-la, tenint en compte que vivim desconnectats del nostre cos i del nostre sistema d'alarmes (com el dolor o el malestar).

Segurament, intuïm que alguna cosa no va bé i posposem fer una revisió mèdica per no confirmar les nostres sospites. Un exemple d'això és el d'un senyor amb càncer de colon. Va estar amagant que tenia pèrdues de sang durant mesos a la seva família per no fer-los patir, tot esperant que li desapareguessin de manera espontània aquestes pèrdues. No li van desaparèixer i va haver d'anar al metge. És important anar-hi quan comencen a aparèixer dolors, zones dures al cos, pèrdues de sang que duren massa dies o malestars dispersos. O bé, quan algun malestar dels habituals que tenim quasi tothom, s'accentua massa.

Durant els mesos previs a la malaltia, vaig tenir cansament, però no físic, sinó de falta d'energia. Patia d'insomni i havia tingut altres dolors al cos com mal d'esquena i mal de queixals. També tenia altres "petits" mals que m'estaven dient que alguna cosa no funcionava bé. Per exemple, tenia símptomes que alguns s'assemblen els de la menopausa i altres no (canvis de pes, dolor als pits i la sensació de pujada de llet, enfosquiment de la coloració de l'arèola mamària, problemes amb les genives, debilitament del cabell i la necessitat de menjar dolços), però que m'estaven apareixent uns anys abans del que es considera normal. Probablement, en el meu cas, van aparèixer per una alteració en els nivells dels estrògens.

A més dels símptomes físics, també en tenia d'altres socials i emocionals. Estava desconnectada de la realitat i havia perdut amistats i, sobretot, el riure. Em costava riure i em sentia sola. També veia els problemes per tot arreu i molt més grossos del que segurament devien ser. Si més no, la responsabilitat dels problemes me l'autoatribuïa. Em feia més responsable del que realment em tocava. I no trobava solucions.

En resum, el que vull dir és que se m'havien ajuntat un munt de coses que m'afectaven tant la meva part psicològica, social com física. Tot el que comporta l'estrès mantingut durant anys (esgotament, aïllament social, irritabilitat, etc.) se m'estava agreujant cada cop més i m'estaven apareixent més problemes corporals.

Capítol 2:
La Comprensió

La comprensió de la persona

Un cop arribes dalt del port de muntanya, pots veure l'abast de la vall i veure els seus límits, quins turons té, les carenes, els rius, la forma, el tipus de terreny... Pots comprendre com és. Fins que no hi arribes, tens una idea fragmentada dels llocs per on vas passant i què et trobes a cada moment. És difícil fer una visualització global. Has de resoldre com travessar el riu, per on passar si el pont està trencat, si val la pena pujar la carena, perquè no se sap què hi ha darrere...

És així com, l'abordatge del càncer hauria de passar primer per a la comprensió de com apareix, tenint una visió global i àmplia. No m'hi he posat a entendre el perquè, fins passats deu mesos del diagnòstic, quan ja estic arribant al port de muntanya. Abans m'ha estat quasi impossible posar-me a llegir res científic que requereixi la meva atenció. I, també perquè he evitat saber. L'únic que he buscat han estat solucions, basades en "això t'anirà bé, prova-ho" (val a dir que, algun coneixement previ ja en tenia). Durant aquests mesos m'he deixat portar per la meva intuïció i pels consells que m'han anat donant, sense parar atenció a si el que feia tenia sentit o no per a la lògica de les cèl·lules canceroses.

Sembla que, després de tant de temps, quan ja he acabat la quimioteràpia, ja m'han operat i ja he fet la radioteràpia, començo a ser jo i començo a tenir interès per conèixer, entendre i buscar l'origen de la meva malaltia. Seria lògic pensar que per una de les coses més importants que m'han passat a la vida, primer busqués les causes i entengués el perquè i després ho arreglés, però en aquesta ocasió he invertit el meu ordre natural de pensar. Primer ho he arreglat i després m'he preguntat "Com és que m'he espatllat? On estava l'avaria?"

Com que és un llibre, et poso l'ordre lògic que hauria d'haver seguit. Si passes de llarg aquest capítol i vas directament a "què fer per superar els efectes secundaris", està bé, però després torna a llegir què has de fer per superar la malaltia i continuar cuidant-te per no tenir-la durant els anys vinents. O, en tot cas, que trigui anys i panys en aparèixer-te un altre cop. El millor seria que es pogués dir que has "mort per causes naturals" i no de càncer. Trobo aquesta expressió molt maca i que ja no es fa servir. Volia dir que la persona havia mort de vella, perquè ja li tocava.

Som una matrioixca

Així que notes que alguna cosa no funciona bé al teu cos, comences a pensar i a pensar i a pensar. Però, en el mateix moment, comences a fer plans de què faràs si finalment el diagnòstic de càncer es confirma. En el meu cas, la planificació i el coneixement dels efectes secundaris que podria tenir com a conseqüència del tractament, m'ha dut a buscar solucions per preparar el meu cos i la meva ment. Això considero que ha estat clau per poder tirar endavant. Crec que he aconseguit que els efectes secundaris es minimitzessin i, possiblement, el tumor també s'ha reduït més del que s'esperava (perquè el tipus de tumor que tinc no se sap ben bé com respondrà als tractaments).

El càncer és una malaltia on intervenen diverses causes i s'han d'analitzar totes elles juntes i per separat. És una suma de moltes coses, com quasi totes les patologies. No ens podem centrar només en el menjar o en les emocions o en l'estrès, per citar alguns factors. Tot això junt, forma un còctel que pot desembocar en una malaltia.

Situen els factors ambientals, entre el 70% i el 90%, com a principals causants del càncer. Encara que, hi ha estudis recents que consideren que es deu a errors de copiat de l'ADN que són fruit de l'atzar. Diuen que el 66% és per un error de copiat, el 29% a estils de vida o factors ambientals i un 5% a l'herència (JANO, 2017). Crec que és un atzar una mica capriciós, perquè es dóna de manera més freqüent en determinades societats i estils de vida (ho explico al capítol de l'ambient social).

Per entendre les coses, m'agrada anar del general, després al detall i tornar al general un altre cop, per ajuntar les peces del trencaclosques. Perquè m'entenguis: faré metàfores, perquè crec que és com es comprenen millor les coses. És per això que, per explicar-te com som i com funcionem, utilitzo les nines russes: **la matrioixca.**

Són nines de diferents mides que estan buides per dins i que s'obren per la meitat, de tal manera que cadascuna pot encabir la següent que li segueix per mida. Fins a arribar a la més petita que és l'única que no es divideix. La matrioixca és les cinc, set, quinze o més nines que contingui, però totes elles juntes en formen una única.

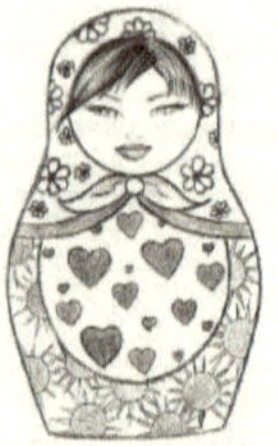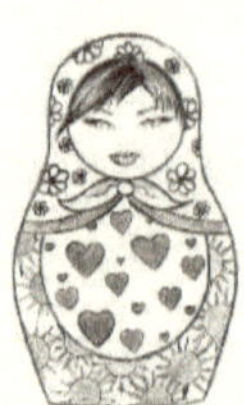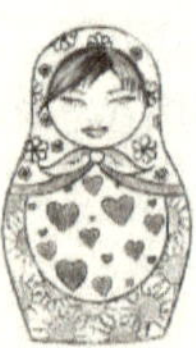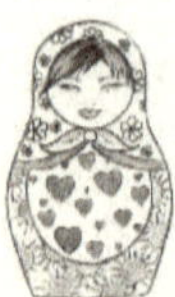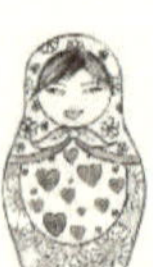

Posaré noms de cada nina i algun tret característic, perquè puguis fer millor l'analogia. De tota manera, és una distinció totalment artificial, ja que és per entendre al detall com estem estructurats, ja que totes elles funcionen juntes.

- **Ànima**: les emocions o el teu subconscient i la part espiritual. Quan estem en aquesta nina utilitzem frases que contenen: *"vull..."*. Per exemple: *vull córrer, vull aprimar-me, vull descansar...*

Principalment s'ubica a l'amígdala que es troba al cervell, a la insula i també a l'intestí, ja que es coneix com *"el segon cervell"* i percep la nostra vida interior i treballa amb el subconscient (Enders, 2015). També, tenim molècules de les emocions per tot el cos i totes les cèl·lules tenen receptors d'aquestes molècules. Per això, tot el nostre cos s'altera quan ens emocionem (Pert C, 2008). Algunes frases que diem quan ens emocionem: *"se'm posa la pell de gallina"*, *"se m'ha encongit l'estómac"*, *"estic amb l'ai al cor"...*

- **Psique**: el pensament o el conscient. S'ubica en el cervell, sobretot a la part frontal. És tot el que raonem, analitzem i justifiquem. En aquest nivell utilitzem frases amb *"haig de..."*. Per exemple: *haig de córrer, haig d'aprimar-me, haig de descansar.*

- **Soma**: són totes les estructures i sistemes d'òrgans que conformen el nostre cos. En aquest nivell utilitzem frases com: *"em fa mal..."*. Quan estem en aquest nivell, cuidem en excés el nostre cos, o bé, tendim a parlar només dels problemes físics com els dolors, les malalties o la nostra aparença externa. La frase que diries és: *"m'haig d'aprimar perquè no m'agrado"*.

- **Social i familiar.** La formem gràcies a la nostra relació amb l'entorn, el qual és el lloc on ens desenvolupem, ens relacionem i vinculem amb els altres. També rebem educació, normes, creences, ens estimen i estimem. La frase que diries és: *"T'has d'aprimar, perquè tu estàs gorda i no t'hi cap la roba que es porta ara"*.

Quan estem en aquesta matrioixca funcionem d'acord el que hem vist, el que és "normal" i no qüestionem les normes.

- **Cultural.** L'hem creada a partir de la relació i vinculació amb l'entorn que ens ha transmès uns valors, unes normes, uns costums, una llengua, i molt important, unes creences.

Segons on estiguem som capaços de mostrar una nina o vàries. Hi ha comportaments que els modifiquem en funció de si estem en un context o altra. Et poso un exemple: portes una estona fent cua per comprar el pa. Una persona se't cola. La resposta pot ser:

- Ànima: clavar-li una empenta o dir-li algun insult (abraçar-la no ho crec...).

- Psique: Abans de deixar anar l'impuls de dir-li qualsevol cosa, analitza on està i veu que hi ha molta gent (l'entorn social i cultural), llavors valora la resposta. Aquesta valoració pot ser:
    - Callar i no dir res (tragues perquè no val la pena).
    - Dir que s'ha colat de males maneres *"No veus que estem fent cua?"*
    - Dir-li molt educadament: *"potser no s'ha fixat que hi ha molta gent fent cua?"*

Evidentment, la nostra resposta comportarà que l'altra persona reaccioni i, possiblement, afectarà la resta de la gent que està presenciant l'escena. En funció de què facis, hi haurà unes conseqüències o altres:

- Dir el que primer et passa pel cap. Aquí ha actuat directament l'Ànima sense cap mena de filtre social ni cultural. Segurament tindràs un guirigall muntat que serà massa (tothom cridant i dient-se paraules malsonants). No has donat una resposta adaptada socialment.

- Si tries l'opció de callar o de dir el que sents, però de manera educada, tens una resposta bastant adaptada al context on ets. Has actuat segons el que sents i penses i, segons el que has après socialment. Probablement, la situació acabi bé i l'altra persona et digui *"no ho havia vist"* o s'excusi d'alguna manera.

Quina nina ens mana més?

A força dels anys, ens han ensenyat i hem après que només podem mostrar una nina o podem mostrar-ne alguna altra, però només davant determinades situacions i, rarament, podem mostrar la més petita (l'Ànima). És la nostra gran desconeguda, oblidada i amagada. I, una pregunta: *A tu qui t'ha dit que la més petita sigui la més feble i que s'hagi d'amagar?* És tot el contrari.

Seguint amb el paral·lelisme de la matrioixca, la nina petita és la que no es pot dividir i resulta que és el motlle de totes les altres. És l'essència. Hem de ser conscients que la nina que ens mana és la que amaguem. Per tant, hem d'acceptar-la, cuidar-la i viure d'acord al seu model. És així com, podrem viure harmònicament amb nosaltres mateixes (*recorda que l'Ànima és la nina on estan les emocions i totes les cèl·lules del cos responen constantment a les emocions, encara que de manera racional pensem que les tenim sota control i ens diguem allò d'"això a mi no m'afecta", "ho tinc superat", "passo" o "ja no hi penso"*).

Què passa si sempre calles en tot i per tot? O dius i fas coses diferents a l'Ànima? O el que és el mateix, *no deixes que la teva nina petita, l'Ànima, parli?* Aquesta resposta que pot ser adaptativa en un moment i situació puntual, t'acaba convertint en un titella social, familiar i cultural. Et deixes portar per tothom i no defenses mai les teves opinions i sentiments i vas fent allò que està bé per als altres.

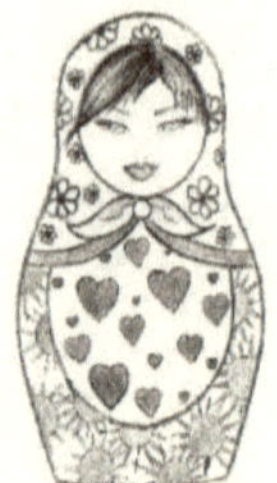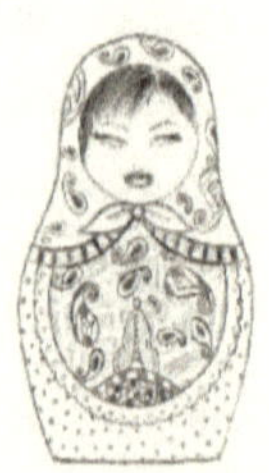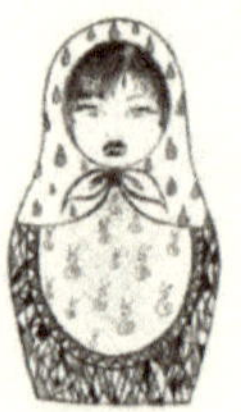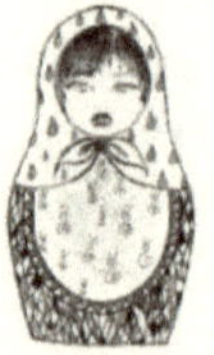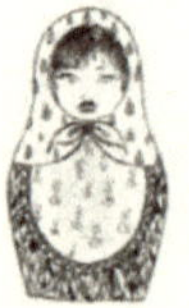

Tanmateix, et pot aparèixer aquella sensació de ser com un pop en un garatge. Quan penses: *"què faig aquí?"* T'hi has trobat mai? *Segurament, sí, oi?* El que passa és que a vegades ens deixem portar per la raó i pel nostre entorn social i cultural i no som capaces d'escoltar-nos. El que està clar és que si la resta de nines no fan cas a la nina petita, la cosa no va massa bé.

Estem tan contaminades per l'exterior que no sabem ni què volem. És com si les nines de les matrioixques no encaixessin bé una dins l'altra. En conseqüència, haurem de forçar-la perquè hi entri i llavors fregarà l'estructura de l'altra nina, cosa que acabarà per llimar-li les parets i fent-la feble. O, directament, hauràs de treure la nina que no hi cap dins de l'altra. Tot el conjunt de la matrioixca quedarà malmès.

Expressa el que sents. És bàsic, encara que creguis que no està bé sentir el que estàs sentint. Però, ho estàs sentint! Ep! No m'interpretis malament... No estic dient que comencis a donar cops de puny quan alguna cosa no t'agrada. No, no dic això. Parla, parla i torna a parlar. Estic dient que parlis, que diguis el que sents. Si comparteixes els teus conflictes, aquests disminueixen substancialment (t'ho dic per experiència i perquè algun estudi també ho confirma).

El cos parla. L'escoltes?

Com que el Toni m'ha fet la següent pregunta: *"Per què la nina petita és l'ànima i no una altra?"*, he cregut convenient afegir l'explicació. Alhora, també em permet explicar la relació entre ànima- ment-cos i com apareixen les malalties. Per explicar-t'ho has de fer un viatge a l'interior del ventre de la teva mare. *Ja hi ets?*

Quan es van ajuntar l'òvul i l'espermatozoide dels teus pares, un cop l'òvul va ser fecundat va començar a dividir-se i crear més cèl·lules i cèl·lules, les quals es van anar agrupant fins a crear tres **capes germinatives de cèl·lules** (endoderma, mesoderma antic i nou i ectoderma (Corbera E, 2014)). De cadascuna d'aquestes capes van sorgir els teus òrgans que avui en dia encara tens. Aquest procés de creació que fem nosaltres en el ventre de la mare (ontogenèticament) es correspon també al procés que hem fet evolutivament com a espècie durant els milers d'anys que fa que existim (filogenèticament). Aquesta apreciació és interessant, per veure com guardem moltes similituds amb altres animals, ja que compartim el mateix origen encara que el vulguem obviar, i també, perquè es pot fer un paral·lelisme amb els nostres avantpassats prehistòrics. En la nostra evolució com a espècie, cada aparició d'un òrgan o sistema funcional ha obeït a una nova adaptació per sobreviure més i ser més eficients.

S'ha establert una relació entre els conflictes emocionals i com aquests afecten cada capa embrionària. De manera més planera: hi ha una relació entre les emocions i les malalties. **Un conflicte emocional no resolt, a la llarga produirà una malaltia en un sistema o òrgan del cos** (Gascon P, 2017). És la manera que té el cos d'expressar-se i intentar trobar una solució i equilibri. És per això que, t'has de traslladar al passat prehistòric dels humans per trobar el sentit i l'explicació de la relació entre el conflicte emocional i els símptomes i la malaltia (Corbera E, 2014). La pregunta que ens hauríem de fer és: *quina funció té aquest òrgan o sistema?*

A continuació, et faig un resum molt breu de cada capa germinativa i quins possibles conflictes emocionals estarien relacionats *(no te'ls agafis al peu de la lletra, però sí que et poden ajudar a reflexionar)*. No vull entrar a fer una generalització que estableixi la correspondència entre una malaltia i un conflicte emocional. És arriscat fer-ho, ja que les generalitzacions sempre són això: generalitzacions i no vas al detall, a la particularitat de cadascú on conflueix l'herència genètica i epigenètica, l'ambient i les experiències personals. Hi ha llibres que expliquen aquesta correspondència i matisen com s'ha de fer aquesta relació (Boadella D, 1993) (Corbera E, 2014).

- La **primera capa** és la més antiga (l'endoderma). A partir d'aquí es desenvolupen els òrgans més bàsics per a la supervivència (la respiració, la ingesta i la reproducció).

  Per a garantir la supervivència, hi ha un factor molt important: l'emoció, que és la reacció que donem davant dels estímuls. És tan senzilla com: *"si és una cosa bona, em quedo i, si és dolenta, fujo o ataco"*. I, en el cas dels mamífers, si ni fugir ni atacar poden ajudar a salvar la vida, llavors s'activa el sistema més antic (com el dels rèptils) i *"em quedo aturada o bloquejada i em faig la morta"* i, fins i tot, es podria morir realment, perquè s'alenteix la respiració i els batecs cardíacs (Porges S, 2012).

Aquesta resposta que hem donat davant d'alguna cosa o situació, s'emmagatzema a la memòria per tal d'actuar ràpidament quan ens tornem a trobar en una situació similar. És a dir, *"no tinc temps de pensar si el lleó és un felí bonic o no, haig de córrer"*. Després pensaré: *"ostres, era un lleó! Una mica més i em menja! Hagués pogut fer una altra cosa per fugir"*. Una apreciació: avui en dia no convivim amb lleons, però sí que estem envoltats d'uns quants depredadors (que poden estar a casa, a la feina o entre els amics).

Per tant, la nostra nina petita, l'Ànima, és la que primer es va crear (endoderma) i és la que s'encarrega de decidir quina resposta emocional dóna i, de retruc, activa la resta de mecanismes del cos per tal de preparar la resposta més adequada. Aquesta resposta es pot veure alterada per les altres nines (Psique, Social i Cultural) que la modifiquen per adaptar-la al lloc on viu.

Les malalties associades a aquesta capa embrionària estan relacionades amb un conflicte emocional (Boadella D, 1993) (Corbera E, 2014), perquè se sent que la supervivència com a individu o com a espècie està amenaçada (por a morir, per conflictes en la procreació, por a l'abandonament o per por a la "ingesta" de certs missatges que és millor no sentir) (Corbera E, 2014). Tanmateix, es relaciona amb un excés o amb un dèficit d'emotivitat (Boadella D, 1993).

- **La segona capa** (l'ectoderma) origina el sistema nerviós central i perifèric, els ulls, el nas i la part sensorial de les oïdes, l'epidermis, recobriment de les glàndules subcutànies i mamàries, la hipòfisi i l'esmalt dental (Gómez-Álvarez). Genèricament, estaria relacionada amb el pensament (Boadella D, 1993).

  Les malalties que s'hi relacionen amb aquesta capa són les que tenen a veure amb la defensa del territori (por a perdre'l, no saber defensar-lo o per la por a viure dins del mateix territori) (Corbera E, 2014). També, s'hi relaciona amb el fet de tenir un excés de pensaments, arribant a l'obsessió sense passar a l'acció, o bé, per un dèficit: quan actues sense pensar (Boadella D, 1993).

- **La tercera capa** (mesoderma) està entremig de l'endoderma i l'ectoderma i es forma a partir d'aquestes dues. S'originen els òrgans vinculats amb la protecció com són la pell dels òrgans i les glàndules mamàries i també els òrgans que estan relacionats amb el coneixement i l'exploració de l'entorn com són el sistema muscular i esquelètic. En general, es relaciona amb l'acció (Boadella D, 1993).

  Es poden relacionar les malalties d'aquests òrgans amb conflictes de protecció i de manca de reconeixement cap a un mateix (Corbera E, 2014). També, per un accés o defecte d'acció. És a dir, o faig moltes coses sense sentit, o bé, no aconsegueixo fer allò que vull fer (Boadella D, 1993).

Per tant, en **tota malaltia hi hauria un desequilibri entre què sento, què penso i què faig causat per un conflicte emocional** (Ànima – Psique – Soma no van en la mateixa direcció). **Tot això, comporta un desequilibri biològic que desemboca en una**

malaltia, la qual ha aparegut com un intent del sistema per a restablir l'equilibri (Boadella D, 1993) (Corbera E, 2014). I, **si el conflicte emocional s'ha fet crònic, poden aparèixer malalties com el càncer** (Gascon P, 2017).

Em sembla interessant aturar-me en el conflicte que induiria l'aparició del càncer de mama. La mama sorgeix a partir de totes les capes embrionàries. Seria un conflicte per manca de protecció per sentir que *"no puc protegir el niu"* (Corbera E, 2014). És a dir, la dona sent que no pot cuidar allò que considera que és la seva llar (parella i fills o filles, sobretot), perquè li falta el suport per fer-ho, perquè se sent sola, perquè no es veu capaç o perquè algú o alguna cosa li ho impedeix.

Certament, moltes vegades amb les companyes de la feina havíem compartit l'angoixa de no poder fer res bé ni amb tranquil·litat. He tingut moltes vegades la sensació de no arribar a les mil i una coses del dia, voler acontentar a tothom i, al capdavall, quedant-me a mitges de tot: no fent bé la feina, no estar per la parella ni per als fills i sempre anant corrent amunt i avall. La disjuntiva de: *què faig? Cuido bé els fills o treballo bé?* No me l'havia plantejada mai. Senzillament volia fer bé totes dues coses alhora. Amb la doble exigència que, pel fet de ser dona, has de demostrar que vals el doble i sempre tens la sensació que ets menys reconeguda que els companys que són homes (els sous són un exemple objectivable: a Espanya, de mitjana cobrem un 14,4% menys que els homes per hora treballada (INE, 2017). Fent números: amb un sou de 1.000 € mensuals, al cap de l'any un company teu, fent exactament el mateix, cobrarà uns 2.000 € més pel sol fet de ser home (calculat en 14 pagues).

Aquesta situació es viu en soledat i amb indefensió, perquè no saps com sortir-te'n. No saps ni a qui demanar ajuda ni com. Una amiga, per exemple, quan demanava ajuda a la seva cap per tal que l'ajudés a redistribuir les tasques perquè no podia amb tota la feina que tenia, rebia aquella resposta tan punyent: *"és que no t'organitzes bé"*. Fa mal, molt mal (*i penses que el que se suposa que t'hauria d'ajudar, encara està molt més perdut que tu i té més dificultats per organitzar-se i organitzar-te*). Aquesta indefensió et fa sentir feble i creus que *"si jo no em puc defensar, com puc protegir el que sento que és meu?"*

Aquest conflicte acaba sent una **pèrdua del sentit de la vida**, nascut arran de la **indefensió** per no estar fent el que sents i no poder tirar endavant amb el que estàs fent, sentint-te desprotegida, sola i amb dificultats per donar protecció als altres: *"em dedico a passar els dies sense fer el que sento que haig de fer. Acceptant situacions que no m'agraden i que ni tan sols em qüestiono. I rebutjant sentiments i emocions que tinc, que no vull reconèixer-les, perquè van en contra del que se suposa que està bé"*.

És amb la negació dels conflictes emocionals que arribem a la malaltia i al símptoma. Ha passat quasi un any des que vaig acabar la quimioteràpia i he aconseguit llegir-me el llibre de la *enfermedad como camino* (Thorwald et al , 2001). Quan estava en ple triatló del tractament (quimioteràpia, operació i radioteràpia) em va ser impossible acabar-lo. Continuo discrepant sobre moltes de les coses que diu i d'altres m'han fet rumiar, però em quedo amb una: hem d'acceptar la nostra **polaritat** per ser íntegres. És a dir, som contradicció pura i això és el que som. Estimem i odiem, estimem i ens estimen, odiem i ens odien, acaronem i maltractem, plorem i riem, donem i acceptem, vivim i morim... quan acceptem que som tot això i arribem a un equilibri, podem començar a viure en pau i en plenitud.

Quan no expressem verbalment o no prenem consciència d'aquestes contradiccions i fem veure que no les sentim, el cos ho acaba expressant. I la forma que el cos té d'expressió és per manca d'alguna cosa o per excés d'una altra. Aquestes alteracions es fan tangibles amb inflamacions, úlceres, dolors, funcionament irregular d'òrgans, etc. És per això que, diuen que **el cos no enganya** (Thorwald et al , 2001). Per exemple, s'ha vist que les dones amb càncer de mama abans de desenvolupar la malaltia presenten una simptomatologia prèvia: són més ansioses, tenen algun antecedent de depressió, presenten alguna dificultat en la vida diària i tenen més simptomatologia somàtica (Leonhart R, et al., 2016) i també tenen dificultats per a dormir.

Certament, he assistit a una formació d'una tècnica de kinesiologia (Badrena, 2016) i m'he quedat astoradament meravellada de com, a través del cos, es poden deduir conflictes emocionals i com pots interrogar-lo (al cos) per saber què vols i què sents. (Has llegit bé: pots interrogar el teu cos amb respostes de "sí" o "no". És una tècnica molt interessant que dóna per a un altre llibre (Bradley N, 2007)). Si prens consciència sobre el que t'està passant i què estàs sentint, més fàcilment, pots posar-hi remei. D'aquesta manera, els nostres conflictes emocionals no acabaran mostrant-se com una malaltia física.

Una cosa important: estem programats per sobreviure i per protegir-nos d'allò que veiem que és una amenaça per a la nostra integritat. I, **tota amenaça sigui real o imaginada, per a nosaltres és real**. Estem programats per respondre davant d'allò que hem interioritzat que és bo o dolent. Per tant, el nostre cos reacciona així i sempre ho farà quan estigui davant de l'amenaça.

> Un lleó continuarà sent un lleó, malgrat que estigui domesticat. *Si fas veure que no passa res i vas repetint constantment que "no és una amenaça", que "tot va bé", "no m'afecta", "sóc exagerada" i tot el que et vulguis dir, és absolutament igual.* **El cos sí que està entenent que**

està en perill i continua responent com si se sentís atacat per un lleó.

És per això que, t'has d'allunyar de tota situació passada o present que et produeixi una reacció emocional negativa. Tens programada una resposta. Has de fugir per sobreviure o vèncer l'enemic. Potser amb el temps i un treball personal pots arribar a entendre que el lleó no et podrà fer mal, perquè està domesticat i tancat a una gàbia, o bé, t'has adonat que ell continua sent un lleó i ara s'han invertit els papers: tu ets una gran domadora.

De tota manera, durant el tractament i els anys següents, és millor que no t'exposis a cap situació amb forta càrrega emocional negativa que estigui relacionada amb tot el temps anterior a l'aparició de la teva malaltia.

Per què amaguem la nina petita?

Un dia el meu fill petit es va enfadar, no recordo per què, però devia ser per alguna cosa que no li vaig deixar fer en aquell moment. Estàvem de cap de setmana a una casa rural i va agafar una rabieta d'aquelles memorables: va anar cap a la seva habitació amb tanta ira que li va clavar un cop de peu a la porta. Una mica més tremola tota la casa! Li vaig dir que entenia que estigués enfadat i, llavors, una persona que estava amb mi em va corregir i va sortir en la seva defensa dient: *"no, no estàs enfadat, oi? Estàs bé."* (*Però si va estar a punt de crear un terratrèmol a escala internacional!*). Li estava negant que estava enfadat. Li estava donant una informació contrària a allò que el meu fill estava sentint, expressant, mostrant (i cridant... també).

Amb això, què vull dir? Hem mal entès i ens han mal ensenyat, o, si més no, hem confós que l'expressió de les emocions s'ha de controlar, tant perquè no ens facin mal a nosaltres com per nosaltres no fer mal als altres. La nina social i cultural tapa a l'Ànima i queda ofegada. A més, estem encara vivint de la creença de què la nostra capacitat de raonament i la no expressió de les emocions ens fa ser diferents de la resta dels animals i ens separa d'ells. Ens eleva sobre la resta de les espècies.

No ens permetem reconèixer que determinades situacions ens molesten, no ens agraden, ens carreguen o que no sabem què fer-ne i anem tragant i tragant un dia rere l'altre. O, també, al contrari: ens agrada alguna cosa, la volem, però no està bé mostrar-ho. Quantes vegades he sentit dir *"no, jo no m'enfado mai"* o *"a mi m'agrada tot"*. *No et crec.* L'únic que fas és no reconèixer-lo davant dels altres o de tu mateixa. Si és així, tens un conflicte emocional entre què sents, què t'agradaria sentir i què se suposa que has de sentir socialment. Hem de permetre'ns **sentir per viure**. Hem de sentir per viure en plenitud. Hem d'acceptar com som i què som, tant pel que fa a les coses bones com les dolentes. A partir d'acceptar-nos, podrem també acceptar als altres o comprendre'ls. Aquesta acceptació ens permetrà obrir-nos a noves experiències i a viure el moment: el present.

Un exemple molt clar que il·lustra que som contradicció pura, que som els dos pols d'una mateixa cosa i que dir el que sentim alleuja molt el malestar, és el primer dia d'una teràpia de grup de persones cuidadores. Al principi, quasi tothom diu coses bones sobre el fet de cuidar als fills o als pares com *"ho són tot per a mi"*, *"els estimo molt"*, *"ho faig tot per a ells, ja que ells ho van fer per mi"*... Tu vas escoltant i vas pensant: *"Sí, deu ser fantàstic estar les 24 hores del dia, cada dia de l'any cuidant algú, sense tenir temps ni per anar a la perruqueria ni comprar i amb un mal d'esquena insuportable per haver d'agafar la teva mare cada dia per fer els canvis de postura... És fantàstic...".*

Fins que algú comença a dir "*no puc més*", "*no sé què fer*", "*a vegades m'agradaria deixar-los*"... i una persona rere l'altra van dient coses que estan a l'altre pol: al considerat socialment com a negatiu. Quasi totes les sessions acaben dient "*estic millor, perquè veig que no soc l'única que penso i sento això. Em sento alleugerida i sense tants sentiments de culpa*". És així: que estimis una persona no vol dir que a vegades n'estiguis farta. És en aquest precís moment que reconeixes que no pots amb la situació, que no t'agrada, pots demanar ajuda. A partir d'aquí, et serà més fàcil poder ajudar bé la persona que estàs cuidant i què vols cuidar perquè ho sents així.

Ho veus? És l'exemple de la polaritat que et deia en l'apartat anterior i que explica com anem construint els nostres conflictes i com els podem resoldre: "*He reconegut que una cosa que m'agrada fer perquè la sento*" (positiu), *ara mateix "no m'agrada fer-la perquè no puc més"* (*negatiu*), *cosa que m'ha permès buscar solucions i demanar ajuda per continuar fent el que m'agrada: cuidar el meu familiar. He deixat anar el llast de la* **culpa**. *Aquesta culpa l'han acollida la resta de persones que estan en la mateixa situació que jo, per tant, em sento entesa i compresa*" (Contreras, 2017). Es fa una **descàrrega emocional amb sentit**. La persona es relaxa i té més capacitat de trobar solucions de manera més objectiva. "*M'he buidat de la culpa i ara tinc espai perquè hi càpiguen totes les nines, una dins l'altra i les puc treure i ensenyar totes*".

Com l'entorn ens influencia

La matrioixca té una genètica determinada, ja que està feta amb fusta, la qual acostuma a ser de til·ler que la fa més lleugera i fina. Malgrat que, tenen un mateix origen totes les nines de la matrioixca, després no s'assemblen, perquè igual que tu i que jo, no està sola en aquest món. El que distingeix cada matrioixca no és la seva genètica (la fusta de til·ler). És un tret essencial, però no l'únic. Rep les

influències del seu entorn: unes estan rient, altres serioses, poden ser grogues, blaves, vermelles o de coloraines. Les seves característiques són el resultat de la inspiració de la persona que les va engendrar (com nosaltres). Depenent d'on la tinguis, els colors es faran malbé o es mantindran en bon estat, la fusta es ressecarà o estarà nodrida si la vas cuidant i tindran moviment si algú juga amb elles. Nosaltres, a diferència d'aquestes nines, també rebem influències de les **emocions**.

Gràcies als estudis en epigenètica, s'ha constatat que les nostres **cèl·lules** tenen receptors per a agents que provenen de l'ambient, de la nutrició, l'estrès i de les emocions. I,

> **Epigenètica**. Estudi de l'afectació de les variables ambientals, de l'alimentació, de les emocions i de l'estrès, les quals modifiquen la manifestació dels gens i com es passen aquestes modificacions d'una generació a altra.

a més, responen a estímuls físics, químics o energètics. Aquests agents poden modificar l'expressió dels nostres gens, cosa que demostra que la genètica no determina l'aparició de les malalties (Lipton, 2005).

Sempre rebem influències del nostre entorn i de les experiències viscudes abans, durant i després de la concepció (Lipton, 2005). A escala microscòpica, aquestes influències s'arxiven a la memòria de **les nostres cèl·lules i guarden tant l'emoció viscuda com el tipus de resposta que hem generat arran d'aquesta emoció.** Torno a l'exemple del lleó: les cèl·lules van guardar l'emoció de por cap als lleons i també la reacció: "*corro!*". Aquesta memòria cel·lular de les situacions que hem viscut es pot re-programar. Té una importància cabdal, ja que vol dir que la genètica no determina si ens posarem malalts o no, sinó que les nostres experiències i vivències són un factor importantíssim que ens porten cap a l'aparició de les malalties i, també, cap al seu guariment. És a dir, es pot re-programar *"prenent consciència de l'emoció i de la resposta emocional que tinc davant determinades situacions"* com un primer pas per conèixer millor què és el que em fa mal, conseqüentment: *"puc fugir conscientment d'allò que no em va bé, o afrontar-ho per superar-ho".*

Per tant, **pots fer alguna cosa per curar-te i no emmalaltir: sigues activa, cuida l'ambient on estàs, la nutrició, l'estrès i les emocions.** Traduït: no et quedis asseguda esperant que els medicaments t'ho curin tot, ja que només t'estàs centrant en una part teva (el tractament del símptoma que està patint la nina mitjana, la Soma), no en la totalitat de tota tu.

Si posem en una balança quin és el factor (ambient, nutrició, estrès i emocions) que pesa més en l'aparició d'una malaltia, doncs segurament el pes dependrà de l'especialista amb qui parlis. El dietista se centrarà en la dieta, el psicòleg en l'estrès i les emocions, el metge en el menjar i algun hàbit. Cadascú et dirà una cosa o altra. Com que estic redactant jo aquest text, el meu biaix cau sobre la part emocional, la qual seria el precursor de tot plegat. Per la meva manera de veure la vida i la formació que he rebut, crec que les causes inicials s'han de buscar en un origen emocional, i més concretament, en un **conflicte emocional que s'ha convertit en crònic** (Gascon P, 2017).

Amb tot, si bé crec que hi ha una explicació emocional sobre la malaltia, també crec que no s'ha de caure en la innocència de què *"emmalalteixo perquè tinc un conflicte emocional".* Hem de saber que l'alimentació ens afecta, els hàbits, la contaminació i els medicaments. Durant el tractament per al càncer, t'apareixeran segurament algunes alteracions que són produïdes pel mateix tractament (**iatrogènia**), com per exemple, els indesitjables efectes secundaris. Si em regeixo pels corrents més extremistes que diuen que "tot símptoma té una base emocional", et desesperaràs buscant conflictes en tot allò que et pugui causar la quimioteràpia (butllofes als peus, caiguda de les ungles, vòmits, rampes, etc.). Així com ningú et qüestionarà que la caiguda del cabell te la produeix la quimioteràpia, no t'hi capfiquis buscant explicacions en el més enllà del teu conscient i de les teves emocions quan tinguis els peus i les ungles fetes una pelleringa. Cada any retiren del mercat medicaments pels efectes no desitjats i s'emeten noves alertes sobre l'ús.

> **Iatrogènia**
>
> Estudi de les complicacions degudes a l'efecte tòxic o nociu d'una terapèutica determinada (Enciclopèdia Catalana, 2017).
>
> És a dir, són les malalties que pot causar un tractament. És el que coneixem com *"et curen una cosa i te n'espatllen tres"*. Has de valorar el cost-benefici de cada tractament, quant a resultats sobre la salut (no sobre l'economia).

En resum, la imatge global nostra seria: **nosaltres som l'equivalent a una matrioixca que està composta de manera indivisible per unes nines que representen, cadascuna d'elles, la nostra part espiritual, emocional, psíquica, física, social i cultural. Totes aquestes nines estan sempre connectades i relacionades a través de mecanismes físics, químics i energètics; a més, es desenvolupen gràcies a la nutrició i als estímuls que provenen de l'entorn físic i social, cosa que ens permet generar unes respostes adaptatives (o no) en forma d'accions que poden estar influïdes per les emocions, l'estrès o el nostre entorn.**

Durant els propers apartats aniré desenvolupant cadascun d'aquests factors (l'ambient, la nutrició, l'estrès i les emocions) tal com els he anat vivint i com m'han influït possiblement tant en l'aparició del càncer com en la curació.

L'ambient

No estem soles en aquesta vida, rebem influències de tot per evolucionar. És així com es va formant la nostra matrioixca social, cultural i familiar. Es va modelant a partir de l'entorn: agafant les virtuts i els defectes.

Per entorn s'entén tot allò que ens envolta i que nosaltres mantenim un contacte, ja sigui físic (tipus de geografia, desenvolupament de les comunicacions, condicions meteorològiques...) i relacional (vincles que establim amb altres). Això ens condiciona la nostra particular manera de veure la vida. No és el mateix néixer a la zona nord o la sud del món o del mateix país. Hi ha diferències substancials: en els hàbits, varia el tipus de cuina, els tipus de feines, la priorització de les polítiques socials...

En aquest apartat te'n parlo una mica de l'entorn, com ens condiciona i amb què m'hi he trobat en la meva interacció.

L'ambient cultural i espiritual

Estem immersos en una **cultura** determinada, la qual condiciona les creences que tenim al voltant de temes com poden ser la vida i la mort, la salut, les creences religioses i espirituals o la família. Aquestes creences es mesuren sota una escala de valors. Aquesta escala de valors determina a què se li dóna més importància i, conseqüentment, on es prioritzen els recursos de les polítiques. Per exemple, hi ha països que davant de tot posen la defensa del mateix país, per tant el gruix del seu pressupost el destinen a armament. Altres consideren que l'educació és important i hi inverteixen. I, d'altres, en salut.

Les creences de la societat vers la salut i el procés d'emmalaltir es traslladen als recursos i als tractaments. Hi ha la **creença** de què *"t'ha tocat"* tenir el càncer, perquè *"tens antecedents familiars, per la* *genètica, perquè tens mala sort, perquè fumes molt i no et cuides...",* però no hi ha res a fer per prevenir-lo: *"d'alguna cosa s'ha de morir"* i *"t'ha tocat tenir el càncer".* També es deu barrejar amb la falsa creença: *"això a mi no em passarà",* com si en certa manera ens creguéssim que som immortals.

En definitiva, l'únic que es pot fer és: curar-te quan ja tens la malaltia. Crec que aquesta és la base fonamental de la creença vers la salut, la qual s'escapa del nostre control i responsabilitat. Arran d'aquesta creença, ni governs, ni administracions, ni famílies, ni individus es preocupen per tenir uns hàbits saludables i fer prevenció. Si es posessin abans els recursos, es faria formació per ensenyar-nos a viure amb salut i no emmalaltir tant. I, de retruc, es traspassaria de generació en generació la importància de cuidar-se.

A més, a les societats occidentals, hi ha la **dicotomia entre el cos i la ment**, però donant molta més importància al cos. Malgrat que, contradictòriament, el **cos ni se'l cuida ni se l'escolta**. Vivim en un entorn on es prioritza que sigui tot fàcil i ràpid i no es té en compte si és sa o no el que fem o el que ingerim. Anuncis que et diuen que li donis un got de pols amb aigua al teu fill i, així, no haurà de menjar ni verdura ni peix. Anuncis que et venen pastilles per no esternudar, per no tenir tos i per no tenir dolors. Anuncis que et venen pastilles perquè no t'aturis i vagis tot el dia passat de voltes... Tots ells amb un denominador comú: no sentir el cos i el que t'està dient. S'inicia un cicle que tard o d'hora et porta a parar: si no sents el cos, no saps què li passa; si no saps què li passa, no t'atures i no pots arreglar-lo; si no l'arregles, s'acaba espatllant. Al cap i a la fi, la malaltia t'acaba aturant.

Pel que fa a la part **espiritual i psicològica**, el sistema sanitari i social les deixa de banda. Malgrat que pugui haver estat un desencadenant més de la malaltia. Quasi tothom és capaç de fer una atribució causal del moment en què ha aparegut. Normalment, hi ha una situació que apareix com a detonant. Alguna de les situacions més comunes poden ser: un divorci, una mort d'algú estimat, un greu problema econòmic, una situació d'estrès sostinguda, o bé, t'arriba la malaltia quan estàs en una dolça etapa de descans i tranquil·litat, després d'haver patit durant molt de temps (Cegarra, 2016). *Et coincideix la teva malaltia amb alguna situació semblant a les que t'he posat?*

És important tenir en compte **l'aspecte espiritual** que tenen les diferents cultures sobre els tractaments. Es té constància que les creences poden curar o emmalaltir la persona (Lipton, 2005). Quan parlo de creences no em refereixo a dir: *"vagi i resi al seu Déu"* com si t'estiguessin donant per perdut o que el teu Déu tot t'ho curarà. No, no és això. Es tracta d'aconsellar i orientar la persona, perquè sigui coherent amb les seves creences. **Sent coherent amb el que se sent, es pensa i el que la persona creu, ajuda a sentir-se millor i en pau.** D'aquesta manera, estàs fent un abordatge integral de totes les nines de la matrioixca i, molt probablement, els tractaments aniran millor: estàs menys angoixada, dorms millor, pots veure les coses de manera més clara i ser conseqüent amb tu mateixa.

Segons quines siguin les causes o creences que atribueixis a la malaltia, faràs un tractament o altre, o, si més no, te'l creuràs més o menys:

- Pots creure que és per motius genètics, o bé, perquè no has tingut uns bons hàbits: no has menjat bé, has begut i has fumat durant molts anys. *"Si crec que és per qüestions d'hàbits i que només el meu cos emmalalteix, llavors, prendré medicaments, deixaré de fumar i de beure".*
- Però, *"si crec que és perquè algun Déu ho ha volgut, o perquè forma part del meu procés d'aprenentatge, recorreré també a l'espiritualitat i a la religió per buscar ajuda. En conseqüència, el tractament tindrà medicaments, rituals i pregàries".*

S'ha vist que les persones som capaces de conjugar sense massa problemes diverses creences sobre la salut, ja estiguin basades en atribucions sobrenaturals o físiques i mecàniques, juntament amb la medicina occidental (Soru et al., 2012). És per això que, recomanen que els metges haurien de **respectar les creences** i tenir en compte la cultura individual per poder entendre-la i acompanyar-la durant tot el tractament. La màxima a seguir ha de ser: respecte per tot i per a tothom, a condició que no posi en risc la vida de ningú.

Sobre el càncer de mama també haig de parlar de **la qüestió del gènere**. Primer t'aclareixo que no m'agraden els extremismes i no em considero feminista. A més, l'educació que he rebut en aquest sentit surt una mica de la norma: amb nou anys el meu pare em va ensenyar a anar amb moto, m'encantava arreglar aparells elèctrics (*els desmuntava i el meu pare els havia de muntar, però l'interès el tenia...*) i fer coses que no entren dins dels paràmetres que es considera que han de fer les nenes. Possiblement, és per això que, encara entenc menys les diferències de gènere. Se'm fa estrany que la gent pensi que les dones som inferiors i, encara em bull més la sang, quan sento segons quins comentaris o veig injustícies relacionades amb el gènere (el sou i els càrrecs de responsabilitat a la feina, per exemple).

Continuo amb el que et vull dir. Sí que he viscut directament tot el que la societat et va marcant que hem de fer les dones i ho he interioritzat, malgrat que hagi volgut trencar amb aquestes normes. Ho vulgui o no, he anat interioritzant i he embegut els missatges subliminars de la societat. Per exemple, l'Arnau un dia em va preguntar: *"per què les nenes dels dibuixos sempre cauen? I a les pel·lícules encara cauen més?"*. A sobre, a aquesta observació del meu fill li afegeixo que quasi no estan representades ni a les pel·lícules ni a les sèries. Dels set gossets que són policies, només n'hi ha dues que són femelles. De superheroïnes, n'hi ha poquíssimes i, les que hi ha, semblen més que siguin per a pel·lícules més de tipus eròtic que infantils. Dels dibuixos de l'esponja que viu sota el mar, només hi ha dues nenes, les quals no surten a tots els capítols. Per sort, una és la intel·ligent!

Com a dones, la visió que es dóna és: no salvem la humanitat, no fem miracles, ni aportem cap cosa extraordinària. És a dir, se'ns ha d'ajudar i hem d'estar a casa cuidant la família. Tot ha de ser rosa i ensucrat, a més d'estar disponible per arreglar, rentar i cosir qualsevol imprevist (els anuncis de sabó de la roba i dels plats ens ho recorden, així com totes les joguines que hi ha al mercat i que estan pensades per a les nenes). Aquesta és la imatge que interioritzem i, de cop i volta, quan entres al món laboral, això es transforma i has d'assumir la imatge de l'home, tot conservant la teva feminitat. I no et passis assemblant-te als homes!, perquè llavors et titllen de ser dura, freda, avariciosa, que deixes de banda la teva família, que trepitges a qualsevol per tenir èxit, que ets un gallimarsot...

És complicat conviure amb aquests dos rols i la càrrega que et va absorbint dia rere dia. És una contradicció constant entre el que t'han ensenyat i t'han dit que és correcte i el que vius i el que vols.

L'ambient social

Quan tens un problema personal o familiar o estàs vivint una crisi, tot el que fa referència a qüestions socials i polítiques es veuen llunyanes i com si no tinguessin res a veure amb tu. Creus que ningú et pot arreglar res i molt menys els polítics. (*Ara entenc per què les persones que tenen problemes econòmics no exerceixen el seu dret a votar el dia de les eleccions... Com a resultat, guanyen els partits de les persones que tenen menys problemes*). En fi, m'he desconnectat molt de les notícies i del dia a dia. De tant en tant, durant el temps que he estat malalta, he fet un esforç per posar-me al dia de les coses que passen al món i m'he adonat que la societat és una gran maquinària que canvia molt lentament.

A continuació, et parlo dels serveis de la societat, de les societats en general, i com influeixen en l'aparició de la malaltia, la curació i l'accés als recursos.

Et faig cinc cèntims del meu context: el lloc on m'ha iniciat la malaltia i on l'he superada. El fet de viure en un municipi que encara conserva l'essència de poble, confereix els avantatges tant del poble com de la ciutat. Hi ha més espais comunitaris on trobar-te amb gent per parlar, compartir experiències i conèixer recursos. Disposa d'hospital i de **transport**, cosa que facilita enormement els desplaçaments i dóna llibertat per anar on vulguis, tant dins el mateix nucli urbà com per anar a altres ciutats per fer els tractaments. La transcendència d'això és molta, ja que la proximitat als serveis és cabdal: no et fa dependre de ningú i dóna tranquil·litat i seguretat, perquè saps que en qualsevol moment tens un servei a prop. No em refereixo a una proximitat física, sinó, el fet de tenir facilitat per arribar-hi a través de mitjans de transport, tenint en compte que entre proves i tractaments pots visitar els centres de salut un mínim de dos o tres cops per setmana.

Per sort o per desgràcia, tant **el nombre de persones afectades per càncer com l'efectivitat en la curació varien en funció del lloc on visquis**, ja que et predisposa a patir més unes determinades malalties que altres i tens a disposició més o menys recursos. Per exemple, a Catalunya la taxa d'incidència és de 83,9 habitants cada 100.000 i a la resta d'Espanya és de 50,9 (AECC, 2016). És una diferència considerable quan parles de vides humanes (*no som xifres*). Però, això no vol dir que a Catalunya morim més de càncer, ja que el 60% dels malalts continuen vius cinc anys després del diagnòstic. Si ho comparo amb la mitjana europea que és del 55%, aquesta dada em fa sentir segura i confiada amb el sistema sanitari. El 2006, la supervivència al cap de cinc anys era del 45%. Aquesta millora es deu als avenços en els tractaments (cirurgia, quimioteràpia i radioteràpia), els quals són menys invasius i menys tòxics (Martín M, 2016).

Els tipus de càncer també varien d'una zona a altra. El càncer de mama és una de les malalties amb més casos nous per any (incidència) als països del Nord i, sobretot, els que estan més desenvolupats *(millor canvio la paraula "desenvolupats" per la idea de "tenir més recursos")*. Les dades estadístiques del càncer de mama i del de pròstata són una mostra d'aquesta relació. Els països desenvolupats tenen una incidència del 73,4 cada 100.000, mentre que en els menys desenvolupats és del 31,3. És una diferència del 42,1 en perjudici dels països amb més recursos. Pel que fa a la mortalitat, als més desenvolupats és del 14,9 cada 100.000 dones i als menys desenvolupats és de l'11,5 (WHO, 2017). *Aquestes dades fan pensar, oi?*

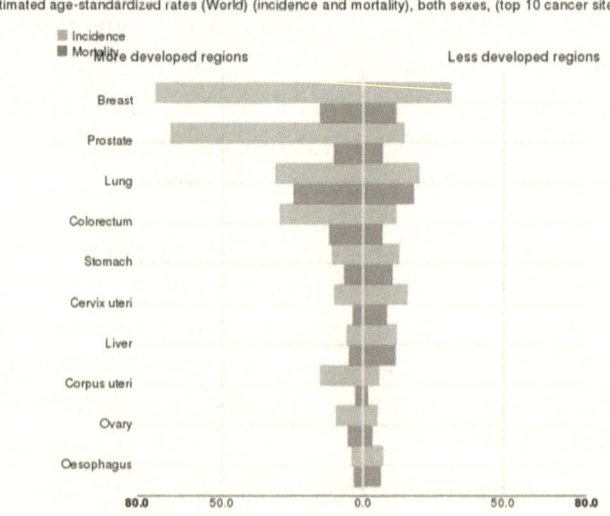

Quadre comparatiu del càncer. A l'esquerra les zones amb més recursos i a la dreta amb menys. El primer (Breast) és el càncer de mama, el segon el de pròstata i segueixen: pulmó, colorectal, estomac, coll d'úter, fetge, cos uterí, ovaris i esòfag.

S'atribueix aquest major nombre de persones afectades per càncer, al **tipus de menjar i els hàbits** com el tabaquisme, l'alcohol i tòxics varis que anem ingerint una miqueta cada dia (pesticides, metalls pesants, parabens, etc.). Aquests tòxics estan presents en la llet de cada matí, a l'enciam, als tomàquets, al salmó, al xampú del cabell i al plàstic de la carmanyola on escalfes el menjar, per citar algunes coses que deus menjar i fer cada dia. A més, els tòxics també són presents en l'aire que respirem contaminat pels gasos dels cotxes i de les fàbriques (Fernández O, 2014).

Tot aquest conjunt de coses s'ha de prendre en global i molt probablement aquesta exposició constant als tòxics es relaciona amb el càncer, però també amb una **manera de viure i del sentit que li donem a la vida**. Per exemple, hi ha més mortalitat per càncer de mama entre les dones que tenen estudis superiors i que resideixen en àrees urbanes (Aguado MJ, 2007). De tota manera, no s'ha trobat aquesta relació amb altres tipus de càncer, com per exemple el de coll d'úter que el patirien més les dones que tenen pocs estudis (Aguado MJ, 2007). Tenir o no tenir estudis no et fa desenvolupar un càncer, el que et condicionen els estudis és segurament a tenir un estil de vida determinat (estrès) i a tenir més facilitat o menys per buscar recursos. Això fa que detectis abans que tens una malaltia, el coneixement de què passa si no prens mesures de prevenció i les conseqüències posteriors. *Possiblement hi ha una relació entre el càncer i el ritme de vida i les responsabilitats que assumeixes, no?* Una hipòtesi a comprovar.

Pel que fa a **l'estil de vida**, el que s'entén per "normal" als països més avançats en recursos, frega la bogeria i, si ets dona, ja ni parlar-ne. Algun pensament o diàleg d'aquests, segur que l'has tingut:

> Menjo el que menjo, perquè només tinc vint minuts per preparar-me el dinar, a part d'estar cansada i de no tenir ganes de posar-me a cuinar al vespre. No puc fer res ni pensar. Prefereixo veure la tele o tirar-me al sofà. Fa més de dotze hores que soc fora de casa, encara em queda: posar

rentadores, preparar el sopar, ajudar els nens amb els deures, ajudar-los a dutxar-se i pensar què dic a la reunió que tinc a primera hora del matí. Tinc la sensació de no poder cuidar els meus fills bé. El cap de setmana podré estar amb ells.

I el meu marit? Hauria de parlar amb ell per saber com li ha anat el dia. I m'agradaria dir-li que em va afectar bastant el que em va dir la setmana passada. És igual, ja parlarem el cap de setmana, que avui no tinc ganes.

A la feina m'emportaré la carmanyola de plàstic, perquè és més còmode, no es trenca i pesa menys que la de vidre. De fet, ni em passa pel cap agafar-ne una d'un altre material. Em sona que diuen que no és bo escalfar el menjar en plàstic perquè desprèn no sé quin tòxic que va al menjar. Però són coses que diuen... vés a saber. Diuen tantes coses.

També diuen que el sucre no és bo, però tota la vida n'he pres i mai m'ha passat res. Tan bo com està! I com el necessito quan estic baixa d'ànims! I ara en necessito, perquè estic realment cansada. Em sento cansada. Sempre m'han venut que els brioixets amb xocolata fosa per dins que anuncien a la televisió aporten energia i et fan créixer. Deuen engreixar una mica, perquè porten greix. Quin greix és? Ai, sí! L'oli de palma, però no passa res. Tothom en menja i ho porten totes les galetes, dolços, pa i menjar per a nadons. Tan dolent no serà... Confio en la indústria alimentària i crec que fan el que diuen i on posa a l'envàs que "és natural i està fet com a casa", realment és així.

I, no, realment no és així. No hi ha cap legislació que controli l'etiquetatge i et poden estar enganyant tranquil·lament, tal com fa anys que ho estan fent (Guzmán, 2016). És un recurs per a vendre més productes i et creguis que t'estàs cuidant millor que tu mateixa faries. Conscientment o no, hem delegat la nostra nutrició a la indústria. Els tòxics que ens van enverinant lentament, a mesura que ja és tan evident que són perjudicials, no tenen més remei que treure'ls del mercat. Això només s'aconsegueix per la pressió de la gent. És indignant, però abans de tornar-te una mica paranoica, pensant que tothom t'enganya i que els tòxics et persegueixen per tot arreu, posem seny.

Si no pots arribar a l'excel·lència, a un 10, has d'aprovar amb molt bona nota, com a mínim d'un 8 (Esteller, 2014). Algunes propostes:

- Compra el màxim que puguis menjar ecològic (és més car, ho sé, però val la pena pels guanys en salut i en sabor). Procura que la fruita i verdura sigui ecològica, sobretot si no li pots treure la pell, com a les maduixes. Si no la pots comprar sense pesticides, compra la que tingui pell i treu-li abans de menjar-te-la . Una altra idea pot ser que compris de procedència ecològica aquells productes que consumeixis més i els esporàdics facis els ulls grossos.
- Escapa't a llocs amb menys contaminació.
- Redueix el ritme de vida que portes.
- Fes exercici.
- Respira. Respira agafant aire pel nas, posant la mà sobre la panxa i omplint-te l'estómac. Nota com va pujant la mà a mesura que vas omplint la panxa. Expulsa l'aire lentament per la boca com si estiguessis fent un baf (Maria del Mar Cegarra, 2016). Fes-ho un mínim de tres vegades. *Au, va, fes-ho ara. Com et sents?* Relaxa molt i t'ajuda a connectar-te amb el teu cos i amb tu mateixa. Pren consciència què estàs fent i quin propòsit té.

Una creença transformada en recurs: el sistema sanitari

"Vas a un hospital privat, oi?" M'han fet moltes vegades aquesta pregunta. Responc que *"no"* i és quan s'inicia una conversa al voltant de: què és millor el sistema sanitari públic o privat?

Molta gent se sorprèn de com ha anat la gestió i el tracte del personal sanitari que he rebut. La meva valoració va en la mateixa línia que els resultats de les enquestes sobre el sistema sanitari públic català: el 2015 donaven un 8,2 de mitjana sobre 10 (Generalitat de Catalunya, 2016). És una nota molt bona. Francament, el funcionament de tot és bo i la relació amb els professionals la qualifico d'excel·lent. Tot està informatitzat i el resultat de les proves és molt ràpid, així com els protocols deixen molt clar com anirà tot el procés i els professionals que hi intervindran. De fet, s'està fent una molt bona tasca en aquest sentit, ja que les morts per càncer de mama estan reduint un 2,6% cada any i és una de les taxes més baixes d'Europa (Generalitat de Catalunya, 2016).

Per què no dono el 10? Suposo que ja t'ho deus imaginar. En base la creença de què és el cos l'únic que s'ha de curar i d'acord amb *"t'ha tocat"*, s'ha muntat el sistema sanitari de l'administració. Aquesta creença repercuteix de dues maneres:

> Per una banda, es posen tots els recursos per tractar el cos després que s'hagi detectat la malaltia i no es fa **prevenció de manera integral**. Es fan campanyes aïllades de sensibilització, com per exemple la de menjar fruita i verdura i fer exercici, per no patir sobrepès, diabetis, hipertensió i altres patologies. També es fan controls en població de risc per a detectar determinades patologies, però no per a prevenir-les. No hi ha campanyes de

prevenció que et diguin: menja sa sense pesticides, tingues amics de confiança, no tinguis estrès i afronta els problemes emocionals.

Per una altra banda, falten equips interdisciplinaris, els quals no tenen per què estar tots dins l'hospital. Falta integrar dins el sistema sanitari els serveis que a escala comunitària ja existeixen. *Seria fantàstic treballar de manera comunitària!* És una mancança comuna a tots els hospitals, administracions i societats. S'han d'encabir professionals i especialistes com nutricionistes, terapeutes de teràpies energètiques, fisioterapeutes, terapeutes ocupacionals, psicòlegs, experts en educació física, etcètera, etcètera i etcètera. És a dir, hi falten tots aquells professionals que permetrien dur un tractament multidisciplinari i que ajudarien tant al pacient com a les seves famílies a portar millor tots els efectes secundaris, l'angoixa que provoca la malaltia i possiblement curar de manera més eficaç i eficient la persona. També permetria l'abordatge sobre totes les pèrdues secundàries que deriven de la malaltia (canvis de rols, canvi de tasques, assumpció de limitacions, etc.). Això permetria treballar sobre totes les nines de la matrioixca, sentint-te més acollida i permetent un seguiment assistencial més complet.

Altrament, a part d'un treball interdisciplinari, també s'ha de fer un treball conjunt d'orientacions. S'ha d'obrir la ment cap a altres maneres d'entendre la persona, no només preval la visió occidental, sinó que l'oriental també hi té cabuda i el respecte cap a les creences personals i culturals. Al capdavall, totes les disciplines i orientacions comparteixen un objectiu comú que és: sanar la persona.

Si es volen trobar pegues al sistema sanitari públic, se'n poden trobar, sempre quan es vagi amb compte amb les generalitzacions.

A vegades, es tendeix a posar sota un mateix paraigua tot un servei, tan sols perquè una persona no t'ha atès bé. Això ho fem tothom i s'ha d'anar en compte, perquè la imatge queda malmesa. Per exemple, el cas de l'hospital on m'han tractat, la puntuació objectiva del servei és superior a la mitjana d'altres hospitals de Catalunya. Contradictòriament, la nota que posen els usuaris és inferior. *Per què?* Doncs, molt probablement és pel concepte que tenen de l'hospital. En l'ideari col·lectiu del poble, l'hospital és vist com un hospital de tercera categoria, malgrat que no té res a veure l'hospital que va nàixer fa més de quaranta anys amb l'actual. I tot s'ha de dir, els seus orígens són la conseqüència d'un procés d'agrupació de mútues de salut que donaven servei a: la classe treballadora i amb menys recursos (Assistència Sanitària del Vallès, 2016). Quina casualitat, no? *"Considero una cosa dolenta perquè originalment era per a pobres..."* Quan preguntes, *per què penses això?* Van a la generalització: *"és molt dolent"*. Quan entres més al detall et diuen: *"estic encantada com em van atendre durant el part"* i *"la meva mare, tot i que podia anar a un hospital privat, no ho ha volgut perquè l'atenen molt bé"*. Però acaben dient: *"és dolent"*, amb sort matisen dient que és un servei o un professional determinat que no els ha agradat. Costa molt canviar les creences de les coses...

Una de las queixes que tinc és la del seguiment de la meva baixa per malaltia que fa el departament de l'administració del govern que controla les despeses derivades del meu tractament. T'ho exemplifico amb una situació:

> *"Mama a qui és on t'arreglen la teta?"* Aquesta pregunta és del Roger, en mig del carrer, davant del centre d'atenció primària i amb un to de veu, diguem-ne que elevat. *"No, aquí vinc a buscar un paper cada setmana"*. Aquest és el paper de la baixa que haig d'anar cada setmana a recollir per dir que encara estic malalta i que no se m'ha curat de manera

espontània el càncer d'una setmana per a l'altra. *Però, si saben que com a mínim el tractament és d'un any!*

No tinc paraules per descriure aquesta gestió absurda, innecessària i que suposa un cost tant per a l'administració com per al pacient en temps i diners. Per sort (després d'unes quantes dècades) han començat a adonar-se'n que hi ha malalties, com el càncer, que no es curen en set dies. Han introduït una petita modificació que no et fa anar-hi tan sovint. Però, *quin sentit té que vagi cada setmana o cada mes a buscar un full de baixa quan se sap que haig de fer un tractament d'un any? Quin sentit té anar amb papers amunt i avall quan tot està informatitzat? I quin sentit té que la meva doctora de capçalera sigui la que m'ha de donar l'alta quan el seguiment del meu estat de salut el fan des de l'hospital? El sentit és: burocràcia i tenir el control del control.*

La nostra matrioixca social i cultural

Durant tot aquest temps que he estat amb el tractament del càncer, he estat desconnectada de la societat, no m'han interessat gens les notícies i el que ha passat més enllà de la meva comunitat. He estat tan centrada en les meves nines més petites, l'Ànima i la Psique, que la resta les he descuidades. El que he fet, més aviat, ha estat treure'm de sobre les nines grans, si més no, polir-les perquè puguin encaixar perfectament amb les petites.

En principi, anem absorbint tot el que ens envolta, ho anem integrant i acomodant a la nostra particular manera de ser. Això ens permet adaptar-nos al nostre entorn i créixer de les experiències que anem tenint. Fins aquí bé. Però, *què passa si el nostre entorn no s'ajusta a la nostra manera bàsica de ser i, a sobre, volem pertànyer a l'entorn perquè és el que coneixem?*

M'he anat forjant la meva identitat a còpia d'anar vivint en determinades situacions i llocs i anar compartint vivències amb persones. **He anat creant vincles**. M'he adaptat on he anat o, he fet els intents de fer-ho, per sentir-me d'algun lloc. És una sensació que conec molt bé la de no sentir-me formant part de res i la de no acabar d'encaixar enlloc. Aquest afany de voler pertànyer allà on era i ser com els altres, m'ha dut a vegades a deixar de fer algunes coses i fer-ne d'altres que no vull, o si més no, que no les hagués fet. M'he anat modelant, buscant l'equilibri en el principi de *"no ser ni més ni menys que els altres"*.

Veient la meva vida des d'una perspectiva més allunyada i prenent consciència de qui soc, on soc i que hauria d'haver sigut i fet, tinc la sensació d'haver mantingut a l'Ànima encotillada per les altres nines sense deixar-la sortir. Possiblement, la que més m'ha pesat en el meu cas és la Psique i la Social.

Un exemple molt clar d'això són els nens i les nenes amb altes capacitats. Si l'entorn on neixen, els respecten, els valoren i fomenten el seu aprenentatge i desenvolupament, aquestes personetes de grans seran grans persones i tindran més facilitats per tenir una vida plena.

Què passa quan un nen o nena amb altes capacitats neix en un entorn on està mal vist ser intel·ligent? *No et sorprenguis, sí, moltes persones i infants no els agraden gens ni mica les persones intel·ligents. Això passa tot sovint. Bé, el que et deia,* com a poc se'n riuran d'ells i possiblement els fan la vida impossible o els deixen de banda. Li propinen frases o adjectius tipus: *"setciències"*, *"ets rara"*, *"sempre ho has de saber tot..."*, o es fiquen amb els trets físics per rebaixar-la: *"ets grassa"*, *"portes ulleres"*, *"ets alta" o "baixa"... (quan no hi ha arguments, la gent fa això)*. Sí, és assetjament. Davant d'aquest "fabulós" escenari, poden passar tres coses:

- Que el nen o nena s'adapti al seu entorn i sigui com la resta, per tant, *"no aprenc"* i *"els segueixo la corrent"*. Aconsegueixo: *"sóc com la resta"*. Llavors, començo a suspendre assignatures, em ric de les mateixes coses que es riu tothom, vesteixo igual, etc.

  Les conseqüències són: la matrioixca s'està desenvolupant en contra de la seva essència i, a la llarga, implicarà malestar a la persona i també una pèrdua social, perquè segurament hagués pogut fer alguna aportació a la seva comunitat gràcies a la seva intel·ligència o habilitats.

- Que el nen o la nena no s'adapti al seu entorn i decideixi (la família) marxar i buscar un altre lloc on es pugui desenvolupar. És una pèrdua inicial per al nen o nena (o alliberament si hi ha una situació d'assetjament clarament establerta). Amb el temps hi haurà una gran compensació perquè, el nen o nena podrà desenvolupar les seves habilitats i capacitats sense tabús.

- Que l'entorn accepti que aquesta nena o nen té unes capacitats excepcionals i se l'ha de deixar créixer, respectant la seva naturalesa. Aquesta opció seria la més desitjable, perquè tothom guanya. El mateix entorn esdevé tolerant i deixa créixer a un membre seu, cosa que després pot revertir en una aportació social a la comunitat.

  Aquesta darrera opció és la més complicada, ja que implica intervenir sobre la comunitat. És possible i hi ha casos d'èxit, però és costós.

Què té a veure tot això amb el càncer? Directament no té res a veure (o sí), però sí que vull fer-te veure que a vegades no fem el que sentim perquè socialment no ens deixen. Davant del risc de ser rebutjats, de no crear cap vincle i de no formar part de res, preferim, al preu que sigui, tenir un lligam i un lloc on pertànyer. Amb això, *vull anar a parar a què reflexionis si estàs fent el que sents, o bé, estàs fent el que has hagut de triar per sobreviure en un lloc que, malgrat que hi has viscut, no és el teu.*

Quina és la nina que *t'encotilla a tu? En tens alguna? O fas allò que t'agrada i sents? N'estàs segura?*

Les relacions amb els altres

Aquest apartat forma part de l'ambient social, però es mereix una consideració especial, ja que parlo de les relacions directes entre les persones, dels **vincles**.

En aquest univers de la malaltia, no he estat sola en cap moment, per sort. Amb la relació amb els altres m'he trobat de tot. Cadascú actua de diferent manera davant del càncer. En general, les mostres d'afecte i de suport és el que més he tingut. Amb el cor a la mà, haig de dir que és el que més agraeixo de tot, encara que no hagi hagut de necessitar l'ajuda de tothom.

El vincle és el lligam que establim amb les persones, el qual és una reacció natural de supervivència, ja que ens dona seguretat i protecció (Payás A, 2010). La importància dels vincles amb els altres, la tens emmarcada en el següent quadre. Crec que és prou clar el missatge.

> Aquesta és la conclusió on han arribat després de 75 anys de seguiment a 728 persones: **"Les bones relacions amb les altres persones ens fan ser més feliços i més sans i ens fan viure més anys"** (per sobre de la cura de l'alimentació i l'exercici). A més, les persones que tenen relacions més afectuoses i la certesa de què poden confiar amb l'altra persona, el dolor és més tolerable, tenen menys malalties cròniques i conserven millor la memòria. I amb tots aquests anys d'estudi, s'ha vist que la soledat mata.
>
> Com a consells diuen: comparteix moments amb amics, familiars o coneguts. Aquests moments poden ser: jocs, passejades, trobades... i intenta reconciliar-te amb els familiars que no et parles. La rancúnia no és bona (Waldinger, 2016).

En parlo aquí de les relacions amb els altres, dels vincles, perquè és a l'inici de tot quan es veu més el tipus de vincle que establiràs amb la gent, ja que quan va passant el tractament i et vas curant, alguns tipus de relacions tornen a la normalitat d'abans d'estar malalta.

A continuació, et detallo la meva experiència, però primerament et parlo de la relació amb el metge, que és un tipus de vincle molt important.

El vincle amb el metge

"Estás a punto de conocer a la mejor persona que hayas conocido, igual que el cirujano, que también lo es". Això és el que m'han dit just a la porta de la consulta del meu oncòleg, abans d'entrar a la meva primera visita amb ell. He pensat que era una mica exagerada aquesta senyora: *"És un metge. Mentre em faci un bon diagnòstic i un millor tractament, ja n'hi ha prou"*. Doncs no, no n'hi ha prou.

"I el cirurgià? (Diria que el cognom que m'ha dit em sona i crec que era el ginecòleg. Quin caos que porto...)". Sí, efectivament, és ginecòleg i

cirurgià. És qui em va donar el diagnòstic i, la veritat, no me'n recordo ni del nom ni massa de com era (és de la primera persona que he escrit i he hagut de regirar els papers de les visites per saber exactament com es diu). Em ve al cap la imatge d'una consulta fosca i un metge seriós, però atent. Suposo que el meu cervell només va registrar *"càncer, càncer, càncer..."*, repetides vegades. Estava tan aclaparada per la notícia que no vaig registrar res més. I, a sobre, el registre que vaig fer va ser amb errors. Cap estança de l'hospital és fosca, fins i tot, es podria dir que a vegades hi ha massa llum natural. *I, el metge? Com vols que estigués? Si m'havia de dir que tenia càncer!*

Aprofito l'avinentesa per dir-te que no vagis sola a les visites, vés amb algú que et faci suport i que sàpigues que entendrà el que els metges t'han d'explicar, perquè el cervell processa només la informació important quan rep un impacte emocional i els detalls de gestió (on has de demanar hora, si et trucaran o t'enviaran una carta, etc.) o les pautes de com has de prendre la medicació, per exemple, possiblement no pararàs esment i et faràs un embolic considerable. T'ho dic per experiència.

La feina de l'oncòleg, *"des del punt de vista mèdic, és guiar les pacients en el procés del càncer, però, sobretot, respectar les seves preferències"* (Escrivà de Romaní, 2017). És a dir, és aquella persona que t'ha d'acompanyar durant tot el procés i en totes les anades i vingudes del teu cos i de la teva ment.

I, no, no ha estat exagerada. Des del primer moment, et mostra interès i es preocupa per a tu. No és un metge qualsevol, i això és molt d'agrair. Més endavant, quan vas parlant amb altres persones i també l'han tingut com a metge, tothom coincideix a dir-te *"és persona"*, *"ja no és perquè sigui bon metge, que ho és, sinó perquè és atent i t'escolta"*. Això és el que esperem d'un bon professional.

Dic en plural *"esperem d'un bon professional"*, perquè el metge és una persona que està donant un servei comunitari. I tothom comentem al supermercat, a l'escola, al gimnàs, al parc... com ens ha anat, com ens ha tractat, què ens ha dit i el més rellevant: com ens ho ha dit. El que els pacients valorem és el tracte que rebem, que et preguntin *"com estàs?"*. I et facin seguiment de les possibles complicacions que et pot donar la quimioteràpia, l'operació, la radioteràpia i tots els medicaments. Et preguntin per les ungles, pels cabells, pel cansament, pel formigueig de les cames i de les mans, per les nàusees... Aquesta és la diferència que marca un bon professional d'un altre (donant per suposat que tots tenen una bona formació i actualització en medicina).

Parlo amb propietat: *"el meu metge diu que..."*. Amb aquesta frase, el que fem les persones malaltes és dir que és *"meu"* i que li donem autoritat, poder i confiança. La confiança que tens i que et dona, crea un entorn favorable perquè hi hagi sinceritat i transparència. Això ajuda a la comunicació i permet obrir-te, preguntar, dir, explicar-te, confessar-te... A més, fa que te'l creguis i, conseqüentment, segueixis el tractament o li puguis explicar obertament que has fet alguna altra cosa complementària a tot el que t'està prescrivint.

No m'havia plantejat mai la importància del vincle amb el metge fins que he estat malalta i m'he hagut de visitar sovint. Ha passat de ser una persona totalment desconeguda a ser una de les persones més importants a la meva vida. A l'àmbit de la psicologia sí que és molt rellevant el vincle amb el pacient. De fet, a la primera conclusió que arribes quan estàs estudiant la carrera és que l'èxit d'una teràpia, rau en la personalitat del terapeuta, més que en cap estratègia terapèutica que puguis utilitzar. I, això, en menor o major mesura, també es pot aplicar a l'àmbit de la medicina.

I, si tenia algun dubte que el vincle és important, ho he acabat de tenir clar quan m'han hagut de canviar el professional. El canvi de metge, quan el vincle que tens és bo, es viu com una pèrdua. És una pèrdua bidireccional, perquè nosaltres (les persones amb una malaltia) som importants per als metges també. El metge viu amb neguit i preocupació el fet de deixar-nos en mans d'altres professionals que no coneixen com treballen. Ho viuen amb la recança de perdre *"les meves pacients"*. Utilitzen també l'expressió *"meves"*, perquè, tal com diuen, ens senten *"com una part meva"* i, alhora, tenen el pes de la responsabilitat de curar-nos, *"encara que hi hagi coses que no depenguin de mi"*. Fins i tot, *"(...) a vegades no pots evitar emocionar-te una mica, i has de sobreposar-te, ja que el que no pot passar és que el metge es posi a plorar..."* (Metges, 2017).

Un amic m'ha preguntat què passaria si un metge es posés a plorar davant meu. La resposta és que, un cop m'hagués donat el diagnòstic de la millor manera que ell o ella poguessin, l'únic que necessitaria serien mostres d'afecte. El diagnòstic no me'l canviarien per molt fred i distant que es mostrés el metge o la metgessa. Agrairia veure la seva part més humana, sentiria que li importo, em sentiria compresa i estimada i, si hi hagués molta confiança i m'abracés, crec que em sentiria acollida i segura.

Bé, m'he alegrat molt pel meu oncòleg, perquè ha marxat per una opció laboral millor. Però, per a mi és una altra cosa més a superar. Em sorgeixen dubtes: *la nova persona m'atendrà igual? Li podré explicar tot? M'escoltarà? Es preocuparà per com estic? Em prescriurà un bon tractament que no em doni massa efectes secundaris?*

Continuo tenint molta sort. La nova oncòloga és igual de professional, atenta, formada i implicada en la seva feina (i a sobre, m'ha donat un cop de mà amb el llibre. *Què més vull?*)

El vincle amb els malalts vist pels professionals de la salut

El vincle que estableixes amb el metge està molt determinat per com et diu les coses i, sobretot, per com et dona el diagnòstic. Allò de la primera impressió és el que preval, aquí es compleix. En aquesta situació s'hi troben els metges de l'administració, ja que els de les teràpies naturals tracten les persones *"quan està molt avançada la malaltia i se sap tot el procés"* (Pàmies, 2016), o bé, abans, però encara no tenen diagnòstic ni tractament, només la intuïció de què tenen alguna malaltia greu. Llavors, *"aconsellem la persona que vagi al metge, perquè, per tots els símptomes que ens explica, coincideixen amb la patologia d'una altra persona. Lliguem caps i li diem de manera suau: per què no vas al metge?"* (Stona de Cel, 2016).

Els professionals de la salut també consideren que és molt important el **vincle amb el pacient** per transmetre la importància del tractament i que el segueixi, així com per arribar a acords quan sigui necessari. Per connectar amb cadascun dels pacients empren diferents estratègies. Una d'elles és a través de l'empatia (ficar-se a la pell de l'altre) i això ho aconsegueixen considerant que *"la persona que tinc davant, que és la meva pacient en aquell moment, és la persona més important del món"* (Escrivà de Romaní, 2017).

Reconeixen que *"no connectes amb tots els pacients ni ells amb tu tampoc. Fent sempre el mateix, t'adones que hi ha pacients que estan molt agraïts, i altres que et consideren poc més que un metge al seu servei, com un esglaó més de la cadena"*, tot i que *"amb la gran majoria tenim una relació cordial de metge-pacient i amb uns quants aconsegueixes arribar-hi molt i ells a tu"* (Metges, 2017).

És més fàcil entendre's amb les persones que estan disposades a canviar i a seguir els tractaments. Així ho reconeixen, ja que el que més els agrada dels pacients és quan *"expressen alegria i felicitat quan veuen resultats, o quan tenen esperança per seguir endavant. (...) Es fica la pell de gallina de la felicitat que transmeten i reps"* (Pàmies, 2016).

A vegades, però, nosaltres com a pacients no posem fàcil la seva tasca: "(...) *És clar que, hi ha pacients molt complicats amb qui costa molt entendre-t'hi (...), fins i tot, et fan sentir incòmode com si haguessis fet alguna cosa malament"* (Metges, 2017). Encara que alguns professionals ho viuen com *"un repte poder tractar i entendre persones amb maneres de pensar diferents"* (Escrivà de Romaní, 2017). Realment, ha de ser un gran repte, perquè entre que la situació que ens trobem és crítica i la nostra resposta davant del diagnòstic i el pronòstic és variable (no tothom respon de manera tranquil·la), a vegades se la juguen una miqueta. En els darrers anys, hi ha hagut un increment de les agressions cap als metges (un 37% més el 2016 vers l'any anterior). El tipus més freqüent d'agressió és la verbal amb insults i amenaces i, en darrer lloc, l'agressió física. Estan més exposats els metges de la pública que de la privada i, sobretot, els que treballen en els serveis d'urgències. Els motius són per discrepància amb el diagnòstic, massa temps esperant a ser atesos, perquè el metge no ha receptat el que vol el pacient, per altres discrepàncies personals i perquè no els agraden els informes. Segurament, n'hi deuen haver més d'agressions, però els metges no les denuncien perquè no reben suport dels seus superiors (JANO, 2017). Fa una mica de por aquest panorama. Crec que és preocupant que els pacients reaccionin d'aquesta manera davant de les disconformitats. Hi ha canals per a comunicar i millorar el sistema. Els hauríem de fer servir.

Senten com una frustració quan no poden ajudar-nos tal com voldrien i, sobretot, quan no deixem ajudar-nos. És a dir, el que se'ls fa difícil és *"quan venen a la consulta, però no volen fer canvis al seu dia a dia. (...) Confiar amb el tractament i ser fort és un dels punts més importants. Inclús és important, per exemple, a l'hora de fer un canvi d'alimentació, fer-ho a gust"* (Pàmies, 2016). Una mostra són aquells pacients que no escolten i no segueixen els consells. Es queixen que tenen dolor, els donen un tractament (el qual no es prenen) i continuen queixant-se del dolor que tenen (Ortega Cebrian, 2017).

A pesar d'això, saben que la situació en què ens trobem és un moment *"molt dur de la seva vida i tracto d'entendre-les"* (Escrivà de Romaní, 2017). És a dir, ens disculpen si som una mica impertinents. Són tan políticament correctes i ens perdonen tant que diuen que *"sempre aprenc de les meves pacients. Cada pacient és, sobretot, una persona i com a tal és diferent. Penso que no sóc qui per jutjar-les"* (Escrivà de Romaní, 2017).

Cada metge utilitza els seus recursos per a **dir el diagnòstic i el pronòstic**. No els és gens fàcil: *"sempre em sento malament"* i *"mai t'hi acostumes"* (Metges, 2017). La impaciència dels malalts o familiars per saber què ens passa i si ens en sortirem o no, ho veiem com una espera inacabable. Quan ja estàs tan neguitosa que estàs enfadada, et surten aquelles expressions amb un to agre de *"és que no saben ni què tinc!"*. Però, és que els metges amb els anys diuen que *"aprens a dosificar la informació, sobretot a l'inici quan encara no tens totes les dades"* (Metges, 2017). No es poden arriscar a dir que tot anirà bé i no vagi bé, o a la inversa, a dir-te que no tens massa futur i tot acabi anant bé. Per això, *"tracto de mesurar molt les meves paraules, però alhora ser molt clar"* (Metges, 2017).

A més de dosificar la informació i anar veient com va tot el tractament i com evolucionem, és del tot recomanable no ser catastrofista. Existeix l'efecte *nocevo* que és el contrari que el placebo. Vull dir que, *si et creus (perquè t'ho creus tu o perquè t'ho han fet creure) que un tractament t'anirà malament, t'acabarà anant malament* (Lipton, 2005). *És millor no creure-ho, oi?* Aquí té molt a veure com et diuen les coses i què et diuen, ja que segons com ho diguin pot disminuir l'angoixa i la depressió i, conseqüentment, augmentarà la satisfacció del pacient vers el tracte que ha rebut del professional (Faller H et al., 2016). Per exemple, et poso una situació que em va passar a mi quan em van "sentenciar" amb tots els efectes secundaris que podia tenir.

> Un metge que vaig tenir un dia em va dir de memòria i, un rere l'altre, tots els efectes secundaris que amb certa probabilitat m'apareixerien com a conseqüència de prendre'm de manera preventiva durant cinc anys les pastilles per evitar el càncer. Tot i que el meu oncòleg anteriorment ja me'ls havia anomenat i ja sabia quines alteracions podia patir el meu cos en un futur no gaire llunyà, jo vaig quedar aclaparada. Com a resultat d'escoltar tota aquella informació concentrada en aquell llistat i dades estadístiques, em vaig construir una imatge de mi mateixa.

> La meva imatge va ser: *"en pocs mesos estaré gorda, calba, amb mals a les articulacions i als ossos per l'osteoporosi i possiblement tindré un càncer d'úter. No em podré bellugar i no valdré per a res"*. Vaig sortir molt tocada d'aquella visita i em va costar treure'm aquesta visió del meu cap.

> Unes setmanes més tard, em va sortir la resposta d'afrontament a aquest negre futur: *"no penso tenir cap efecte secundari d'aquests! Què s'ha pensat!"* (a veure com acabaré, de moment estic estupenda i fent humor negre: estic de mort!).

És per això que, alguns metges *"minimitzem els efectes negatius"* (Metges, 2017), o bé, busquen *"les possibles sortides a la situació*

Trauma

Esdeveniment o experiència, físic o psíquic, que produeix ferida o important pertorbació neuropsíquica (Diccionari, 2017). Aquest esdeveniment pot ser causat pels humans (violència, guerres, accidents, etc.) o naturals (terratrèmols, inundacions, etc.). També són traumes les malalties que enfronten la persona davant la mort (com el càncer), separacions traumàtiques o tractaments mèdics (com la quimioteràpia o operacions quirúrgiques), entre d'altres.

Gairebé tothom, en un moment o altra de la vida, tindrà una experiència traumàtica. La majoria de persones la superen i surten enfortides (**resiliència**), cosa que les prepara per encarar altres situacions futures.

---

dolenta per   posar-les sobre la taula i poder decidir com continuar endavant" (Escrivà de Romaní, 2017). Crec que la clau és trobar l'equilibri entre donar tota la informació que pot escoltar la persona i la que és necessària per encarar la malaltia. No és fàcil.

Trauma (Continuació)

Ara bé, hi ha un percentatge de persones que no superen una experiència traumàtica. Quan no se supera, pot aparèixer **l'estrès posttraumàtic** (reviure el succés, estar massa vigilant, pèrdua d'interès per a fer res...) o l'estrès posttraumàtic complexa que s'acompanya amb despersonalització. També poden aparèixer canvis de comportament, psicològics i fisiològics (insomni, irritabilitat, problemes de concentració...) que no s'encabeixen dins d'un diagnòstic concret i la persona va arrossegant noms de diferents patologies (trastorn de l'aprenentatge, hiperactivitat, depressió, etc.) sense lligar-los tots amb un de sol (APA, 2017).

Hi ha dificultat en relacionar els símptomes amb el succés traumàtic, ja que poden aparèixer entre sis mesos i vint o trenta anys després. S'ha pogut fer aquesta relació més clarament quan hi ha un gran nombre de persones que han patit el mateix trauma. Per exemple, alguns dels veterans de la Guerra del Vietnam (1955-75) van començar a experimentar estrès posttraumàtic quan va començar la guerra d'Iraq el 2003. Les notícies i imatges de la guerra els van fer reviure el seu passat, tenien malsons i es va trobar que tenien colesterol, hipertensió, obesitat, artritis i sentien més el dolor que altres persones (Agencias, 2006).

Hi ha més risc de no superar un trauma quan el succés és de llarga durada, és repetit, és causat pels humans (APA, 2017) i la persona no afronta el problema (Short NA., 2018). A la inversa, fa comportaments d'evitació (no parlar-ne, fer com si no hagués passat res, per exemple). Per superar-lo és millor afrontar el problema, centrar-se en les solucions, ser competent socialment i expressar les emocions (Ertekin Pinar S et al., 2018) amb sentit.

La manera de donar el diagnòstic depèn de dos factors. Per una banda, *"influeix molt la persona que tens davant"*, la qual *"(...) et fa explicar més o menys coses, i amb un to diferent o no"* (Metges, 2017). Per una altra banda, intervé la personalitat i la formació que hagin rebut els metges, la qual és més aviat escassa i les investigacions sobre l'impacte que causa la notícia del diagnòstic també. Un estudi va intentar valorar quin era el millor mètode per donar la notícia de *"tens càncer"* i el resultat va ser que no hi havia massa estudis sobre aquest tema. És sorprenent perquè és d'una gran rellevància com es dóna aquesta notícia, perquè, es viu com un avís de mort i de pèrdua de la qualitat de vida, és altament estressant, produeix angoixa i, conseqüentment, una forta resposta emocional (Lockhart K et al., 2008). Amb altres paraules: és un **trauma**.

Per tant, els metges fan el que creuen que és el millor a l'hora de donar diagnòstics compromesos: *"hem après veient com ho feien els altres metges"* (Metges, 2017), ja que *"quan estàs fent la formació, vas veient l'estil d'un i altre i agafes el que més t'agrada"* (Ortega Cebrian, 2017). *"Suposo que si et dediques a això és perquè t'agrada i ho vols fer el millor possible"* (Metges, 2017).

I el que m'agrada és que em diguin que a pesar de la manca de recursos continuen: *"aquí estem, intentant ajudar, millorar i aprendre"* (Metges, 2017).

El vincle del metge amb l'acompanyant

És un equilibri entre tenir present el familiar, considerant-lo com a part activa del procés de curació, però tenint en compte que no és la persona malalta.

L'acompanyant quan se sent còmode amb el professional de la salut ho expressa dient *"m'agrada perquè em té en compte, em parla, em mira als ulls"*. I, en canvi, a l'altre costat de la balança, apareix la part negativa quan el metge no ha estat capaç d'establir un lligam amb l'acompanyant. La frase que ho resumeix és: *"ni em mira... i en cap moment es dirigeix a mi. És com si no hi fos. Li faig una pregunta i no me la respon"*.

La balança també es desequilibra quan el metge o un altre professional de la salut li dona les explicacions i les atencions a la persona acompanyant i no a la persona que té la malaltia. Això es dona sobretot quan ets una pacient que estàs a un dels dos extrems de la vida: quan ets jove o quan ets gran. Llavors, sí que hi ha el risc que *t'obviïn directament*. Et poden tractar com si no existissis i és bastant incòmode si la persona té les capacitats intactes.

Contràriament a la imatge que la societat té de les persones grans, el que s'observa a la consulta és que *"tenen una perspectiva de vida i una forma d'encarar-la, que també els dona, en general, un saber estar i una forma de rebre aquestes notícies, diferent. És com si ja estiguessin de tornada, o fos quelcom que pot passar, associat a l'edat, com tantes altres coses que molts d'ells ja han passat..."* (Metges, 2017). Aquesta visió que tenen els metges, també la corroboren infermeres que veuen com les persones grans tenen *"una manera admirable de fer front a les malalties"*.

La relació amb les persones més properes

Els nens

El primer dia del diagnòstic ens hem reunit els quatre i hem explicat als nens que *"estic bastant malalta. Tinc una malaltia que es diu càncer, és un bony que tinc al pit. No podré anar a treballar i hauré d'anar a l'hospital a fer-me un tractament. Aquest tractament pot fer que em trobi malament alguns dies, com quan vosaltres esteu malalts, vomiteu i teniu ganes de dormir"*. També els hem explicat que *se'm cauria* el cabell i em quedaria com el Caillou (més endavant els he ensenyat les fotos de la Demi Moore en el paper de la tinent O'Neal, que té un pèl més de *glamour…*).

La seva primera reacció ha estat: *"que bé, així vindrem a dinar a casa"*. A mesura que han passat els dies, aquesta expressió i alegria d'ells, s'ha quedat curta. Hem recuperat tot el que jo m'havia perdut: els esmorzars dels matins, acompanyar-los a l'escola, els dinars i tots els berenars i sopars. Ha estat el millor per a mi i per a tots. (*Sense que ningú es pensi que tot ha estat com a les pel·lícules. La vida real és: ens hem continuat enfadant perquè recullin les joguines, es rentin les mans, es cordin el calçat, es vesteixin, facin els deures, etc. Però, això entra part de la normalitat i la quotidianitat.*)

Aquesta situació idíl·lica d'estar tots a casa, també ha estat una font de conflictes. Fins ara, el meu marit s'encarregava de vestir-los, donar-los l'esmorzar i acompanyar-los a l'escola. Es pot dir que… m'he ficat en la seva manera de fer les coses. Fins i tot, m'ha vist més com un destorb que com una ajuda. El principal motiu d'aquesta tibantor és, perquè el **control del temps**, sobretot a l'inici de la malaltia, l'he perdut bastant o, dit d'una altra manera, el "factor temps" no m'ha importat i continua sense importar-me gens ni mica. Això, m'ha ajudat a relativitzar les coses i, *si no els dóna temps d'esmorzar abans de marxar de casa, doncs, no passa res. Un altre dia aprendran que s'ha de fer cada cosa quan toca (crec que no ho aprendran mai). No cal cridar ni enfadar-se, perquè les coses no surtin com jo vull a la primera.*

Des d'un principi, hem volgut que els nens tinguessin **la veritat** i els hem anat dient-la a mesura que l'han anada demanant. *Com els la podia negar, si ja la sabien?* Si més no, l'Arnau. Ell m'ha dit que sabia que jo no estava bé, encara que no els havíem dit res. El mateix dia del diagnòstic, hem mantingut una reunió amb la seva professora i ens ha dit que volia trucar-nos per dir-nos que el veia diferent.

Quan li hem explicat, ha entès què li passava. Durant aquests primers dies d'incertesa, sense tenir el diagnòstic definitiu, havíem dut la mateixa vida de sempre. *Com sabia que jo tenia una malaltia greu?* Tampoc no m'han vist ni plorar, ni he deixat d'anar a la feina, ni hem parlat de proves mèdiques davant d'ells. Els nens són imants tant per a les emocions com per als sentits. Estan en estat pur.

Una de les pitjors coses que poden fer els pares amb els nens és mentir-los i amagar-los la veritat. Aprenen que no es pot confiar en ningú, ni amb la mateixa família. Això de grans provoca inseguretat i desconfiança cap als altres. I dir la veritat, relaxa molt i fa que les coses siguin més senzilles: si em veuen plorar, ho entenen i m'abracen, si veuen que uns dies vaig a l'hospital i no poden venir a casa a dinar, ho entenen.

Tres mesos després d'iniciar la quimioteràpia i estar totalment calba, l'Arnau m'ha dit: *"mama, tu tens càncer?"*. És una paraula que l'han sentit i que els l'hem dita des d'un primer moment, però fins llavors, ell no l'ha començada a assimilar. Seguidament, m'ha preguntat si em podia morir. Li he dit que hi ha gent que mor de càncer, però que en el meu cas m'han agafat la malaltia molt d'hora i que ja m'estic curant. La conversa s'ha acabat quan ell ho ha decidit. En cap cas, tampoc no li he volgut dir *"no, no moriré"*, perquè no és veritat i en qualsevol moment, la malaltia pot fer un gir inesperat, o bé, em puc morir d'una altra cosa. I els nens et retreuen molt les promeses que els pares i mares fem i que no complim. És aquella frase tan punyent: *"perquè tu em vas dir…i no ho has fet…"*

La mort és un tema recurrent per a l'Arnau. Li preocupa molt i durant aquests mesos, fins i tot mesos després d'haver acabat la quimioteràpia i d'haver-me operat, m'ha fet diverses vegades aquesta pregunta: *"Mama et moriràs? És que tinc por que et moris amb aquest càncer"*. Amb ell i el Toni són amb els únics que he parlat obertament de la mort i del risc que hi ha. Hem parlat sovint sobre aquest tema i on anem quan morim. La seva conclusió és que el cos es mor, però *"nosaltres no morim"* (referint-se, suposo a una mena d'ànima que devem tenir). L'Arnau fa temps hi pensa, perquè quan tenia cinc anys em va preguntar on anàvem quan ens moríem i li vaig intentar explicar com vaig poder on anàvem i em va contestar *"mira mama... crec que ni tu ni ningú sabeu on anem quan ens morim"*. Et pots imaginar la cara que se'm va quedar.

La parella

El meu gran pilar durant tots aquests mesos. M'ha suportat l'insuportable. M'ha suportat les meves pujades i baixades, els dubtes i l'he fet anar una mica de corcoll. I això l'ha afectat a ell. Les persones que més estimo i amb les que mantinc més lligams són les que m'han hagut de suportar totes les meves oscil·lacions. Amb la parella és amb qui descarrego tant allò que és bo com el que és dolent. La confiança és així.

La incertesa d'un inici de no saber quin tipus de càncer tenia, la seva agressivitat, el pronòstic i com m'afectaria el tractament, feia que les persones del meu voltant (per descomptat que jo mateixa també), pensessin en la possibilitat de la mort. Fins que no m'han donat el diagnòstic i el pronòstic, el Toni ha estat bastant amoïnat. Es podien dibuixar alguns escenaris de futur:

- que em curés i anés tot bé, continuant la vida més o menys com sempre. *(Ja t'avanço que això no és possible. Segurament em curaré, però res tornarà a ser com abans).*
- que em quedés amb alguna limitació.
- o que em morís.

Aquesta darrera opció, la mort, és la que les persones que m'envolten tenen por de reconèixer que els ha passat pel cap. I és lògic i natural pensar que pot passar. La vida seguiria, encara que jo m'hagués aturat en una estació. El Toni se sentia molt malament per pensar aquesta opció i com s'ho faria per tirar endavant amb els dos nens, la hipoteca i el préstec. *I les vacances? Com s'ho faria per anar de càmping tot sol amb els nens?*

Caram! Ho tenia tot planejat: la hipoteca li quedaria a la meitat, tindria algun altre avantatge econòmic i per les vacances es vendria el cotxe i es compraria una *camper* que li serviria tant de cotxe com d'autocaravana. *No m'ho puc creure! Tot això ja ho tenia pensat. Increïble! (Ostres! Jo no havia caigut que la hipoteca se li reduïa).* Però, i la *camper? Serà possible!? Quina complicació!* Els meus plans eren que, si un dia moria ell, amb un *aparcador* ja feia. Sí, un dispositiu d'aquests que a través d'un comandament a distància mous la caravana com vols. Amb poc més de mil euros ja ho tenia arreglat i no em calia vendre el cotxe. *És que... quines ganes de complicar-se que té...*

Quan l'un a l'altre ens hem sincerat i ens hem confessat aquests plans de futur, segons l'opció que passés, hem rigut força. El que podríem viure com un drama en silenci, ha estat una situació còmica. M'he alegrat molt de sentir els seus plans i què faria amb els nens. M'he alleugerit pensant que, si em moro aviat, ell tindrà la capacitat per tirar-los endavant. A partir d'aquí, ha estat més fàcil parlar de la malaltia i de les possibles sortides a cada entrebanc que ens anem trobant. I t'asseguro que ens n'estem trobant uns quants.

Ha estat un **temps de parlar i parlar**, de dir-nos les pors i angoixes que tenim, les preocupacions i les incerteses. No ha estat fàcil, perquè a vegades penses coses tan difícils de pair que et fa vergonya i et sents culpable fins i tot només de pensar-les. Hem tingut molts silencis també tots dos. Per superar aquests moments en què no ens hem entès perquè *"jo no li deia"*, *"ell no em deia"* i *"cap dels dos ens hem preguntat"* com ens sentim, què pensem, què ens preocupa, hem hagut de caure en alguna crisi. Després de la crisi, quan l'hem superat, ens hem adonat que és fonamental parlar i dir el que sentim, què ens agrada i què necessitem.

Crec que és millor que t'expliqui el Toni com ha viscut la meva malaltia. Un any després pot dir-me tot el que s'ha imaginat. Li cedeixo la paraula:

"Quina por vaig passar. Vam entrar en un món desconegut, fosc i sense veure cap llum. On tot eren paraules que a vegades no omplien el buit que sentia. Quan et diuen que tens càncer, és com si t'obrissin una porta. Entressis en un local buit, sense llum i t'adonessis que és un laberint, amb l'única instrucció que és: trobar la sortida. No tens ni idea cap on has d'anar ni si realment trobaràs la sortida. Vas com caminant pels passadissos sense cap guia, sense cap suport, a vegades topes i caus i altres et sembla veure una escletxa de llum. I passat el temps i mirant enrere, t'adones que, malgrat tot pel que hem passat, mai hem deixat de caminar.

Per a mi, les paraules i explicacions que et diuen al principi no em servien de res. No em consolaven. Que em diguessin les estadístiques de quanta gent es cura de càncer, no em servia de res. A quina banda del percentatge estaves tu? A la de les dones que es curen o les que no?

Després de tants mesos, trobo el sentit a moltes de les coses que em deien, però ha hagut de passar temps i viure el dia a dia de la malaltia. Quan estàs passant-la, no entens res.

He tingut totes les emocions possibles. He sentit por. He passat angoixa i nervis. M'he imaginat tots els escenaris possibles, que tot anés bé i et curessis, que quedessis amb alguna limitació, que et morissis i tirar endavant jo sol amb els nens, que la crisi que hem viscut com a parella ens acabés passant factura i ens separéssim.

He sentit tristesa, molta tristesa. La primera vegada que et vaig veure sense cabell, va ser quan em vaig adonar que realment estaves malalta.

He sentit ràbia. Ràbia contra tu per tenir càncer, per estar malalta i perquè no entenia per què. Com si l'haguessis triada tu. I us he fet pagar aquesta ràbia a tu i els nens, cridant-vos quan el que realment necessitàveu era amor i suport.

He sentit alegria quan hem estat els quatre rient mentre ens anàvem emprovant la perruca; quan l'Arnau, el Roger, tu i jo hem estat abraçats en el nostre llit. Són moments que m'omplen el cor i que, quan els recordo, em posen tendre.

He sentit orgull, quan vas decidir escriure aquest llibre, quan el vas acabar i, sobretot, he sentit orgull de poder caminar al teu costat.

He sentit culpa, per no haver estat al teu costat quan ploraves de matinada a la cuina i jo dormia, per haver-te faltat en algun moment i realment em necessitaves.

He sentit esperança, cada vegada que ens deien que el tractament funcionava, que el tumor es reduïa, que la cirurgia havia anat bé.

Una situació crítica posa a prova les capacitats i habilitats de tothom. El Toni s'ha fet autocrítica sobre com ha actuat durant tot aquest temps. Crec que no sempre l'ha feta de manera justa amb si mateix. M'ha dit que *"he sentit que a vegades no sabia com ajudar-te. Tinc la sensació que a vegades no he estat en els moments més complicats"*. Hi han hagut tants moments durs que jo no sé si li ho he posat massa fàcil. Han hagut estones que necessitava tancar-me i estar amb mi, suposo que necessitava buscar dins meu i trobar-me *(no sé si encara m'he trobat...)*.

El que ara veu clarament és que tot el sistema de suport, tant l'administratiu com el complementari, estan focalitzats en el malalt. Hi ha molt poca cosa, per no dir res, de cara els acompanyants i familiars. El Toni considera que s'hauria de fer algun tipus de teràpia per a ells. Aquesta ajuda i comprensió que li ha faltat l'ha obtinguda de companyes de feina que han tingut un càncer de mama igual que jo. Llavors, gràcies a l'experiència d'elles, li han anat interpretant les reaccions que jo he anat tenint. D'aquesta manera, el Toni ha pogut entendre millor com em sentia.

Pel que fa al sexe, t'ho resumeixo amb: **instint de supervivència**. *Què vull dir amb això?* Doncs, que no estàs per fer veure que tens la necessitat de preservar l'espècie, estàs centrada en sobreviure. Per tant, tota la resta de prioritats o instints passen a uns plans molt secundaris. A més, li has d'afegir el còctel de medicaments, que no et sents gens ni mica atractiva i que molts dies no et sents ni et trobes bé. De mica en mica, es van recuperant les ganes d'estar amb la parella, però t'has de donar temps i la teva parella t'haurà d'entendre i de respectar. En comptes de sexe, pots compartir altres espais com un bany de sal relaxant, un sopar o allò que us agradi. No és ben bé el mateix *(ho sé)*, però us pot donar un altre tipus de plaer.

Les parelles estem enfocades cap al **futur**, cap als plans de: què farem demà, el cap de setmana, les vacances. Hi han hagut moments que el tema de conversa sobre el futur ha desaparegut. No saps si podràs marxar de vacances, no saps com et recuperaràs després de l'operació, no saps si toleraràs bé la quimioteràpia... i, llavors, ens hem centrat a parlar del present. Es va difuminant el futur. Parlar del present, és molt pesat i quasi t'ofega, perquè t'hi avoca a parlar de la malaltia de manera constant i monòtona i de tot el que l'envolta: els metges, les proves, els resultats i les pors.

És per això que, **és primordial que entri alguna cosa fresca a la teva vida**, perquè, si no, acaba sent monotemàtic. Una cosa fresca com fer passejades amb algú, quedar amb amics i amigues, marxar els caps de setmana fora o qualsevol altra cosa que t'agradi.

La família

Crec que la paraula és retrobament. Aquesta paraula defineix el que ens ha passat a les meves germanes i a mi. Durant tots aquests anys he estat capficada en el dia a dia, amb les excuses de *"no tinc temps ni de trucar"* i molt menys de veure'ns. De cop i volta, tot d'una, canvia i tenim temps de trucar-nos quasi cada dia, de veure'ns i de parlar.

Cadascú ha pres un rol dins les seves possibilitats, les quals estan determinades per la distància, la salut i les hores d'ocupació laboral i familiar. He tingut molta sort i he necessitat poca ajuda, però quan l'he necessitada, he tibat de la família i dels amics per a la logística d'acompanyaments a metges o cuidant els nens mentre estava de proves i tractaments.

Ma germana m'ha proveït de cremes, de plantes medicinals i de menjars desconeguts per a mi fins llavors *(encara que ja me'n parlava feia anys, però sincerament no li feia massa cas. Segur que tens algú que també t'ha estat dient i avisant de coses que no feies o fas bé i no li has fet cas. M'equivoco?).* Ara, en canvi, me l'escolto i faig cas dels seus consells. També hem compartit estones a les parades del mercat i hem tingut temps de parlar i de trucar-nos.

És el moment d'expressar els sentiments, de dir allò que sabem, però que no ens ho diem. De la primera conversa on m'ha dit la meva germana quan li he confirmat el diagnòstic *"No vull que et moris. T'estimo molt. No sé què dir-te",* n'han vingudes moltes i moltes més que m'han ajudat a sentir-me propera i recordar la relació tan estreta que sempre hem tingut i que la distància física ens l'ha tallada. Tan sols necessito sentir-me que formo part d'una família, que estan presents i que tot continua. *"No cal que em diguis res, només vull que m'expliquis coses dels nens. Me'n sortiré. El metge m'ha dit que és un tractament d'un any".*

Pel que fa als pares, és un doble patiment. Per una banda, són grans i no es troben bé, i per l'altra, no està dins la lògica natural que els fills ni pateixin ni morin abans que ells. Ha estat un doble neguit, perquè no vols fer-los patir, però els has d'explicar la veritat per no enganyar-los.

Ambdós formen part de la generació per excel·lència de no mostrar les emocions, de fer veure que tot va bé i que tot anirà bé. Són fills d'una guerra i una postguerra. Són fills de gent que havia de sobreviure, de gent que no sabia del cert on s'amagaven els seus enemics ni quina cara tenien. Havien d'amagar les emocions, havien de fer veure que no hi havia cap canvi a les seves vides, perquè ningú sospités res. No podien mostrar-se alegres, per evitar que sospitessin els del bàndol contrari que havien vist el seu fill o marit que estaven buscant per a matar-los o engarjolar-los. Van aprendre que havien de fer cara de pòquer si volien salvar-los. No podien mostrar què sentien. Això, els avis ho van passar als fills, els fills als nets i els nets ho passem als besnets. És una cadena que, amb les guerres i les penes, s'ha anat mantenint i perpetuant durant els segles.

Però, no és cert. Les emocions hi són i es poden amagar, però acaben sortint. Torna a aparèixer la por. I la por et fa fugir o enfrontar-te davant del patiment dels fills. La fugida apareix en forma de trivialitzar la malaltia, de no parar massa atenció en alguns episodis del tractament, de canviar el tema de conversa. L'intent de ma mare d'allunyar-se del patiment de veure la filla malalta, s'ha traduït en ingressos a l'hospital perquè el cor no li respon. Fins que no ha vist que me'n surto, no ha començat a recuperar-se. És així, cos i ment van junts i no es poden deslligar.

En alguns moments, he necessitat molt el contacte de la meva mare, estar amb ella. I ha estat en aquests moments que no l'he poguda tenir perquè estava ingressada i jo no podia acostar-me a la sala de semi crítics de l'hospital per precaució de no agafar cap infecció. Aquests dies els he viscut especialment malament, perquè m'he sentit impotent i, en certa manera, sola. No els he pogut ajudar, ni a ella ni al meu pare.

A ells, els ha passat el mateix. La frase que m'han repetit moltes vegades de *"no et podem ajudar"*, els ha pesat molt. No m'han pogut ajudar com ells haguessin volgut, com se suposa que els pares han d'ajudar als fills: de manera incondicional i fent tot allò que calgui.

Però, la família no s'acaba aquí. S'amplia amb la família del meu marit, els quals ens han ajudat en la logística de tenir els nens, mentre hem anat de metges i de proves. Això ens ha permès treure el neguit de deixar-los, perquè estaven ben atesos i tranquils.

És important demanar ajuda. No passa res, no ets feble. Fes-ho. No et posis a prova i no estiguis sola. Demana ajuda quan ho necessitis. La resta de persones que t'envolten se sentiran millor si veuen que poden fer alguna cosa per a tu.

Parlant de les persones que estan al teu voltant i que t'ajuden: explica com vols que sigui aquesta ajuda i qui vols que hi participi. Depenent del temps, proximitat i predisposició de cadascú, unes persones podran assumir unes funcions o altres (acompanyaments a metges, companyia, compres...).

T'ho comento, perquè quan hi ha una persona malalta a la família, la tendència és que algú prengui el protagonisme de les atencions cap al malalt. Per un costat, hi ha persones cuidadores que no es deixen ajudar i acaben malaltes (dolors a les articulacions, mal d'esquena, canvis d'humor, alteracions de la son...), perquè volen assumir tot el pes de les cures. Un dels principals problemes que tenen és que els costa demanar ajuda (perquè no volen molestar, perquè mentre ho expliquen, ja ho han fet elles -la majoria són dones-, *"perquè els altres ja saben què han de fer i, si no ho fan, és perquè no volen, no cal que jo els digui res"...*). S'entra amb aquest tipus de dinàmiques on regnen els malentesos i la soledat.

Per un altre costat, la resta de familiars poden implicar-se menys perquè donen per suposat que l'altra persona sempre ho fa tot, perquè viuen més lluny, perquè tenen més ocupat el temps o perquè la persona cuidadora o la malalta no troben del tot bé com fa les coses (el menjar, la compra, el llit, la neteja...).

Si la malaltia s'allarga i el tractament és dur, cal planificar el suport. Per evitar aquestes situacions, és millor que tothom estigui d'acord amb qui fa què i quan. La tendència és, com a malalta, demanar l'ajuda a les persones amb qui t'entens més, però procura no sobrecarregar a una única persona amb tot.

Les velles i les noves amistats

Durant tots aquests mesos he vist transformar a poc a poc el meu cercle d'amistats. S'ha eixamplat bastant, tot i les baixes que hi han hagut.

El fet de tenir temps també m'ha permès de cultivar converses, compartir temps, riures i somnis. Amistats que tenia fins ara, les he continuat tenint i s'han enfortit. Altres s'han perdut pel camí amb la promesa d'aquell dinar o aquella trucada que no arriba mai. És una constatació del tipus de relació que hi havia. En el fons, m'he adonat que no hi havia cap amistat, o bé, ara sé que amb determinades persones no podré comptar en situacions greus, sigui perquè les seves pors o traves emocionals, els impedeixen posar-se davant la meva malaltia. Moltes m'han donat l'argument següent: *"no t'he trucat per no molestar-te"*. No espero que em truqui la gent que no em trucava mai, però els que tens una relativa amistat, no està de més que s'interessin per tu. Trucar, escriure o anar a veure una persona és mostrar interès vers l'altre. No fer-ho és dir *"no m'interesses"*. A partir d'aquí, pots endolcir-ho com vulguis *"no sé si estàs bé i no et vull molestar"* (si em preguntes si estic bé, t'ho diré) i *"no sé si vols parlar de la malaltia"* (si em preguntes alguna cosa, et contestaré o no). Però si no intentes comunicar-te amb mi, no hi ha comunicació...

També les podria haver trucat jo, pensaràs. Sí, ho he fet, però potser no ho he fet amb la insistència d'altres vegades. *Saps?* Quan estàs malalta, molt malalta, tens ganes de què et mimin i, d'alguna forma, vols saber fins on els altres volen i poden estar amb tu. Segurament, aquí s'entreveu el benefici que alguns diuen que sempre reporta qualsevol malaltia (Thorwald et al , 2001). A través de la malaltia obtens allò que no et dones en un moment de no-malaltia, com pot ser: acceptar l'estima dels altres, no fer res, abaixar el ritme del dia a dia, cuidar-te i que et cuidin. Quan van mal dades, fas neteja de tot i veus des de dalt del turó, amb més claredat, qui està amb tu, qui no i qui marxa.

Amb altres persones ha estat un retrobament, d'anys d'infantesa compartida i que ara torna a sorgir la relació, com si tots els anys buits sense estar juntes haguessin estat una anècdota. Han aparegut, també, amistats que no sabia ni que en tenia. Aquell company de feina que et diu *"Hola!"* i poca cosa més, i, de cop i volta, esdevé una persona que et demostra que és més que un company. També he conegut persones que han patit càncer i que et donen aquella dosi de realisme, d'esperança i de preparació cap a les següents fases de la malaltia.

És una etapa de canvis i les amistats són un punt molt clau del suport durant tot el procés de curació. Tens moltes ganes de sentir-te normal, de compartir, de fer coses i, per això, és important comptar amb un suport de les persones que t'envolten i t'estimes.

Les persones davant del càncer

M'he dedicat a fer una classificació de com reaccionen les persones davant del càncer. M'he inventat els noms de cada categoria, ja que és una cosa que sempre m'ha agradat fer (noms d'activitats, de projectes, de programes, sobrenoms afectuosos). Ajuda a ordenar les coses i a dotar-les de sentit i, en definitiva, fer-les teves. Tot i ser políticament incorrecta, posaré els noms. *Si et sents identificada amb algun d'aquests, no era la meva intenció... O sí?*

Els de "que la força t'acompanyi" (a la intimitat els dic els *Star Wars*). Són els que normalment pregunten per cortesia i no saben com gestionar la informació que els suposa un impacte emocional fort. Aquests són una gran majoria.

Aquest tipus de relació l'acostumen a iniciar amb un *"Com estàs?"* i contesto amb el *"bé"* de rigor (per fer un resum ràpid de tots els temes que tinc cap per avall a la meva vida). Explico, breument, que no tinc nàusees que no em canso i que vaig fent. I, seguidament, em tallen i es posen a parlar dels seus mals (una contractura a l'esquena, mal de peus, mal de cap... coses d'aquest estil) com un gran problema (que ho és, n'estic segura). O, també, m'expliquen com els ha anat a algun familiar o conegut que també va tenir un càncer. Està molt bé que et diguin com ho han superat i que et donin consells, sobretot si se n'han sortit i estan bé. Però, al cap i a la fi, acabes escoltant-los a ells.

Quan ja t'han dit tot el que els preocupa, ràpidament, acaben la conversa (o fas per acabar-la...), fent servir alguna d'aquestes expressions: *"Sigues positiva"*, *"lluita"*, *"tu tranquil·la"* o *"força"*. *Quantes vegades m'hauran dit alguna d'aquestes expressions? Ni ho sé. I, algú sap què volen dir realment?* La veritat és que és una mica angoixant que et diguin aquests missatges. Fan tot l'efecte contrari del que la gent intenta fer. Són com uns *mantres* que repeteixen sense reflexionar-hi massa en què volen dir i quin impacte tenen sobre la persona que rep aquestes expressions benintencionades que pretenen donar el consell de *"no decaiguis, perquè te'n sortiràs"*.

Arran d'aquesta moda de pensar sempre en positiu i no voler ni sentir a parlar de les coses que van malament, és a dir de les causes o, diguem-li pel seu nom també: dels problemes, s'està obviant una part de la realitat que és cabdal per poder corregir allò que no va bé i millorar. Per canviar el llenguatge que fem servir internament cadascú, no val només repetir frases positives. Cal creure-ho i integrar-ho. S'ha d'anar a l'arrel. No em val que em diguin *"sigues positiva"*, fent-te creure que, si ets positiu, tot anirà bé, com una mena de fe. Però ha d'haver alguna cosa més que la fe, perquè les coses vagin bé.

Jo em pregunto: *Per què la gent no t'escolta quan tens càncer? Per què et diuen aquest tipus de missatges positius?* Les conclusions on he arribat són les següents: per una banda, és la por que la malaltia se'ls contagiï. La creença de què, si no saben i marxen de pressa, no els passarà res (Maria del Mar Cegarra, 2016). *(T'haig de dir que jo feia el mateix. Fugia de totes les notícies que parlaven sobre el càncer).* Per una altra banda, és una manera de fer-te callar, perquè no tenen eines per ajudar-te i com que no tenen eines per saber què dir ni què fer, et culpen de no curar-te perquè com que *"no ets positiva"* és que no et vols curar. I, en el fons, el que passa és que no volen escoltar la realitat, no saben com afrontar un problema que jo tinc, que he acceptat i que haig de posar solucions. Però, per afrontar-lo haig de saber quin és el meu punt de partida.

I, tampoc no s'ha d'anar a l'altre pol de les creences perquè *"els que són molt negatius també perden de vista la realitat"* (Stona, 2016). Se centren en el fet que no serveix de res fer esforços per curar-se, ja que, facin el que facin, els anirà malament. Per sort, aquest tipus de persones no m'han dit clarament el que pensen. Tot i que, sí que ho interpretes per les coses que no et diuen o insinuacions com *"ara et trobes bé, però ja veuràs més endavant com et trobaràs malament, perquè estaràs més fluixa. A mesura que avancis amb el tractament, el teu cos se'n ressentirà i estaràs pitjor".* Visca l'alegria!

Què vull dir amb això? Tinc un càncer, **no soc ni positiva ni negativa**. És una realitat. A partir d'aquesta realitat, busco la part positiva, però primerament haig de conèixer la part negativa. Haig de saber a què m'enfronto. No serveix de res que jo pensi *"tot anirà bé, em curaré"* i no hagi fet una anàlisi prèvia de què és el càncer, què implica el tractament i què implica no curar-me. S'han d'analitzar els problemes, el que va bé a la meva vida i el que no i, després, en funció d'aquesta anàlisi, posar les solucions. És un pas previ, per tal de canviar i curar-me.

Capítol a part, dins d'aquest grup, són les persones que a més de dir-te alguna d'aquestes expressions tretes de la pel·lícula *Star Wars*, amb el significat de *"que la força t'acompanyi"*, et tracten com una malalta que estàs ja a les últimes. I, per adobar-ho, ho acompanyen amb el to de veu que es fa servir quan es parla amb infants i persones grans. Sí, aquell to alt, agut i estrident.

Quin tema aquest! Fa anys que lluito pels drets de les persones grans, perquè no se'ls parli com si fossin criatures, ja que és un tracte totalment degradant *i... va... i m'ho fan a mi! Ostres! Quina sensació!* De cop i volta és com si et tractessin de ximple. *No ens confonguem! Tinc càncer, però que jo sàpiga conservo totes les meves facultats (amb alguns desajustos, és cert... però res que no sigui diferent de la resta de la gent). Bastant indignant, la veritat.* No està de més dir-te que ,si tractes amb persones grans, t'informis primerament si realment tenen problemes auditius o no, per ajustar el to de veu i després els parlis normal. A més, el to agut que es fa servir amb els nens, els molesta molt. Com diu ma mare *"tothom es passa el dia cridant-me. Només em criden...".* Són grans, però no ximples. I molts, tenen més experiència (això segur) i més coneixement que qualsevol altre.

Els de la berruga. Són els que minimitzen el càncer. Veuen el tumor com poc més que una berruga o un constipat. Vaja, una patologia comuna que no cal ni anar al metge! Quan els dius que tens càncer, salten amb *"ah, bé.... Això no és res. Tu tranquil·la."* I afegeixen les explicacions *"avui en dia està molt avançada la medicina i els* *tractaments i, sobretot, el del càncer de mama"*. I, jo per dintre vaig pensant *"m'agradaria veure't, a tu, amb un càncer. A veure què diries i com estaries..."*. És clar, *"no és res"*, després que t'hagin confirmat que tens el tumor localitzat, tens tractament i no tens metàstasi.

Un dia, una persona que la col·loco dins d'aquest grup es va adonar que la cara se'm desencaixava quan m'estava dient *"això no és res avui en dia"*. Ràpidament, va corregir-se afegint *"sí, és molt fàcil de dir, però tu que ho estàs passant... no sé jo què faria..."*. I, és així, les coses dels altres es veuen molt fàcils d'arreglar. El que m'ha sorprès més és que dins d'aquest grup s'inclouen persones que han patit càncer i professionals de la salut. *Curiós...*

Aquest tipus de consol que donen *"això no és res"*, m'ha impactat també quan l'he sentit dir amb la mort d'un nadó. Realment, hi ha una dificultat molt gran per posar-te a la pell de l'altre. Com li pots dir a algú *"si hagués estat més gran, seria més dolorós. Tan petits no se'ls estima tant"*. Però, *"Perdona... com dius?"*. Millor que ho deixi aquí.

Els no sé. Majoritàriament són homes. De cop i volta, deixen de quasi dirigir-te la paraula. Et saluden i, si és de lluny, millor. Això sí, quan estan en grup i algú et pregunta *"com estàs?"* i ho expliques, són els que estan més atents escoltant-te. Però, tampoc no fan cap pregunta. Senzillament, no saben ni què dir ni què fer.

Els savis són les persones que saben més que tu sobre la teva malaltia. D'aquestes me n'he trobat poquetes (per sort). Són persones que no saps ni com es diuen i et pregunten: *"a quina mama tens el càncer?"* i respons innocentment *"l'esquerra"*. I seguidament et deixen anar: *"això vol dir que tens un conflicte amb els teus fills"*. Fas cara de pòquer: et quedes callada, somrius i desvies la mirada per no contestar (però li contestaries...).

També parlen amb eufemismes com per exemple: *"estàs en un procés?"*. Traduït vol dir: *"estàs en un tractament de càncer?"* És que ara, la tendència és, canviar el nom de tractament pel de procés. *Què hi farem...Modes...*

Està molt bé que la gent s'informi i llegeixi sobre psicosomàtica i tota la resta de les corrents actuals, però amb seny si us plau. *(Aprofito per dir-te que si tu també estàs pensant estudiar com les emocions afecten la salut del cos, si us plau, no et saltis cap capítol dels llibres, perquè les coses no són tan senzilles d'interpretar).* En qualsevol cas, un comentari d'aquests d'una persona que no coneixes o, encara que la coneguis, està una mica fora de lloc.

Sí, és evident que la relació amb els meus fills ha tingut fins ara algunes mancances. La meva feina m'obligava a estar més de 50 hores de dilluns a divendres fora de casa. Però si fos per això, encara hi hauria moltes més dones treballadores amb càncer de mama (-a l'esquerra-, a la dreta voldria dir una altra cosa i si ets dretana o esquerrana també té un altre significat). I, encara *em puc sentir afortunada!,* perquè estava tres tardes amb ells i no hem hagut de valer-nos ni de cangurs ni d'àvies ni avis. Ara bé, d'aquí a què una persona desconeguda, en poques paraules, et digui que tens problemes amb els teus fills... *tela!*

La vida segueix. Són les persones que continues mantenint la mateixa relació d'abans o inclús la millores, però en cap moment no et pregunten ni com estàs ni fan esment de la malaltia. Aquest tipus de relacions són d'agrair també, perquè és com tenir un espai on la malaltia no hi és present i pots parlar de qualsevol cosa. Majoritàriament també són homes.

Els comprensius. Per sort són una majoria. Són els que et pregunten per *"com estàs?"* i quan els ho estàs explicant, t'escolten. Et pregunten coses més concretes com, per exemple, *com ha anat la prova, si t'han fet mal o no, si ho has portat bé, etc.* Són amb els que pots mantenir una conversa normal: ara parla un, després l'altre i es va seguint un tema de conversa. Rarament et diuen algun *mantra* tipus *"sigues positiva"*, *"tu tranquil·la"*, etc.

En resum, encara cueja en l'ideari col·lectiu el concepte del càncer com el *"mal lleig"*. Així és com li'n deien antigament. Qui tenia càncer estava sentenciat a morir més o menys de pressa i amb més o menys dolor, però els dies els tenia comptats. Actualment, però, les dones amb càncer de mama tenen una supervivència al cap de cinc anys del 86,5% a Catalunya (Generalitat de Catalunya, 2016).

Per tant, hi ha persones que entenen que no tots els càncers són iguals i que moltes persones es curen. En canvi, n'hi ha d'altres que se n'han anat a l'extrem contrari i pensen que ningú mor d'això, que el càncer sempre es cura. I això tampoc és cert. Dient les xifres en negatiu, 6.213 dones van morir de càncer de mama el 2014 a Espanya (CIBERESP, 2014). El 13,5% de les afectades per càncer de mama se'ls

Metàstasi

Les cèl·lules canceroses s'estenen a altres parts del cos. Cada tipus de tumor primari (on s'ha originat en primera instància el càncer), pot desencadenar un altre càncer en altres zones del cos. La propagació es pot fer pel líquid limfàtic, pels vasos sanguinis o per invasió del tumor a altres teixits propers.

En el cas del càncer de mama, és més freqüent que es propagui al cervell, fetge, ossos i pulmons (NIH, 2016). Malgrat que la causa de la mort, hagi estat per afectació d'un d'aquests òrgans, es classifica com a "càncer de mama" el motiu de la defunció, ja que és on s'ha originat el càncer.

S'associa un major risc de recaigudes amb el fet de fer poca activitat física, tenir sobrepès, beure alcohol en excés, fumar i no fer servir protecció solar (Del Valle MO, et al., 2014).

complica amb una **metàstasi** cinc anys després (Generalitat de Catalunya, 2016)). D'aquestes persones tampoc no ens hem d'oblidar.

Un cop vistos els diferents tipus de contactes que es mantenen amb les persones, comentar-te que només es tracta de preguntar: *"com estàs?"* i que em donin temps per explicar-ho i ja està. No espero en cap moment que em vaticinin si me'n sortiré o no de la malaltia. Això ho espero dels metges (i, no de tots). De la resta, tan sols demano que m'escoltin, compartir experiències i riures i poques llàgrimes, si és possible.

Molt clar ho tinc ara que estic a la banda dels malalts. La qüestió és *què hagués fet jo amb algú altre que patís càncer o una altra malaltia? M'hauria excusat darrere el temps, dient que no ho he pogut fer una trucada o una visita, perquè he estat molt embolicada amb les mil activitats del dia durant tots els dies de l'any? Hauria fet de pitonissa dient que et curaràs?* (això ho acostumo a fer...).

També és curiós, quan a vegades faig mala cara (rarament, és clar...), pel motiu que sigui (perquè no he dormit prou, perquè no m'he maquillat...), es prenen la llicència de renyar-me i em diuen *"has d'animar-te", com si pel fet de tenir càncer hagués d'anar rient tot el sant dia! Doncs, no! Tinc dies de tot, com tothom.*

Capítol 3: La nostra amiga "l'actitud"

I ha arribat el moment que et parlo de l'actitud des de la vessant de la psicologia. Tothom em parla de què *és molt important l'actitud* per a curar-me, perquè em diuen que *"l'actitud fa molt"*. Familiars, amics i amigues, el veí, la companya de feina i, fins i tot, els metges, les metgesses i les infermeres m'ho han dit alguna vegada. *A tu també?*

Durant tot aquest temps de tractament, sempre em pregunto: *"Quina és l'actitud adequada que haig de tenir per curar-me?"*. No la sé, però dec haver tingut l'actitud adequada... perquè me n'he sortit prou bé. No és només el fet de pensar que *"em curaré"* i ja està, que *"ja tot m'anirà bé"*. La fe aquesta de ser positiva i repetir frases positives, i ja n'hi ha prou, no funciona (o a mi no em funciona). S'ha d'acompanyar el pensament positiu amb fets positius (*i creure-s'ho de veritat, és clar*). M'he hagut de bellugar i buscar recursos per ajudar-me. Tot el tractament complementari que he fet m'ha servit molt (sigui **placebo** o no, no ho discuteixo, tot i que és molt interessant aquest

Placebo

Fals medicament preparat amb el mateix aspecte que un medicament determinat, però que només conté productes inerts sense cap principi actiu (Grup Enciclopèdia Catalana, 2016).

Normalment, els estudis científics que es fan per testar medicaments, metodològicament han de tenir dos grups de pacients com a mínim: un que se li dona el medicament que volen provar i un altre que se li dona una pastilla igual que a l'altre grup, però que no té cap principi actiu. Per entendre'ns, és com una mena de caramel. A tots dos grups se'ls diu el mateix, se'ls expliquen els mateixos efectes secundaris i se'ls fan les mateixes proves.

Un estudi molt ampli sobre el placebo mostra com pel sol fet de donar un placebo és molt més efectiu que no donar cap tractament (Charlesworth JEG et al.,, 2017) i alguns estudis conclouen que "el medicament testat és més efectiu que el placebo". En el fons, amb aquesta afirmació també estan dient que el placebo és efectiu.

efecte per evidenciar el poder de la ment. Per cert, l'efecte placebo apareix tant en els medicaments fets amb plantes i homeopàtics com en els de la medicina al·lopàtica). La major part de l'explicació a la superació amb èxit, la dono al tractament del sistema sanitari, però també hi ha contribuït tot el que he fet per protegir-me (alimentació, relaxació, enfortiment del sistema immunològic i treball emocional).

Sigui com sigui, quan a vegades he sentit dir que **és l'actitud de la persona davant la malaltia la que determina que el tractament funcioni o no**, en el fons, m'estan dient que, si fallen tots els tractaments, la causa haurà estat perquè no em volia curar. Aleshores, l'única explicació possible a la meva mort serà que realment no em volia curar i, per això, el tractament prescrit no m'ha funcionat. *És cruel pensar-ho, però t'hi aboquen a pensar-hi... a vegades...*

L'actitud és la tendència de cadascú a reaccionar d'una manera afectiva, expressiva i de comportament. Pots tenir una tendència positiva o negativa, per exemple. Te'n parlo perquè és fonamental que sàpigues quines estratègies estàs utilitzant per afrontar la malaltia. Potser et farà prendre consciència de tot allò que estàs fent bé o potser et farà plantejar què hauries de millorar. Aquí es posa a treballar la Psique, la segona nina de la matrioixca.

Aquesta actitud es fa palesa sempre, però, sobretot, quan hi ha alguna situació estressant o crítica, com ara una malaltia. Condiciona molt la nostra reacció davant els problemes, ja que cada persona acostuma a comportar-se sempre d'una mateixa manera. Aquest tipus de resposta són els **estils d'afrontament**, els quals es defineixen com la resposta cognitiva i de comportament que donem davant de l'estrès (Sandín B i Chorot P, 2002). O, en paraules més planeres: *"tu davant la teva malaltia"*. Les estratègies que fem servir davant l'estrès no sempre són adequades ni són adaptatives (Sandín B i Chorot P, 2002). Altres vegades pot semblar que no siguin bones, però certament sí que ho són. Per exemple, en algunes ocasions no fer res, és el millor que es pot fer.

He buscat quins tipus de respostes acostumem a donar les persones en situacions estressants. Hi ha diverses classificacions, però te'n poso una només. Com que vull que siguin un llibre pràctic i entenedor, prenc la classificació del CAE (Qüestionari d'afrontament a l'estrès, (Sandín B i Chorot P, 2002), perquè m'ha semblat clara i ben estructurada i, a més, et puc posar les frases generals de cada tipus d'estil d'afrontament, perquè puguis reflexionar sobre l'estil que estàs utilitzant o que utilitzes normalment davant els problemes. Segurament, et sentiràs identificada amb algun. Si veus que el teu estil o actitud no és del tot apropiada per resoldre la teva situació actual, hauràs de posar-hi remei. No val allò de *"és que jo soc així i no puc canviar"*, per què? *Què t'impedeix canviar? No tens temps (o vida) a perdre ara mateix en buscar-te excuses. Canvia! Començant per demanar ajuda, tant és que sigui a un familiar o una associació.*

A continuació, tens les frases. Pots marcar quines són les accions que estàs fent davant de qualsevol problema o durant la malaltia, si és el que et preocupa ara mateix. Si vols el qüestionari sencer, pots accedir a Internet. Trobaràs l'enllaç al final del llibre, en la referència biobibliogràfica dels autors (Sandín B i Chorot P, 2002).

1) **Cerca de suport social.**
   - Explicar els sentiments a familiars i amics.
   - Demanar consell a parents o amics.
   - Demanar informació a parents o amics.
   - Parlar amb amics o parents per tranquil·litzar-te.
   - Demanar orientació sobre el millor camí a seguir.

2) Expressió emocional oberta.
- Descarregar el mal humor sobre els altres.
- Insultar altres persones.
- Comportar-te de manera hostil.
- Agredir a algú.
- Irritar-se amb la gent.
- Lluitar i desfogar-se emocionalment.

3) Religió
- Assistir a l'església.
- Demanar ajuda espiritual.
- Anar a l'església per demanar que se solucioni el problema.
- Confiar amb Déu perquè posi remei al problema.
- Resar.
- Anar a l'església per posar espelmes o resar.

4) Focalitzat en la solució dels problemes.
- Analitzar les causes del problema.
- Seguir unes pautes concretes.
- Establir un pla d'acció.
- Parlar amb les persones implicades.
- Posar en marxa accions concretes.
- Pensar detingudament els passos a seguir.

5) Evitació
- Concentrar-se amb altres coses.
- Abocar-se en el treball o altres coses.
- "Sortir" per oblidar-se del problema.
- No pensar en el problema.
- Practicar esport per no pensar en el problema.
- Tractar d'oblidar-se de tot.

6) Auto-focalització negativa.
- Auto convèncer-se negativament.
- No fer res, perquè les coses normalment són dolentes.
- Autoculpació.
- Sentir indefensió respecte la solució del problema.
- Assumir la pròpia incapacitat per a resoldre el problema.
- Resignar-se.

7) **Re-avaluació positiva.**
   - Veure els aspectes positius.
   - Treure alguna cosa positiva de la situació.
   - Descobrir que a la vida hi ha gent bona.
   - Comprendre que hi ha coses més importants.
   - "No hi ha mal que per bé no vingui".
   - Pensar que el problema podria haver estat pitjor.

Segurament t'has identificat en un grup concret o més d'un, oi? Sí, jo també.

M'aturo a parlar-te de les persones que tenen un **estil d'evitació**. Aquest estil és molt comú i s'utilitza molt en el dia a dia *(evitem de parlar de coses que no ens agraden, evitem dir el que ens agrada, evitem persones, evitem pensar que estem tenim una malaltia...).* Fan com si no passés res, tot continua igual i no han canviat res a les seves vides. Normalment, amaguen la malaltia i la fan amagar a la resta de les persones que l'envolten. No volen saber-ne res i no en parlen ni amb els mateixos malalts. La mirada fonedissa que tenen quan els preguntes com es troben, es barreja amb frases del tipus: *"cremaré el mocador del cabell quan acabi tot".* Es barreja entre la por, la vergonya i la ràbia continguda. Quan te'n poden parlar, se'ls escapen les llàgrimes, malgrat que faci anys que han passat per aquest tràngol. Altres, a pesar dels anys, encara no ho han paït. Em dona la sensació que viuen amb la por al cos, perquè no la poden treure ni parlar-ne. Se la guarden tota. Aquest estil d'evitació es relaciona amb una pitjor recuperació emocional de qualsevol trauma *(i ja hem quedat que el càncer és una experiència traumàtica)* (Ertekin Pinar S et al., 2018) (Short NA., 2018).

A més, d'aturar-te a pensar com estàs reaccionant davant la malaltia, també és interessant que pensis sobre el control que pots exercir-hi. Em refereixo a si creus que és una cosa que pots controlar tu o no. És el que es coneix com a *locus de control* i pot ser extern o intern. M'explico:

- Pots pensar que em passa una cosa perquè: *"m'ha tocat i no depèn de mi que em curi"*.

- Pots pensar que és interna: *"és una malaltia meva i depèn de mi que em curi"*.

Els estudis indiquen que les dones amb càncer de mama acostumem a tenir un *locus de control* extern, és a dir que tot el que ens passa ho atribuïm a alguna cosa que s'escapa de les nostres mans, com pot ser un Déu, el metge, alguna altra persona o l'atzar. A més, també presentem més ansietat (Iskandarsyah A et al.,). *Pensant-ho bé... Jo no acabo d'encaixar. Tinc un locus de control més aviat intern, tot i que tinc ansietat per parar un tren...*

Així, per una banda, estan **les persones que pensen que la malaltia i la curació no depèn d'elles (locus de control extern)**. Aquesta vivència pot ser en un sentit positiu o negatiu.

En sentit positiu, seria un pensament d'aquest tipus: *"Si crec que no depèn de mi la curació, aniré a resar, demanaré ajuda als àngels i faré certes coses per atraure la bona astrugància. A part de creure que no depèn de mi, a més, puc pensar que "els altres" m'estimen i m'ajudaran. Si és així, em sentiré confiada i tranquil·la"*. Conseqüentment, tot el meu sistema nerviós estarà relaxat, menys estressat, tindré el sistema immunològic més fort, menys dolors i veuré les situacions com a proves que són superables perquè el *"d'allà a dalt"* m'estima i em desitja el millor. Fent una comparativa amb els nens quan fan exàmens: *"la professora m'ha aprovat"* (el fet que jo hagi estudiat o no, no té res a veure sota el meu punt de vista. Li caic bé).

Les persones que s'encabirien dins aquest grup tenen la malaltia present, però sense acceptar la responsabilitat de curar-se i prendre mesures preventives. M'he trobat que assumeixen la malaltia, la proclamen als quatre vents i han canviat la manera de veure la vida, però no els hàbits. No es perden cap festa ni sarau. En canvi, banalitzen coses com l'alimentació, l'exercici i altres mesures profilàctiques com el control de l'estrès. Es mostren optimistes i alegres.

En el sentit negatiu, seria un pensament d'aquest estil: *"els d'allà dalt no m'estimen i crec que em faran tot el que sigui perquè ho passi malament"*. En aquest cas, molt probablement el meu cos està en estrès i el fet d'estar en estrès, el meu sistema immunològic està pitjor i conseqüentment, tota la resta comença a fallar: tindré més insomni, més inflamacions, més mal humor i menys ganes de fer res, *"perquè faci el que faci tot anirà malament perquè no depèn de mi"*.

Molt probablement, els d'aquest grup són els de l'expressió emocional oberta, els quals estan enfadats, molt enfadats. Són els que maleeixen tot, es queixen per tot i es queixen molt dels metges, perquè no els curen. És a dir, *"la professora m'ha suspès"* (malgrat que jo hagi estudiat, m'ha suspès perquè ella ha volgut i no serveix de res el meu esforç).

Per una altra banda, hi ha **les persones que creuen que la malaltia depèn d'elles (locus de control intern)** i com el cas anterior, ho poden viure en un sentit positiu o negatiu.

En el **sentit positiu**, seria: *"si crec que la malaltia és cosa meva i que està a les meves mans curar-me, buscaré recursos i intentaré fer coses"*. Creus que, si fas coses, te'n sortiràs i, llavors, comences a buscar informació, demanes consells, busques recursos. El símil amb l'examen seria: *"jo he aprovat perquè he estudiat"*.

Serien les persones que estan en el grup de *"focalització en el problema"* i la *"cerca de suport social"*, jo també m'inclouria. Fins que no he passat el pitjor (la quimioteràpia), no he pogut veure que també hi ha coses positives d'haver patit un càncer (re-avaluació positiva). La malaltia m'ha acabat portant a canviar-ho tot: manera de pensar, hàbits, feina... És un canvi important que l'he fet en el temps rècord d'un any. Però, no t'explico res més aquí. Trobaràs tot detallat al capítol del canvi.

I, en el **sentit negatiu**, pots pensar que tot depèn de tu, però com que *"soc com una mena de desastre amb potes i una mica desgraciada, no hi ha res a fer, perquè tot el que faci no servirà per a res"*. Seria com dir: *"jo he suspès i suspendré, perquè no serveixo, no sé i no soc capaç"*.

Ho veuen tot de la manera més negativa possible que hi ha, però tampoc no fan pràcticament res per evitar-ho. Quan els intento parlar de l'alimentació, de l'exercici i d'algunes coses més que he fet *(no totes per no espantar-les)*, em miren amb cara de *"què rara que ets"* i no diuen res ni em pregunten. Així que, quan no em pregunten, dono per finalitzada la meva possible ajuda a pal·liar-los algun malestar, com poden ser els vòmits. Això sí, es van queixant cada dia una miqueta de tot. Quan estic davant d'alguna d'aquestes persones, sempre tinc la sensació que viuen amb una ràbia continguda cap a tot i cap a tothom.

En resum, pots creure que les coses depenen de tu o no i tenir una visió positiva o negativa. Però s'ha vist que es podria parlar[1] d'una bona relació entre l'optimisme, la qualitat de vida de les persones amb càncer de mama i la cerca de solucions. És a dir, les persones que cerquen les solucions en el seu entorn social i demanen ajuda, tenen més recursos per fer front als problemes. En canvi, les persones més pessimistes s'auto-culpen de les desgràcies que els passen i tendeixen més a aïllar-se, no demanar ajuda, cosa que s'associa també amb depressió i menys qualitat de vida (Mera P et al., 2012). És per això que, tothom t'amaça amb la insistència de *"sigues positiva"*. Ho matiso dient que sí, sigues positiva, però *sense ser fantasiosa o "evitativa"*, creient que *"tot anirà bé i a mi no em passarà"*, no n'hi ha prou. És necessari posar els peus a terra i prendre les mesures per curar-te o per evitar que et torni a aparèixer un altre cop la malaltia.

M'interessa molt saber l'opinió dels professionals sobre l'actitud i el càncer, ja que veuen centenars de casos cada any. Els he demanat que em parlin de les persones que tenen una actitud més favorable vers la malaltia i que, sota el seu parer, quines són les que porten millor els tractaments. Tots coincideixen a dir que l'actitud positiva facilita molt les coses, ja que *"és molt més fàcil entendre't amb una actitud positiva que no pas si és al contrari. (...) No crec que canviï el pronòstic, o no de forma rellevant, però segur que canvia la forma de viure-ho"* (Metges, 2017).

És una valoració intuïtiva fruit dels seus anys d'experiència. La intuïció no els enganya. S'ha vist que un 25% de les dones amb càncer de mama tenen expectatives negatives. Pateixen l'efecte

---

[1] Faig servir aquesta expressió de "es podria parlar", perquè l'estudi que ha trobat aquesta relació només s'ha fet amb 25 persones. És una mostra molt baixa de població, però sí que serveix per a verificar el que més o menys tothom pensem: les persones que són positives ho tenen més fàcil en aquesta vida.

nocebo (*"si crec que una cosa m'anirà malament, m'acabarà anant malament"*) i també abandonen els tractaments amb més freqüència (Heisig SR et al., 2016). Per exemple, les dones que creuen que tindran més complicacions causades pels medicaments que controlen la producció hormonal, realment les acaben tenint i, a més, també són més inconstants amb els tractaments (Nestoriuc Y, et al. , 2016). Arran d'aquestes estadístiques, els experts suggereixen que els metges s'haurien de centrar en l'efectivitat del tractament i aclarir les preocupacions que puguin tenir sobre les pautes mèdiques (Heisig SR et al., 2016). Ajuda el fet de donar la informació personalitzada i emmarcada dins el procés personal de la malaltia, ja que pot influir positivament en les expectatives del tractament i reduir els conflictes sobre la presa de les decisions (Heisig SR et al., 2015).

Un cop que has vist quina és la teva actitud davant la malaltia, cosa que et farà buscar ajuda, esperar a rebre-la, quedar-te quieta, fugir, enfadar-te, queixar-te, etc., podràs començar a posar energies en canviar d'una manera o altra. I el primer canvi que has de fer, si no ho has fet, és demanar ajuda. En primer lloc, a persones properes, professionals, associacions i preguntar per recursos que hi hagi al teu barri o comunitat i, en segon lloc, treballar les teves emocions que, de ben segur, en tens algunes per tractar (tothom en té).

T'he convençut una miqueta més perquè facis un esforç extra en canviar? Tu pots!

Capítol 4:
El tractament

Com curem la matrioixca?

El meu tractament l'he basat en tot això que t'he anat explicant fins ara. Ho he fet de manera intuïtiva. Bé, potser no tan intuïtivament. Haver estudiat psicologia, més les pràctiques que vaig fer farà més de setze anys a la unitat de psicosomàtica de l'hospital de Sant Pau de Barcelona, deuen tenir alguna cosa a veure.

Quan es tracta de curar-nos ens centrem només amb la Soma (el cos) i, més concretament, en el símptoma o l'òrgan afectat. Vist amb l'exemple de les nines, *és una mica il·lògic que ens centrem només en una nina per curar-nos, oi? I les altres? Si totes són jo, per què només ens centrem en la Soma?*

> **Psicosomàtica**
>
> Branca de la patologia que estudia les afeccions somàtiques (del cos) derivades de factors emocionals, siguin pretèrits o presents.
>
> (Diccionari, 2017)

La resta queden a l'oblit total, a no ser que l'ànima i la psique ens produeixin un fort malestar, que fins i tot sigui molest pels altres que ens envolten, i llavors anem també a curar-nos-les (psiquiatre, psicòlegs o altres teràpies com les energètiques). Però, això només passa en casos extrems. Casos com poden ser: depressió, angoixa, trastorn per dèficit d'atenció amb hiperactivitat. És clar que, també hi ha persones més sensibles que també volen fer un creixement personal i estar millor amb si mateixes, i cuiden totes les nines. Però, normalment, està mal vi*st, per la por que et titllin de boja, que t'ofegues en un got d'aigua, que no saps sortir-te'n de les situacions difícils, etc.*

Si el càncer té un origen en diverses causes alhora, tots els tractaments hauran de ser així, oi? I, a sobre, hauré d'anar a l'origen del problema, *no?* És a dir, hauré de tractar totes les meves nines, perquè la meva curació sigui consistent i duri en el temps. *Doncs, vinga, som-hi!*

El tractament: el triatló i l'avituallament

Els tractaments subministrats per l'hospital marquen la pauta de tot el procés de superació, recuperació i se centren en la Soma (el cos). Ella és la que sempre centra totes les atencions i és la que et deu preocupar ara mateix. Per tant, per aquí començaré a explicar-te què he fet.

Per explicar-t'ho, faig un símil amb les estratègies de lluita que es fan servir en una guerra, perquè és el tipus d'intervenció que fa l'administració. A més, aquesta guerra particular que he fet, l'he viscuda com una cursa per arribar a la meta: la curació del càncer. No va amb mi lluitar contra ningú i menys contra mi mateixa. És per això, que barrejo les imatges de guerra i de cursa.

D'aquest còctel, he fet un triatló que consta de tres estratègies per guanyar l'enemic (quimioteràpia, operació i radioteràpia). L'ordre d'aquest triatló varia per a cada persona que està en tractament i depèn del tipus de càncer, gravetat o estat de salut general. Després del triatló, hauré de fer una carrera de fons durant cinc anys com a mínim, que és el tractament preventiu hormonal.

A més, per superar totes aquestes proves, necessito **avituallament**, el qual és tot el tractament complementari que he fet i el qual m'ha de permetre continuar amb forces i no afeblir.

Prenent les paraules del doctor Albert Martí i Bosch (Bosch, 2013), estructuro el tractament de l'administració. Fa un símil amb els mètodes que sempre s'han utilitzat per combatre l'enemic (en aquest cas, el càncer). Aquests mètodes són:

1. **Enverinament: quimioteràpia.**
2. **Decapitació: extirpació quirúrgica.**

3. **Foguera: radioteràpia.**
4. **Assetjament (deixar sense aliments a l'enemic): dieta alcalina, exercici i banys de sal.** S'ha de recórrer a altres llocs fora dels centres de l'administració per a obtenir-lo (herbolaris, dietistes, terapeutes, etc.). Se'm fa difícil establir una diferència entre assetjament i avituallament. Per exemple, amb la dieta alcalina l'objectiu és fer un assetjament, però alhora també estàs enfortint el sistema immunològic. Parlaré d'avituallament, perquè ja saps que m'agrada més emprar paraules amigables.

I, si amb quatre estratègies no n'hi ha prou, he afegit una cinquena, perquè és el que he intentat fer pel meu compte des d'un inici. Aquesta és: **tenir un exèrcit més fort, intel·ligent i nombrós.** És a dir, tenir el sistema immunològic més fort. L'administració m'ha proporcionat unes injeccions per enfortir-lo durant la primera fase del tractament de la quimioteràpia. I jo l'he cuidat amb complements alimentaris, dieta, exercici i treball emocional. És l'equivalent a explicar com he tractat la meva nina petita (l'ànima, l'espiritualitat, les emocions o digues-li com vulguis), perquè estigui forta i, si ella està forta, tot el meu sistema també ho està. Per cert, curiosament, el sistema immunològic i les emocions comparteixen el mateix sistema i és un dels més antics del nostre cos, evolutivament parlant. Comentar-te que, quan el cos entra en estrès, el sistema immunològic s'atura (Porges S, 2001).

Com veus, per assolir un objectiu, la majoria de vegades es pot fer per diferents vies. Per exemple, l'enfortiment del sistema immunològic es pot fer per la dieta, l'exercici i els complements alimentaris. I, al contrari, amb una única cosa pots assolir diferents objectius. Amb l'exercici físic aconsegueixes millorar el sistema immunològic, reduir l'estrès i, si el fas amb algú, enfortir els vincles amb els amics. Normalment, com més accions facis, assoliràs més objectius de manera més ràpida i eficient, a condició que no et suposi un estrès haver de fer moltes coses alhora.

En fi, tot el que he fet ha estat orientat a tractar les quatre grans influències que ens afecten i que són: **l'ambient, la nutrició, l'estrès i les emocions** (Lipton, 2005). Aquestes influències te les torno a recordar, perquè vagis prenent consciència que és important que cuidis molt tots els aspectes de la teva vida. Els efectes d'aquests quatre factors sobre nosaltres es poden veure tant a una escala microscòpica sobre les cèl·lules com a través de la salut dels nostres òrgans i sistemes del nostre cos (una escala macroscòpica).

A les següents pàgines t'explico com m'ha anat amb cadascuna d'aquestes estratègies (si he tingut o no efectes secundaris) i com he anat curant cadascuna de les nines de la matrioixca. **L'avituallament** te'l poso al principi, ja que abans de sortir de casa per començar a córrer has de preveure tot el que t'has d'endur: la roba, el menjar, els exercicis d'escalfament i estiraments que hauràs de fer i on t'hauràs d'aturar. Doncs, amb el tractament que has de fer per al càncer passa el mateix. Has de saber què has de menjar, què pots fer per estar més forta i no defallir, on tindràs els teus punts de suport, qui serà el que et doni energia per continuar...

Quan estàs en la primera part del tractament o prova, no hi penses en la segona fins que ja estàs acabant-la. I així, amb les altres. És l'alleugeriment d'acabar una fase i no capficar-te abans d'hora amb la preocupació i les pors de la segona. És important centrar-te en etapes a mitjà i curt termini per no angoixar-te més del compte. Important, però, i que et quedi molt clar, des del primer dia que et donen el diagnòstic: has de començar per l'alimentació (d'entrada treu-te **tot** el sucre), fes exercici físic (caminar trenta minuts al dia) i l'abordatge emocional (com a mínim parlar amb les persones de confiança sobre com et sents i que elles també et puguin dir com estan, com se senten i com et veuen). Amb això, ja estàs fent molt.

La combinació entre el tractament administratiu i el complementari

Parteixo d'una certa relativa bona salut (*encara que tot és millorable…*) i l'oncòleg m'ha dit que això va a favor meu per a tolerar bé la quimioteràpia i no patir tants efectes secundaris. A més, he pres algunes mesures complementàries per suportar millor tota l'amalgama de medicaments i efectes adversos, que impliquen la baixada de defenses del sistema immunològic, el ressecament de la pell, períodes de tristesa profunda i angoixa, i un llarg etcètera que te'l vaig dient a poquet a poquet per no atabalar-te.

Davant de l'escenari que se'm presenta, he decidit avançar-me i prendre mesures. He canviat el menjar, a pesar que tinc la sort que els meus hàbits, sempre han estat bastant bons. Suposo que el fet de tenir tota la família amb diabetis, hipertensió i cardiopaties vàries, et fa ser molt sensible amb el tema de la salut i els bons hàbits. Sobretot, perquè penses que el següent ets tu. La loteria no toca mai, però les malalties… (*Al final del llibre, t'adonaràs que aquest pensament una mica catastrofista l'he canviat. Penso, més aviat que, la sort ens l'anem forjant pel camí. Però, bé, ara no toca parlar d'això*). He fet exercici, i m'he tractat tot l'aspecte emocional, a part de prendre complements alimentaris.

He seguit les indicacions dels metges de l'hospital i, a més, he seguit les de diferents especialistes que estan dins del que anomenen tractaments complementaris. És per això que, diferencio el tractament de l'administració (el de l'hospital) i el tractament complementari.

Per a mi, el **tractament administratiu** està molt influenciat per la política i és aquell que es fa dins l'hospital i els centres que gestiona l'administració, on en base un diagnòstic i unes valoracions, et prescriuen, fonamentalment, medicaments de farmàcia i es basen en el mètode científic per a validar els tractaments. Se centren en el símptoma i en la cura dels òrgans del Soma afectats.

El tractament oncològic està fortament protocol·litzat i això és bo i és dolent alhora. Per una banda, els circuits són clars, dona seguretat perquè saps què et faran, quan i qui. Però, per una altra banda, quan hi ha alguna cosa que se surt de la norma, no hi ha massa marge per a la innovació i el lliure criteri professional. I, majoritàriament, el que se surt de la norma són els efectes secundaris del tractament (i que potser els tindràs o potser no). A més, com que no tothom té els mateixos efectes secundaris ni amb la mateixa intensitat, no es prescriuen mesures preventives perquè no apareguin. (*Aquest és el gran mal del sistema sanitari en general. Hi ha poques polítiques de prevenció fins i tot quan estàs patint una malaltia i estàs en tractament*).

És així com, els efectes secundaris esdevenen la part més "*desprotocol·litzada*". Hi ha un petit buit. T'has de buscar els remeis per pal·liar-los, prevenir-los o evitar-los. És quan t'inicies en el submón dels **tractaments complementaris**. Aquesta "iniciació" la fas quan et diagnostiquen el càncer. Llavors, comences a saber que al teu voltant hi ha una quantitat de persones que n'han passat un, o bé que tenen algun familiar proper que en té o n'ha tingut. I t'expliquen què han fet, on han anat i què els ha ajudat.

La imatge que ens ve al cap del tractament complementari és la d'algú remenant una marmita i posant coses estranyes dins (*tots plegats hem vist moltes pel·lícules*). Res de tot això. Són els tractaments que s'han fet tota la vida: els de les herbes, els bolets, les sopes i els cataplasmes. M'he deixat no sé quants diners a l'herbolari. No vull ni comptar-ho.... Com em va dir la meva doctora, *"en tu estado tienes que rescatar los remedios de la abuela. Eso siempre había curado"*. També s'inclouen altres tractaments, com el ioga, l'exercici, les teràpies psicològiques, etc. Ja t'estàs fent una idea de què sota el nom de "tractament complementari" hi ha de tot, oi? Sí, en altres paraules: és tot allò que no és farmacèutic.

L'objectiu és guanyar la partida a la malaltia i guarir-me més ràpid i millor. Posant l'esperança en curar-me per sempre més, sense la por (o amb menys por) de què se'm torni a reproduir en uns anys. Alerta, però, no et confonguis amb els tractaments alternatius, els quals neguen i rebutgen els efectes beneficiosos de la medicina de l'administració. Ni els nego ni els rebutjo, m'han ajudat moltíssim.

Davant dels efectes secundaris, es veu una mica la visió de cada metge amb els consells que et dona. Els que són més oberts a la medicina més natural o tradicional et diuen que *"penso que va molt bé que les persones facin altres coses"* (Ortega Cebrian, 2017) i és *"fantàstic, mentre no interfereixi amb els tractaments que estem donant"* (Metges, 2017). Per això, *"demano que em portin el que estan prenent per veure si pot interaccionar amb la quimioteràpia. Els meus companys em pregunten que per què ho faig. Diuen que és més feina. Sí, però m'agrada fer-ho"* (Ortega Cebrian, 2017). M'ha sorprès que li diguin que representa més feina. Jo sento que és una persona que es preocupa per mi, que vol aprendre, estar al dia i això és fonamental per ser un bon metge. *Voler aprendre!* Ho poso amb exclamacions, perquè alguns metges (poquets) que he tingut davant m'han donat la sensació que tenen els coneixements que van adquirir durant els seus anys d'estudiants de medicina i ja està. Però els aprenentatges caduquen... En tot cas, el fet que vulgui aprendre em dona confiança i sento que puc parlar obertament de qualsevol preocupació amb la meva doctora. Creuen, a més, que és millor que *"facis allò que creguis que t'anirà bé i no deixis de fer-ho. No et quedis amb l'angoixa de si ho hagués fet..., potser... ara no estaria així..."* (Escrivà de Romaní, 2017). *No he tingut mai aquest sentiment de culpa. He fet tantes coses, que com a mínim, aquesta culpabilitat no la porto a sobre.*

Mentrestant, els que estan clarament en contra, et miren amb cara de desaprovació, si has anat a l'herbolari o has seguit algun remei que algú t'ha aconsellat. Aquí entra un altre cop en joc la comunicació no verbal. Les claus per interpretar-la són:

- Si et miren a la cara: els interessa.
- Si abaixen el cap o la mirada: no volen saber res.

Per què no volen saber res de la medicina de les herbes, les plantes, l'alimentació i de l'exercici? És per diferents raons. Perquè a un nivell de l'administració en general, no ho contemplen per qüestions econòmiques, de tradició o per altres motius que aquí no hi entraré com podrien ser els grans beneficis que reporten els medicaments a la indústria farmacèutica. A més, no em puc estar de posar una frase que m'ha dit un doctor referent als remeis tradicionals i que resumeix molt bé el perquè els metges no els prescriuen: "No *m'agrada, no ens agrada* (referint-se al col·lectiu mèdic), *no perquè no m'agradi, sinó perquè ho desconeixem*". Aquesta és la clau, no s'ensenya i no s'aprenen. I, el que no es coneix, fa por i davant la por sempre hi ha dos tipus de resposta: de fugida o d'evitació (els metges no aprenen i no s'ensenya) o agressiva (menyspreant i perseguint tot el que són els tractaments complementaris). I, quan cap d'aquestes dues respostes serveix, el que fem els humans és quedar-nos bloquejats i no fer res (Porges S, 2001). Aquesta darrera reacció vers els tractaments complementaris encara no ha arribat, en molts països s'està en peu de guerra.

També, les creences personals influeixen en la negació o persecució dels tractaments tradicionals, perquè el protocol que regeix l'organització del centre de salut és molt estricte i no es pot anar més enllà del que s'ha posat per escrit, o bé, perquè tots han de seguir les directrius que marca algú. I, també, per cert respecte cap als tractaments alternatius, sobretot. Entès el respecte com a por i desconfiança, causada per l'experiència d'haver viscut com algú se'ls n'anava de les mans, perquè no seguia els tractaments convencionals i *"al final la història de la malaltia s'acaba imposant"* i *"ens sap greu no haver estat capaços de convèncer la persona, perquè seguís el tractament"*, tot intentant buscar el consol i repetint-se que *"ho has intentat explicar prou entenedor i has fet tot el possible, perquè entengui les conseqüències de les seves decisions"* (Metges, 2017).

Faig insinuacions dient *"prenc coses"* i esperes a veure si et pregunten o no què prens. Un percentatge molt alt no m'ha preguntat mai què he fet per haver tolerat tan bé la quimioteràpia. Donen l'explicació dient que *"hi ha persones que ho porten bé"* i que és fonamentalment l'actitud, però, en realitat, no se sap per què algunes persones la superen amb èxit (Ortega Cebrian, 2017). Llavors, pregunto *"què tenen d'especial aquestes persones que ho porten bé?"* I, no està massa clar. L'argument més emprat és que potser és l'estat inicial de salut del cos (no han tingut malalties prèvies abans, tenen un pes òptim, perquè mengen bé i fan exercici) i tenen una bona actitud (*"Ai! L'actitud!"*). Jo aporto també (perquè vas parlant amb uns i altres), que hi ha molts malalts que no diuen que fan tractaments complementaris. Es parla que al voltant del 60% de les persones que tenen càncer en fan (Gascón, 2016) i, per exemple, al centre d'orientacions naturals Pàmies Vitae, el 68% de les persones que atenen és per càncer (Pàmies A. , 2016). En la mateixa línia, un estudi situa la xifra sobre el 87% de les dones amb càncer de mama que utilitzen teràpies complementàries. S'ha de tenir en compte que sota el tractament complementari s'inclouen una gran diversitat d'ajudes que van des dels suplements vitamínics, passant per les herbes i continuant amb les teràpies que treballen el cos i la ment com pot ser el ioga (Greenlee H, et al, 2016).

I, és que els pacients no diem tota la veritat als metges, perquè no ens creuran, perquè ens renyaran i ens diran que són ximpleries i ens faran sentir malament, perquè nosaltres mateixos també dubtem de si funciona o no, perquè no els interessa, perquè no ho volen sentir, perquè no saben què dir, perquè no ho sabem explicar (encara que tampoc no sabem explicar com funciona la quimioteràpia), per... mil coses.

Com a usuària i malalta de càncer, em miro astorada, horroritzada i indignada quan sento les picabaralles sobre quina medicina és millor. Els uns reneguen i parlen malament dels *"altres"*. Ambdós tenen el mateix objectiu: sanar. Tot i que hi ha diferències metodològiques per assolir el mateix objectiu.

- El **tractament administratiu** es basa fonamentalment amb el mètode científic actual   i, sovint, neguen l'evidència dels efectes secundaris que provoquen els medicaments testejats a través d'aquest mètode, perquè estadísticament no hi ha prou gent que els hagi patit.

- Els tractaments complementaris es basen en l'evidència i se sustenten amb poc mètode científic que doni suport a l'evidència del tractament.

Com a usuària i consumidora, tot plegat em produeix angoixa, incertesa, perplexitat i indefensió. No sé si ho estic fent bé o no, si tothom m'enganya o només són uns quants. No sé qui són els xarlatans i quins no. *Qui són els que tenen la veritat?* Uns poden fer investigacions, perquè les paguen empreses. Els altres no les poden fer perquè no hi ha pràcticament ningú que les pagui. Quan tenen persones que s'han curat amb èxit, llavors són perseguits, perquè enganyen a la gent i poden fer mal perquè no està comprovat científicament.

I pel fet de ser científic ja n'hi ha prou? Rotundament: no. M'alegro que em curin el càncer, però també em fa patir que a la llarga se m'espatlli el fetge, els ronyons, el cor, els ossos i les articulacions a causa de les medicines que em donen. Això sí, és ciència. O volen dir que *científicament se sap que acabaré feta un petit desastre? Vol dir això la ciència?*

Tampoc no entenc la postura dels que defensen els tractaments complementaris i menyspreen *"els seus col·legues, els metges"* que fan servir la medicina de l'administració. Em sorprèn també, que moltes de les afirmacions que fan és *"perquè a mi em va bé i fa molts anys que ho faig"*, sense acabar de comprovar que allò que fa anys que fan, funciona, a qui funciona i per què funciona.

Ben mirat, és absurd. El que m'importen són els resultats, que em curin, que ens curin i si un tractament cura, però la ciència i els instruments d'investigació no estan prou avançats per a validar-lo, tant m'és. Dintre de vint, trenta o fins i tot cent anys ja trobaran el perquè i amb els nous mètodes podran donar la raó a l'evidència. Però, mentre no es troba l'explicació, si us plau, els malalts i tots els futurs malalts necessitem curar-nos amb els mínims patiments i zero seqüeles.

Tinc un desig: Tenir asseguts en una mateixa taula diferents professionals amb diferents visions sobre la salut i els tractaments. M'agradaria veure'ls treballar junts per curar els malalts. És possible. Tot i que, és complicat. Recentment, s'ha creat l'Observatori de l'Organització Mèdica Col·legial d'Espanya que està focalitzat en denunciar les pseudociències, pseudo-teràpies, l'intrusisme i sectes sanitàries (Observatorio de la OMC, 2017). La idea pot semblar bona, perquè controlaria tots aquells que venen fum i mentides i se n'aprofiten de la desesperació de les persones que ens veiem a les portes de la mort o que tenim molt patiment. Però, realment, aquest no sembla que sigui l'interès.

És un organisme que ha fet un llistat de metodologies de branques que no formen part de la medicina i les ha catalogat de quatre maneres. Aquestes són: 1) secta o ús sectari, 2) proposta pseudoterapèutica, 3) sense informació suficient per a catalogar-la i 4) tractaments amb certa base científica. És una classificació un pèl sorprenent per dos motius. Un, perquè diria que fan el que diuen que no s'ha de fer i que volen perseguir: l'intrusisme en altres professions (opinen sobre el ioga, sobre tractaments de psicologia, sobre nutrició...). Dos, pel tipus de classificació que utilitzen anomenant algunes teràpies com a sectàries. Per exemple, la Gestalt, que és un corrent de la psicologia, la consideren com una secta. Suposo que la consideren així perquè el tractament pretén influenciar en la manera de veure la vida i de relacionar-t'hi.

Certament, la Gestalt té com a objectiu que visquis el present, sent conscient què vols i quin lloc ocupes a la teva vida (Institut Gestalt Barcelona, 2017). Aquest objectiu, amb aquestes o altres paraules, és el mateix objectiu que busca qualsevol altra teràpia de la psicologia o de la salut. Això sí, sense medicaments. Si els medicaments modifiquen la química del cervell, els tractaments o entrenaments cognitius, també. Un recent estudi ha mostrat com l'entrenament cognitiu modifica l'estructura cerebral (JANO, 2017). I, normalment, quan hi ha un canvi d'aquests tipus, és per sempre.

El que estaria bé i que seria molt interessant i necessari és que hi hagués un organisme que es dediqués a comprovar tots els tractaments i teràpies. Aquest organisme hauria de ser objectiu, estar format per professionals de la salut de diferents branques com és la medicina, la psicologia, les teràpies energètiques, la teràpia ocupacional, les teràpies naturals, la iridologia, etc. Els seus membres haurien de tenir una visió integradora, amb ganes d'aprendre dels altres, de descobrir i ser capaços d'acceptar el que s'escapa de la raó. És així com es podrà avançar. Perquè si els que aporten alternatives als fàrmacs, han de gastar les energies en resoldre denúncies que els posen, tothom perd.

Per acabar aquest apartat reprodueixo una frase de l'Organització Mundial de la Salut, que es compromet a *"considerar la importància i el valor creixent de la medicina tradicional, la qual podria contribuir a millorar els resultats sanitaris, inclosos els contemplats en els Objectius de Desenvolupament Sostenible de les Nacions Unides"* (Organización Mundial de la Salud, 2016). Alguna cosa està canviant a les societats i es començarà a remoure els anys vinents. Me n'alegro.

Una esperança: la medicina integrativa

És així com acabes convertint-te en una experta de tot i res. Has de saber una mica quins aliments van millor que altres, que les teràpies energètiques funcionen bé, quins exercicis pots fer i quins no, quines herbes pots prendre, quins medicaments estàs prenent i per què són *(intentant entendre què caram volen dir totes aquelles paraules que posen en els prospectes...).*

Vas preguntant i cada professional de la salut (reconegut oficialment o no) que he escoltat m'ha explicat el perquè de la malaltia des de la seva òptica (des de la medicina, de la psicologia, de la dieta, de la biologia, etc.) i m'han aconsellat cap a un tractament específic. T'haig de dir que ho relativitzo tot i no em crec quan parlen de certs medicaments o aliments com si fossin la panacea. M'he deixat portar bastant per la meva intuïció. Sí, allò que tothom en tenim i que algun dia ho vam perdre no sabem com. Aquella sensació de saber alguna cosa i no saps per què, o fer-la perquè sí, perquè ho sents i resulta que és ben cert el que has fet, pensat o sentit. *T'ha passat mai?* Segurament, sí.

Tant amb els meus embarassos com amb el càncer m'ha passat tot sovint. Possiblement és perquè han estat els moments que he estat més centrada en mi, en la meva Ànima i he tingut l'habilitat de conèixer-me i de sentir el que sento i necessito. Exemple d'això és el menjar (te'n parlo més endavant), però m'ha passat bastant: de cop i volta no em ve de gust un cafè amb llet amb sucre que com a hàbit en prenia cada dia i temps després he sabut que no és bo per al càncer. M'ha passat a la inversa: em ve molt de gust les figues seques (tenen bastant de ferro) mentre feia la quimioteràpia. Li vaig fer comprar un quilo al meu pare i, de cop i volta, no em venen gens de gust. Casualment coincideix amb l'inici de l'hipotiroïdisme i es veu que no van gens bé per aquesta malaltia (Pàmies, 2016)). *I, ara què faig amb el quilo de figues?* En menjo, però menys i només quan en tinc ganes. *Curiós, oi?* Si tens animals o els coneixes una mica, no et semblarà gens curiós. Ells, si estan en llibertat, es regulen l'alimentació. Nosaltres som mamífers, per tant, aquesta capacitat també la tenim, encara que una mica atrotinada, no per l'ús, sinó pel desús.

Com a usuària i receptora de serveis públics o privats, m'he dedicat a integrar tota aquesta informació en mi mateixa buscant els exemples que em confirmen les teories que m'han donat uns i altres i he creat la meva pròpia, la qual ja existeix i, ja se'n parla: medicina integrativa. Tot i que li trauria la paraula "medicina", perquè ha de ser un concepte molt més ampli que abraci totes els vessants de la persona i també contempli l'aspecte més oblidat de tots, com és la prevenció. Així, jo parlaria més de **salut integrativa**. Al capdavall, el que he fet és aplicar-me un tractament multidisciplinari pel meu compte, tenint en compte el meu present i fent prevenció per a un futur.

Alguns centres de salut entenen que s'ha de tractar el malalt des de moltes vessants per tal que es curi millor. *Posen totes les professions dins d'una coctelera, agiten bé i què surt?* La infermera multiprofessional! La infermera fa classes d'esport per promocionar l'exercici comunitari, et posa la injecció, et diu que et rentis les dents i que t'aprimis, llavors també et dona una dieta i algunes també donen suport als cuidadors fent grups de teràpia. Crec que no és aquesta la idea, no. Les infermeres no ho poden saber tot, prou que fan amb la seva gran feina! Calen professionals de diferents disciplines. No una persona que domini diferents matèries.

Amb tot, hi ha poca evidència contrastada de què funcionin aquest tipus d'intervencions. La manca d'evidència no és perquè no vagi bé, sinó perquè hi ha poquíssims centres que ho posin en pràctica. Dels pocs que hi ha, encara són menys els que fan estudis per demostrar que la intervenció multidisciplinària funciona millor que només donar medicaments (Khan F, 2013).

Davant d'aquest escenari, neixen les **associacions de suport a les persones malaltes i les seves famílies**. Sorgeixen a partir d'una necessitat que han tingut malalts i familiars. Ofereixen tot allò que els ha faltat durant el tractament i que l'administració no arriba a fer (teràpies de suport psicològic, tractaments energètics, trobades, fisioteràpia, etc.). I jo em pregunto: *si als malalts els ha faltat tot això,*

ho han buscat, ho han trobat i els ha anat bé, serà perquè realment és
necessari, no?

A còpia d'anar sumant dies, tastant coses, i provant-ne d'altres, he arribat a la conclusió que necessito saber més. És per això que, he començat a fer un postgrau en psicosomàtica i epigenètica des de la visió de la biosíntesi (CPSB, 2016). De fet, no és cap interès nou per a mi, més aviat és un assumpte pendent que tenia amb mi mateixa. Vaig interrompre aquests estudis per un període d'uns quinze anys aproximadament i ara torno a reprendre'l.

És apassionant llegir i escoltar i comprovar com nosaltres som ànima, cos, creences i emocions. Tot el que ens envolta (la família més propera, els avantpassats, el lloc de naixement, els hàbits, etc.) ens van deixant petjada en les nostres cèl·lules, les quals retenen tot el que vivim i van modificant la nostra activació i desactivació dels gens, cosa que fa que s'activin o es desactivin les malalties. La bona notícia és que els gens no ens determinen i, la més bona encara és que, podem fer alguna cosa per activar o desactivar les malalties (si més no, millorant-les, aturant-les o que no avancin més el seu curs).

L'avituallament: el tractament complementari

A casa no m'he estat quieta esperant el tractament de l'administració, sinó que he pres mesures complementàries per tal d'accelerar la curació i patir menys efectes secundaris. He seguit les orientacions del centre de cultiu, investigació i difusió de coneixements de plantes medicinals i teràpies integratives per a la salut humana (Pàmies, 2016) i també els consells que m'han donat a l'herbolari, l'assessorament dietètic i psicològic de l'associació del càncer (Parets contra el càncer, 2016) i el centre de massatges i teràpies energètiques (Stona de Cel, 2016).

Quan es parla de tractaments complementaris, s'ha d'anar molt amb compte amb les paraules que es fan servir. No es poden emprar mots com tractament, per exemple. Aquesta paraula l'haig de canviar per "assessorament". *Curiosament li'n diuen "tractament complementari" i, per llei, no es podria dir. Quines coses...*

Els productes que venen tampoc poden portar un prospecte on s'expliquin les indicacions terapèutiques. De fet, no acostumen a portar-lo. No et pensis que és una manera d'estalviar paper, no. Al principi, per a mi, els herbolaris eren poc seriosos perquè no informaven la gent de res, a no ser que preguntessis. Fins que em van explicar el perquè. Si escrivissin l'ús terapèutic, llavors voldria dir que són com un medicament i això només es pot vendre a les farmàcies i l'han de fer només les farmacèutiques. Així, com que la farmacèutica no empaqueta la bosseta de farigola com a antibacterià, llavors, l'herbolari la pot vendre, però li ha de treure la informació sobre les propietats i els usos. Com a molt, pot posar com preparar-la i la dosi a prendre. *Tothom estem desinformats i tots contents. Hem d'anar cap a la farmàcia com a única alternativa.*

Els hàbits

El canvi d'hàbits ha estat fonamentalment en l'alimentació i és el que primer arriba quasi sense buscar. Alguns situen aquest factor com el més important. Jo he començat per aquí. És el més fàcil de controlar i de parlar-ne amb les altres persones: *"que menjo i què no menjo"*. I, mentre penses en això, no penses en altres coses que també t'hauries de plantejar com: què sento, què no sento. I, això és molt difícil de parlar-ne amb mi mateixa i amb la resta.

A la frase que repeteix tothom de "*Som el que mengem*", jo afegeixo que som el que mengem i una mica més. El menjar és molt important, però també ho és molt què fem, com ho fem, com afrontem els problemes, si vivim amb estrès permanent, si fem exercici, si acostumem a relacionar-nos amb la gent, etc. Però bé, ara toca donar-li importància a l'alimentació que és el capítol que comences ara.

La nutrició

A mesura que et vas endinsant en el món de l'alimentació, t'adones que hi ha molta informació i poca de concloent. Però et dono la meva conclusió: encara queda molt per investigar, sense que hi hagi pel mig interessos comercials. I les investigacions que es fan, indiquen que s'ha de tornar a les arrels més ancestrals que, crec, és on rau la clau de la comprensió humana.

Ens hem oblidat de com funcionem i hem de tornar a llegir el manual d'instruccions. És com quan en una casa o en una empresa arriba un aparell nou. El primer dia, una persona es llegeix el manual i l'explica a la resta. Els altres fan el que aquella persona els ha explicat. Passat un temps, s'espatlla i algú torna a llegir el manual. Llavors, s'adonen que l'aparell, a més de tenir funcions que no s'estaven utilitzant, s'estava utilitzant malament. Amb el símil aquest, vull fer un paral·lelisme. La tendència actual és anar a l'inici de les coses, a l'arrel més ancestral per comprendre quins són els orígens de l'alimentació dels humans amb la finalitat de saber què menjàvem i com menjàvem en estat natural i salvatge. De moment, sembla, que hem perdut el manual d'instruccions o ens falten algunes pàgines per saber exactament com, què i quan hem de menjar. Es discuteix si hem de menjar tot cru o no, si hem de menjar carn o no, si hem de menjar dues, tres o cinc vegades al dia o si hem de veure aigua durant els menjars o després. Em faig la següent pregunta: *com pot ser que els humans, que existim fa més de cent noranta milions d'anys, avui en dia encara no sabem ni com hem de menjar ni què? És estrany, oi?* Doncs, la dificultat és pel fet que la informació que hi ha és poca i molta es basa en les interpretacions de les troballes que s'han fet en jaciments.

He començat a llegir articles i uns et diuen: deixa la llet de vaca que és la causant de la majoria dels mals que pateixes. No la deixis perquè és un aliment altament biològic, tal com et recomanen els anuncis de l'administració, que et diuen que has de menjar tres cops al dia làctics (del mateix país, és clar). Deixa la carn, perquè és molt àcida i indueix malalties i el nostre sistema digestiu no està preparat per a digerir-la. No, no deixis la carn perquè et faltarà vitamina B. Deixa el peix perquè és tòxic a causa de tots els materials pesants que ingereixen. No, no el deixis perquè s'ha vist que les persones que mengen més peix tenen menys risc de patir càncer. Has de menjar tres racions al dia d'hidrats de carboni, com per exemple, el pa que té moltes vitamines, però que sigui integral. Millor que no sigui integral, perquè llavors t'empasses tots els pesticides que hi posen. Millor que el mengis sense gluten, com el blat de moro, perquè tindràs millor les digestions, el sistema immunològic i les emocions. Ni se t'acudeixi! El blat de moro és un dels aliments transgènic per excel·lència i no se sap quins efectes sobre la salut pot tenir dintre d'uns anys. El que està clar és que has de menjar verdura crua. No, no en mengis de verdura crua, perquè produeix flatulència. Menja sucre perquè et dona energia i t'anima. No mengis res de sucre, perquè alimenta les cèl·lules canceroses, s'acumula en forma de greix i després tens altres complicacions com l'osteoporosi, problemes cardiovasculars, etc. I, a continuació, et venen uns nous productes molt més cars com l'atzavara i el sucre de coco, ja que tenen un índex glucèmic més baix. I, així, puc continuar, sense exagerar, amb quasi tots els aliments.

Ens diuen moltes mentides sobre l'alimentació. Tantes, que ja no saps a qui creure't. Aquestes mentides poden ser per desconeixement, pel fet que no hi ha prou estudis sobre els aliments, per interessos comercials o perquè *"sempre s'ha fet així"*. Tot un món!

Per primera vegada he sentit noms que fins ara eren desconeguts per a mi o que els veia com a productes exòtics (algues, el miso o el kefir). La majoria d'aquests aliments són de països llunyans al meu. Et destaquen totes les virtuts (i més) que tenen i, seguidament, tens la contradicció del corrent que defensa els aliments de proximitat, perquè contaminen menys i conserven més les seves propietats. Complementen aquestes explicacions amb la selecció genètica dels humans, ja que segons on visquis, uns individus són més tolerants o intolerants que altres a determinats nutrients, perquè amb els segles hi ha hagut un procés de selecció natural i genètica. A més a més, el concepte de "proximitat" és força curiós. Em van dir que mengés algues de proximitat de les costes gallegues. *Però, si de casa meva a la costa de Galícia hi ha més de mil quilòmetres! No sé si França, que la tinc més a la vora, es considera "proximitat".*

Amb tot, *és per parar boja!* Tant és així que, amb tots els dubtes que tinc sobre tot i amb totes les contradiccions que hi ha sobre el menjar i les dietes, he assistit a un curs de dietètica i nutrició. El meu objectiu és entendre una mica més tot el que envolta l'acte de nodrir-nos i poder decidir sobre la meva salut i la dels meus fills. He conclòs que depèn de quina visió té l'expert en nutrició i espiritualitat, et recomana una dieta o altra basada en les seves creences i formació. És un embolic bastant considerable i, sobretot, en aquests moments en què l'única cosa que necessites és certesa, com a mínim, sobre el que menges.

Suposo que et deus preguntar què té a veure el menjar amb les creences i l'espiritualitat, oi? Doncs, té molt a veure. Segons quina religió professis o el lloc on visquis, menjaràs cargols, porc, vedella o gos, però, per algú altre, aquests aliments estan prohibits explícitament o implícitament en la seva cultura. També, segons com et situïs dins el cicle de la vida com a ésser humà, menjaràs animals sense tenir cap mena de consideració cap a ells o no en menjaràs o, si en menges, ho faràs de manera puntual i respectant molt la seva vida i donant-los les gràcies per alimentar-te. És així com, les creences ens determinen la nostra alimentació.

També he assistit a la meva primera conferència sobre alimentació. Durant el descans, he trucat el meu marit i els nens per veure com estaven. Els he donat quatre pinzellades sobre el contingut de les dues xerrades del matí i l'Arnau m'ha dit que estic una mica *"entretinguda amb això del menjar"*, volent dir que estic una mica obsessionada. Seguramente és veritat, però estic en procés de canvi i això implica saber què fer, com fer-ho i també com fer perquè els meus fills i el Toni s'hi sumin (això és el que més em costarà).

La dieta

En un principi, he seguit la dieta que m'han recomanat a l'associació contra el càncer (Parets contra el càncer, 2016), que es basa en el consell general que et donen a l'hospital: *"fes una dieta Mediterrània"*, encara que és específica per a cobrir les meves necessitats i confeccionada d'acord amb el meu estudi de les mides del meu cos i de la meva salut.

Però, *quina és la dieta mediterrània?* Fruita, verdura, cereals, llegums i una mica de carn, peix i làctics. Quan comences a indagar i a parlar ara amb un, després amb un altre, això tan senzill que és en un principi es complica. Es complica per la senzilla raó d'haver perdut durant els anys, l'essència de la dieta mediterrània, ja que cada cop és més occidental (Esteller, 2014). Ens hem de remuntar a allò que menjaven a principis del segle XX (als orígens – *el que et deia abans-*) i no el que estem menjant avui en dia. Per resumir i no estendre'm massa: antigament menjaven productes de temporada sense pesticides, ni colorants ni conservants artificials (el que collien del seu hort o del dels veïns). De làctics en prenien, però pocs, i majoritàriament d'ovella i de cabra. De carn i peix, ocasionalment. Així que, aquesta és la proporció que has de menjar. Traduït al llenguatge actual: has de menjar el més sa possible, és a dir ecològic i sobretot verdura, cereals integrals, fruita, llegums i fruits secs. La resta, amb mesura. La meva àvia, que la seva infantesa la va viure durant les dues primeres dècades del segle XX, em deia que sempre menjaven el pa i el sucre "moreno" (integral) i els que menjaven pa i sucre blanc eren els rics. Sense ser-ne conscients, estem vivint de les creences socials d'una època!

Et recomano que t'assessoris quan decideixis seguir alguna **dieta**. N'hi ha moltíssimes al mercat (Ayurveda, Mediterrània, Macrobiòtica, Alcalina, etc.). Informa-te'n bé, perquè ha de ser personalitzada i ha de contenir tots els components necessaris per estar ben alimentada i treure't aquells que el teu cos no tolera o que li costa d'assimilar. Depèn de la dieta que triïs et diu tot el contrari de l'altra. Visca la contradicció! Personalment, no triaria cap dieta que et substitueixin el menjar per batuts i altres potingues. El que has de fer és aprendre a conèixer el teu cos i a menjar bé. *Quan hagis deixat els batuts, què menjaràs?*

Cadascú necessita una alimentació determinada. Al final, he deduït que no a tothom se li posa bé el mateix menjar, ni a la inversa, ni a tothom se li posa malament el mateix. Em vaig quedar més tranquil·la quan Giulia Enders (microbiòloga especialitzada en la relació entre el cervell i l'intestí) en una entrevista li van preguntar si seguia alguna dieta i va dir que no, perquè diuen coses contradictòries i ella menja el que li va bé.

Al cap de dos mesos d'haver començat la quimioteràpia, per desconeixement, i perquè m'he deixat portar per certs articles que parlen de manera eufòrica d'alguns aliments, m'he tret la llet de tot tipus i la carn. He estat dues setmanes sense prendre'n. A veure què passava. En conseqüència, m'han aparegut problemes a la boca, boqueres i problemes a la pell. He tornat a llegir articles que expliquen el perquè passa i et diuen que s'hi associa una manca de vitamina B. Ja em veus menjant tot el que porta vitamina B (nous, llet d'ovella, iogurts, carn, etc.). I amb poques hores ja ho tenia millor. *Què après d'això?* Doncs, que has de saber què fas. L'alimentació no és una cosa banal, no és un tràmit, sinó que serveix perquè estiguem sans, a part d'obtenir plaer assaborint el menjar. Si decideixes eliminar un aliment de la teva dieta, has de tenir clar quins nutrients, vitamines i minerals estàs traient, i substituir-los per altres aliments que t'aportin el mateix.

Amb tot, el canvi de dieta no m'ha suposat massa esforç. Al revés, m'ho he passat bé, perquè he introduït productes nous com les algues i algunes llavors. La carn l'he reduït força. Al principi, em passava com els dibuixos animats que, en comptes de veure persones caminant, veia pollastres amb potes pel carrer. Tenia com la síndrome d'abstinència de la carn, sobretot, del pollastre. De mica en mica, se m'ha anat passant. M'he tornat una "fan" dels fruits secs i m'he tret tot el sucre. Com costa treure el sucre...

Al principi he anat com boja buscant substitutius del sucre per posar a les galetes, a les infusions... Vaja, tot el que és dolç que m'alegrava el paladar i el dia (més aviat el moment). El sucre aporta una energia ràpida que s'esvaeix ràpidament, també. Quan estem tristos, decaiguts, amb falta d'energia, el sucre ens activa i ens anima. Suposo que deu ser per això que, els darrers mesos, quan encara no sabia que estava malalta, em premiava a mi mateixa menjant dolços (cada dia me'n donava un, de premi).

He provat de fer galetes i pastissos sense sucre. Tot per sentir-me que encara podia fer una vida aparentment com sempre. He fet pastissos amb agave granulat i queda molt bo. Fins que, a poc a poc vas menjant menys galetes i vas trobant més plaer en les figues amb ametlles, la fruita, la xocolata sense quasi sucre (*la xocolata amb el 100% de cacau encara se'm resisteix. És amargant com una mala cosa!*). I un dia quan vas a comprar, ja no mires les galetes ni els dolços que no són dolços, perquè porten edulcorants. He trigat uns sis mesos a desenganxar-me del sucre. És possible. Tu pots! I, arriba el dia que ni m'agraden els pastissos, ni les galetes perquè són tremendament embafadores i em senten malament només de pensar que poden alimentar "la bèstia".

Per cert, això m'ha permès mantenir el pes i no engreixar-me. *Veus com sempre s'ha de buscar la part bona de les coses? I un altre "per cert!",* el meu marit quan li faig aquella pregunta que no hauríem de fer mai: *"Estic gorda?"* ja no em contesta amb l'evasiva *"jo t'estimo igual"* o *"no t'has engreixat, deu ser l'assecadora que ha encongit la roba"*... Això sí, jo continuo dient-li que *"tens uns ulls meravellosos"* (ell encara no ha deixat tot els dolços...).

Sucre

Les cèl·lules canceroses s'alimenten de sucre. És per aquest motiu que, has d'eliminar tot el consum d'aquest producte. Has d'eliminar tots aquells aliments que en porten, sobretot els que compris que ja estan processats. Has d'evitar també la glucosa, el xarop de blat, d'arròs, i de blat de moro, l'aspartam, la fructosa artificial, la sacarina i la dextrosa. El sucre el pots substituir per atzavara, estèvia, sucre de coco o fruites seques (Fernández O, 2014).

Otto Heinrich Warburg el 1931 va rebre el Premi Nobel per descobrir la principal causa del càncer i les condicions favorables que desenvolupen les cèl·lules canceroses: entorn àcid, amb falta d'oxigen i amb aportació de glucosa. Es va trobar que les cèl·lules canceroses tenen més receptors de glucosa. I posteriorment, s'ha anat corroborant que els agrada especialment el sucre. Hi ha relació entre l'alt índex glucèmic i el càncer (Stanhope KL et al., 2013) (Dong JY i Qin LQ, 2011) (Jiang Y et al., January 2016). Ara bé, aquests estudis no són rellevants per a un sector del sistema de salut que creu que el menjar o el sucre, en aquest cas, no afecten per a res en la cura del càncer i en el seu desenvolupament.

Com a persona malalta de càncer, davant el dubte, sóc prudent. Més que res perquè m'hi va la salut i la meva vida. Evito riscs innecessaris i, més, tots aquells que estan a les meves mans. Procuro no menjar sucre ni els aliments que s'hi transformen (farines refinades com el pa blanc, l'arròs blanc o la lactosa).

Amb tot, crec que seria molt adient fer un estudi entre hospitals o entre professionals d'un mateix hospital per validar quina hipòtesi és certa:

- Si el consum de sucre augmenta el risc de metàstasi i no és tan efectiu el tractament de quimioteràpia.
- Si el consum de sucre no influeix ni augmenta el risc de metàstasi ni interfereix en el tractament.

Això, es podria posar a prova fàcilment. Els metges podrien dir a uns pacients "*mengi el que vulgui, fins i tot dolços*" i els altres "*no mengi sucre*" i segueixi la dieta mediterrània d'abans. I a veure què passa. *Una altra hipòtesi a comprovar o.... a revalidar.*

A mesura que han passat els dies i, veient com alguns aliments em van millor que d'altres, he anat fent la meva dieta. També en base les meves creences, costums i hàbits. Ara per ara, menjo de tot, però no tasto ni el sucre, ni la llet de vaca, menjo poca carn i m'abasteixo més de verdura, cereals integrals (restringint els que porten gluten), fruita, hortalisses i fruits secs. La fruita l'intento reduir, però em costa.

Fes una prova senzilla per comprovar que menjar sa és millor. Fes-te un dia un entrepà amb què vulguis i l'endemà fes-te'l igual, però amb pa integral i de llavors. Segurament aguantaràs molt millor el matí amb el pa integral. Per què? Doncs, perquè conté els nutrients dels cereals i la fibra.

Assetjament: La dieta alcalina

Sí que m'aturo una miqueta a parlar-te de la dieta alcalina (queda't amb aquest concepte de PH perquè sortirà més endavant a l'apartat de la pell). Aquesta dieta el que fa és alcalinitzar la sang (el PH està entre 8 i 14) i, per tant, es crea un ambient hostil per a la cèl·lula cancerosa. És a dir, apliquem l'estratègia de l'assetjament contra l'enemic. Les cèl·lules canceroses moren en ambients alcalins, amb oxigen i amb àcid làctic (Fernández O, 2014) i, és per això que, s'ha de crear aquest entorn.

> **PH (Potencial d'Hidrogen)**
> És una mesura quantitativa que indica l'acidesa o alcalinitat d'un líquid. Es calcula per l'activitat dels cations hidroni. En les solucions aquoses, l'escala va del 0 al 14 i els valors indiquen:
> 0 – 6: acidesa (el 0 és el més àcid).
> 7: el PH neutre.
> 8 – 14: bàsic o alcalí (el 14 és el més alcalí).

Per exemple, el lleixiu, que serveix per eliminar virus i bacteris, és fortament alcalí. Doncs, el nostre desinfectant el farem a través de l'alimentació *(sempre que es pugui parlar de desinfecció en el cas del càncer com si es tractés d'un virus. Però, el símil serveix per entendre el mecanisme, oi?).* Fins aquí la lògica de la dieta alcalina.

Hi ha aliments que són més alcalins que altres. Trobaràs molts articles i llistes d'aliments que t'indiquen l'alcalinitat. Ja t'adverteixo que d'alguns aliments no se sap si ho són o no, si més no, en quin grau (Fernández O, 2014). Això fa també que dubtis a l'hora de triar-los. A més, has de garantir que estiguis ingerint tot el necessari per al correcte funcionament del cos i de la ment. Vol dir que, no pots consumir només d'aliments alcalins, perquè et faltarien nutrients. Per exemple, si fas una dieta molt alcalina, hauries de treure els llegums i alguns fruits secs, però, conseqüentment et faltarien proteïnes, si també t'has tret la proteïna que prové de la carn. Has de fer un equilibri entre tots els aliments, tot i que la balança s'ha d'inclinar més cap als alcalins.

No podia faltar els que diuen que la dieta alcalina no serveix de res. N'hi ha qui diu que el fet de menjar productes alcalins no fa que la sang sigui més alcalina, ja que cada òrgan del cos té un Ph

> **Dieta alcalina http://oncologiaintegrativa.org/web/asociacion/**
>
> Dieta basada en aliments alcalins, els quals són classificats en una taula per a determinar el seu grau d'acidesa o alcalinitat.
>
> Hi ha moltes taules classificatòries dels aliments i no sempre coincideixen en la classificació d'un mateix aliment, però en general seria:
> - Aliments alcalins: fruita, verdura i fruits secs.
> - Aliments neutres: cereals, mel, ous, patates.
> - Aliments àcids: llet, peix, carn, alguns fruits secs com els anacards i els cacauets, aliments processats i sucres.
>
> Vés amb compte, ja que si el cos té massa alcalinitat, poden aparèixer alguns símptomes com hipotèrmia crònica, mucositat excessiva, asma, dolor muscular i rampes, edema a les mans i hiperventilació produïda perquè elimines àcid carbònic o diòxid de carbó (Pàmies, 2016).

determinat i uns sistemes que el mantenen dins del seu equilibri (Lucía Redondo, Núria Guiu, Gloria Vilatersana, Àngels Florensa, 2014) (Fernández O, 2014).

Sigui com sigui, estic seguint aquesta dieta que, adaptada a la meva realitat, és molt semblant a la dieta mediterrània (la de principis del segle XX). El que he notat és que em trobo millor, tinc una energia més constant al llarg del dia i mantinc el pes.

Superaliments: Aliments específics per al càncer

També m'he anat ensopegant amb altres aliments que es coneixen com a "anticancerosos". Et dic el mateix que amb la medicina integrativa: personalment no m'agrada gens aquest nom. Prefereixo més parlar-ne en termes de salut i de benestar, que no de lluita. A més, els aliments són per alimentar-nos, a part de lluitar contra el càncer. És la meva opinió personal. Els trobaràs també com a *superaliments*. M'agrada més i m'identifico més amb aquest nom. Suposo que estic sota la influència de la cultura dels meus fills: *"els superherois que poden amb tot"*. Hi ha força llibres que en parlen i que et proposen receptes i batuts. Te'n poso alguns, però n'hi ha més (xampinyons, tomàquet, all, algues, etc.).

> **Coco.** Amb el coco m'ha passat una cosa curiosa. En compro molt ocasionalment i un dia al supermercat el Roger en va agafar un per comprar-lo (a ell no li agrada gens), però li feia il·lusió.
>
> Vaig pensar: *"sí, sí comprem-lo"*. Me'l vaig mirar com un objecte de desig, com si m'estigués dient: *"t'estava esperant"*. Em va venir tant de gust que quasi me'l vaig menjar tot sencer. M'ha passat com a les embarassades: aquell desig irrefrenable de menjar-te un aliment molt i molt concret i no saps per què, però te l'has de menjar. És el que es coneix com a antull.

Per aquelles coses, he mirat quines propietats té el coco. I, ves per on, va bé per al càncer. Té àcids grassos sans amb propietats antiinflamatòries i antifúngiques (Pàmies A. , 2016). *Que savis que som els humans! Llàstima que no ens fem cas...*

Cúrcuma. Me la vaig començar a prendre al principi, quan vaig llegir un llibre que argumenta que és un antiinflamatori i anticancerós que es barreja amb oli d'oliva i pebre negre per potenciar els efectes (Fernández O, 2014). Però, després vaig deixar de prendre-me-la quan vaig llegir un altre article que diu que pot augmentar els estrògens. Atès que el meu càncer s'alimenta d'estrògens, vaig reduir el consum. Amb tot i això, hi ha molta literatura que indica que la cúrcuma va bé per combatre el càncer.

Gingebre. S'ha trobat que és antiinflamatori, digestiu, alcalí i disminueix les nàusees i, a més, potencia el sistema immunològic (Pàmies, 2016). Me l'he pres barrejat amb altres infusions cada dia.

Bròquil. És l'aliment de moda. Es considera que és un potent anticancerós (Fernández O, 2014) (Xevi Verdaguer, 2015). Es recomana menjar-lo poc cuit, només uns tres minuts de cocció i ha de quedar una mica dur i amb un to verd molt pujat. N'he menjat força i tinc la sort que a casa a tots ens agrada molt.

Tens més clar què pots menjar? Espero que sí, perquè jo no. En aquest paràgraf que estàs començant a llegir, t'has de situar després d'un any, quan ja he acabat tots els tractaments més invasius. Resulta que ara tinc hipotiroïdisme (diguem-ne perquè em tocava o com a efecte de la quimioteràpia o de la radioteràpia... vés a saber...). Doncs, hi ha alguns aliments d'aquests que van bé pel càncer que són contraindicats per aquesta malaltia de les tiroides. Ja torno a tenir les retallades amb el menjar. Haig de reduir la ingesta de crucíferes (sí, el súper bròquil l'haig de restringir perquè bloqueja l'absorció i utilització del iode), les nous, la ceba, el raïm, els espàrrecs, les patates, les pastanagues, els alvocats, les taronges, les figues... *Realment, no sé què menjar.*

Davant d'aquest nou contratemps, ara que ja tenia més o menys controlada la meva dieta, he estat recordant el que ja t'havia comentat abans. Hi ha certes coses que, tant quan vaig estar embarassada amb els antulls com quan he estat fent la quimioteràpia, m'han vingut molt de gust menjar-ne i d'altres no. Hi he donat voltes sobre el tema.

Conclusió: no crec que sigui l'única terrestre que li passin aquest tipus de coses. He anat a Internet i he posat al cercador paraules sinònimes a "antull" (comentar-te que posant aquesta paraula trobaràs coses poc serioses. Suposo que es deu a: *"Per què donar-hi importància a això? Només són coses de dones, a sobre embarassades, i amb totes les hormones descontrolades..."*).

Com que normalment em prenc seriosament a mi mateixa i no soc una persona massa capriciosa amb el menjar, he posat altres sinònims com són: "menjar" i "intuïció". És així com he descobert un corrent en dietètica que es diu *menjar intuïtiu*. La idea bàsica és que has de prendre consciència del valor nutritiu del menjar i gaudir-ne mentre menges. S'ha vist que les persones que escolten les necessitats del seu cos i trien el menjar en funció d'aquesta necessitat, se senten més lliures (no se senten culpables quan mengen) i mantenen un pes saludable. Això sí, requereix un aprenentatge de coneixement dels propis senyals interns, cosa que és lent (Carolyn R. et al., 2016).

> **Menjar intuïtiu**
>
> *"És un enfocament flexible i adaptable, de manera que les persones mengen principalment en resposta als senyals fisiològics de fam i sacietat, a diferència de menjar per raons emocionals o per complir amb una dieta arbitrària"* (Carolyn R. et al., 2016)

Te n'adones? A quasi tots els apartats vaig a parar al mateix lloc: al coneixement de mi mateixa, nodrir-me de la natura i del que és sa.

Tan fàcil i complicat alhora! El que és obvi es converteix en tota una heroïcitat.

Hem de trencar amb el que ens inculquen de petits i sortir de la norma social. Mengem moltes vegades per obligació. Només cal que observis una mica les situacions que es donen a la tarda quan surten els nens i les nenes de l'escola. Veuràs un munt de pares i mares, avis i àvies preocupats per si es mengen tot el berenar i com més ràpid millor. Es poden donar situacions com aquesta *(qualsevol semblança amb la realitat és pura casualitat)*:

- *T'has d'acabar l'entrepà mentre caminem d'aquí fins que arribem al parc.*
- *Però, si no hi ha ni cent metres i no triguem ni dos minuts.*
- *És igual. Menja!*

Altres situacions que exemplifiquen que has de menjar el que no et ve de gust: prendre llet. Té moltes propietats beneficioses, però també en té d'altres que no ho són tant. Majoritàriament, s'associa en creixement i quan ets petita, te n'has de prendre dos o tres cops al dia, encara que hagis menjat molt i estiguis a punt d'esclatar. Això no importa, has de créixer.

I aquell orgull de les àvies, sobretot, *quan expliquen la quantitat de menjar que endrapen els seus nets i netes? És necessari? Realment necessiten tant menjar? És bo per a la salut? No m'hi fico en l'estètica.*

Menjar en societat

La gran dificultat de seguir la dieta, tant és quina sigui, la tens quan surts en societat (a les festes, als sopars, a un dinar o fins i tot quan surts a prendre alguna cosa a la tarda). Tot porta sucre, res és integral, fregits, llet de vaca en molts menjars, moltíssima carn i poc peix. En aquests casos aplico la màxima de la meva àvia quan feia una excepció a la seva dieta per a la diabetis *"un dia és un dia..."*. I, recorda que, és millor donar-te plaer un dia, que estar desitjant molt una cosa i no tenir-la. *"La frustració o el desig no satisfet produeix més acidificació que menjar-te unes quantes patates fregides un dia"* (Pàmies A. , 2016). Tampoc no et passis... De fet, recomanen que si vols fer una dieta bé i seguir-la, has de menjar un àpat a la setmana el que et vingui de gust (Fraile AMB, 2016).

Als bars, puc demanar poca cosa més que una infusió. Rarament, tenen alguna llet de civada o pa integral i tots els dolços són dolços de veritat (amb tot el sucre blanc refinat del món). De soja encara en puc trobar, però com que ni m'agrada ni sé si en puc menjar, perquè puja els estrògens, doncs, acabo demanant una infusió.

Els dies que he anat de restaurant, després de la il·lusió inicial pel fet de menjar alguna cosa diferent o tastar aquell plat que feia mesos que no tastava, la sorpresa apareix quan començo a fer la digestió. Me'n penedeixo tant d'haver-ho fet. Se'm posa fatal a l'estómac. Ni el cos està acostumat a menjar així, ni em sento bé, perquè vaig pensant que, si encara tinc alguna cèl·lula cancerosa, li estaré donant de menjar (sobretot aquests remordiments el tinc amb les coses dolces, que és amb l'únic que sembla que tothom estar d'acord en el fet que alimenta el càncer (Fernández O, 2014)). I, a més, ni el gust del menjar m'agrada. El trobo artificial, amb molt de sucre i molt d'oli. *Vaja*! Que d'excepcions a la dieta, n'estic fent poques. Només per exigències de la societat...

Soja

Hi ha una gran controvèrsia sobre el consum de soja, ja que uns estudis indiquen que pot tenir efectes preventius sobre el càncer. I, d'altres diuen que el consum excessiu pot desembocar en un augment dels tumors hormonals (pit, úter i testicle i pròstata).

La son i l'insomni

Passem una tercera part de la nostra vida dormint. És una necessitat biològica que hem de fer totes les persones i animals (Ayarbe H, 2005). El cicle de son–vigília és fonamental complir-lo, ja que quan es veu alterat apareixen malalties, com a causa del descontrol hormonal per no respectar l'exposició a la llum (Esteller, 2014). Aquests trastorns poden ser: irritabilitat, ansietat, canvis en la tolerància de la glucosa, canvis en les funcions endocrines i en la capacitat d'assimilar i emmagatzemar hidrats de carboni. A part, també es poden veure alterades l'atenció i la memòria i, si pateixes dolor, aquest és més fort. Conseqüentment, es veuen afectades altres àrees de la vida com són les relacions personals, la feina, la productivitat... (Ayarbe H, 2005).

Són vàries les causes que provoquen trastorns del son. En el meu cas, per la tendència a donar voltes a les coses constantment o com diria l'Arnau, *"penso massa coses abans de saber què passarà"*, pateixo d'insomni quan hi ha alguna cosa que em preocupa *(i ara me'n preocupen unes quantes...)*. Cal diferenciar dos tipus d'insomni:

- Dificultats per agafar el son. Aquesta situació es presenta quan la persona té tristesa o símptomes depressius.

- Despertar a mitjanit o a la matinada. Es relaciona amb ansietat.

Sobretot, pateixo d'insomni el mateix dia de la sessió de la quimioteràpia, després d'haver-la fet (la dosi de cortisona que em posen en el preparat m'altera molt). Em desperto a mitjanit, entre les tres i les cinc de la matinada i ja no puc tornar-me a dormir més. Llavors, estic tot el dia cansada i, la nit següent, evidentment, la dormo tota seguida. Per sort, quan em desperto a aquestes hores no penso en *"pobra de mi que desgraciada que soc"*, sinó en totes les coses que vull fer i faré. El cap em va a mil per hora. D'una nit d'aquestes, m'ha vingut la idea d'escriure aquest llibre...

Què m'ha funcionat per no patir-lo tant? Caminar una mitja hora o tres quarts d'hora després de fer la quimioteràpia, prendre depuratius per a netejar el cos, per tal de treure tòxics i prendre dues pastilles de melatonina just en el moment d'anar a dormir. Per cert, la melatonina és un inhibidor de les cèl·lules tumorals. S'ha de deixar molt a poc a poc si has tingut un càncer i n'has pres (Pàmies A., 2016).

I, una ajuda que tant de bo ho hagués fet abans, són els banys de sal. Relaxen tant, però... tant! M'he tornat una fan d'aquests banys i ho recomano a tothom. Te'n parlo més endavant en l'apartat dels efectes secundaris de la quimioteràpia.

També, val a dir que, faig Reiki i meditació quan estic al llit disposada a dormir-me (hi ha dies que m'adormo fent-lo i no acabo de fer-me tota la sessió ni del Reiki ni de la meditació). I una cosa que no sabia i m'he assabentat després, és que la Kalanchoe Draigremontiana, també té efectes per a l'insomni (Pérez, 2015). I, la kalanchoe Pinnata també estaria indicada per a millorar l'insomni durant els tractaments de càncer i per reduir el consum de més medicaments i evitar els efectes secundaris que produeixen (Ana Paula Simões-Wüst, 2015).

Per tant, tot sumat, he aconseguit dormir prou bé.

L'estrès: Un amor de dependència

L'estrès, aquest vell amic que s'ha mantingut inseparable durant la meva última dècada. Hem mantingut tantes nits junts, tantes corredisses i presses. Fins i tot, m'ha acompanyat a les vacances, a les festes d'aniversari i al Nadal. Vol que faci tot alhora i perfecte, potser perfecte no, però les ganes de fer-ho súper perfecte, sí.

Em coneix tan bé! Als inicis, sap que començo molt motivada, motivadíssima, per arribar a tot i fer més i més, sense parar a pensar si humanament soc capaç. Tinc tanta il·lusió i ganes de fer coses noves, que em posin a prova les meves capacitats! I es converteix en tants dies i mesos posant-me a prova amb: les múltiples tasques a la feina, les activitats a casa fent menjars per menjar sa, bé i variat, les filigranes perquè els nens vagin a les activitats extraescolars, a les festes i tinguin el seu pastís especial (al concurs del millor pastís del nen o nena de la classe, no m'hi he presentat mai. Em vaig donar per perduda a P3 davant l'increïble art de les meves "contrincants").

He viscut en una mena de bombolla on només he comptat jo i les meves tasques i responsabilitats, sent irresponsable d'allò més important: els meus fills, el meu marit, la família i els amics.

Creus que soc dura amb mi mateixa? Potser, però atura't a pensar. Si has viscut o vius en aquesta bombolla, digues-me: *quines atencions pots donar a la teva família si quan estàs amb ells estàs pensant amb tot el que tens a la feina? Quan estàs a la feina, estàs pensant amb tot el que has de fer a casa?* Diràs que falta temps. No, no falta temps, com em van dir una vegada *"sobren tasques a fer".*

Falta organització, també. I l'organització no és només que "jo m'organitzi bé", sinó que s'organitzi bé la gent que m'envolta i, principalment, aquelles persones que comparteixen amb mi feina i responsabilitats. Perquè en aquesta situació passa una mica el mateix que el que et comentava amb les persones cuidadores: sempre hi ha algú que treballa més que els altres, perquè sempre ha estat així, perquè sempre treu la feina i, encara que rondini, ho acaba fent. Això ho constata un estudi que va trobar que els caps "premien" els bons treballadors amb més treball *(a tot se li diu "premi" en aquesta vida...)*, en comptes de reconèixer la bona feina que fan. A més, aquest estudi mostra que ni companys ni responsables són conscients de l'esforç que fan per arribar a tot, cosa que encara els frustra més. Se li afegeix que aquest tipus de treballadors tenen més autocontrol, es queixen menys, callen i fan el que se'ls diu (El Economista, 2016). En resum, que la gent s'acaba repenjant en les persones que més treballen i que més feina tenen. Passa a tot arreu. *Si et sona molt aquesta situació, ja saps, pensa-hi i fes alguna cosa.*

No és proporcional tot el que volem fer amb el que podem fer. I aquí ja no parlo de les tasques a la llar. No he viscut mai i no sé què és que el marit consideri que casa seva és de la seva propietat, però les tasques siguin de la seva parella, com si per una mena de dret imposat, la seva esposa fos també la minyona (un 2 x 1).

Quan vivia en aquest amor de dependència amb l'estrès, em grinyolaven frases que sentia i que a vegades continuo escoltant amb naturalitat com: *"ja he empaquetat el meu fill"* o *"avui em toca fer de mare"*. Què vols dir: *que la teva filla és un destorb, que l'objectiu és tenir-la en algun lloc amb algú altre perquè no et molesti, que només fas de mare? Que realment no ho ets? Que fas un paper i prou?* Si us plau, torna a pensar.

Amb els anys i les càrregues, l'estrès m'ha vist com em crispava i em mostrava més intransigent, més irascible amb la resta, sobretot amb les persones més properes. I és que he estat tan casada amb l'estrès que no he tingut ulls per a ningú més. Llàstima que aquest amor és de dependència i és que... Diuen que *hi ha amors que maten...* No és un enamorament, on estàs vivint en un núvol de felicitat. No, aquest amor és dels que no et fan feliç, però estàs allà, mantenint-lo i atiant-lo amb la fe de què tot canviarà, que demà o la setmana que ve, tot anirà millor: *"tindré més temps per a mi i per als meus"*. És com el cavall que veu la pastanaga, però que mai l'atrapa. *"La setmana que ve, ja anirà tot millor, quan hagi acabat aquesta feina, ja està"*. Mentida.

A les últimes etapes, quan el cos ja comença a parlar per tota tu sencera, comences a tenir senyals i avisos: un mal d'esquena, un mal de queixal (o uns quants queixals), no pots dormir, et despertes a la matinada, mals de cap... Et costa desconnectar els caps de setmana. El teu estat d'ànim canvia. No tens ganes de parlar, no rius, et costa concentrar-te i estar pels altres. Els sorolls forts també et molesten.

La gran prova d'aquesta situació són els nens. Aquí sí que es nota. Hi ha gent, que directament defuig d'estar amb ells, ja no estan ni els caps de setmana, ni l'últim dia de l'extraescolar de piscina per veure què ha après durant tot el curs i que *tu has pagat i t'has justificat* dient que *"faig més hores extres, perquè així li podré pagar la natació"*. No, jo no he defugit d'aquestes petites celebracions i fites dels meus fills. He pogut anar-hi a totes, però les tardes i les hores que he estat amb ells, els he exigit el mateix que m'exigeixo a mi. Tot ho han de fer a la primera, si no la meva paciència s'esgota (*però que no veig que són petits?*). Han de comportar-se com jo crec que ho han de fer en cada moment, independentment de si són nens o no. I, *com saben com s'han de comportar, si en prou feines em veuen com a model perquè no hi soc? De qui poden copiar el comportament, si em veuen poc i quan em veuen estic cuinant, pensant en demà i en demà passat i tot el que tinc pendent a fer?*

T'hi has trobat en una situació així? T'és familiar l'escena de cridar-los, però amb aquell crit crispat que permet entreveure la ràbia que portes aguantant? La comunicació no verbal a aquesta impaciència davant els nens o les nenes, la notaràs quan els estàs parlant amb un to elevat, estàs estrenyent les dents i tens el coll tibant. *Et sona?*

Malauradament, mostrem als nostres fills tot el que guardem dels altres i no davant d'allò o d'aquells que ens estan collant. No entenem que després d'estar més de deu hores fora de casa (acollida, escola, menjador, extraescolars), l'únic que volen és que els escoltem i ens interessem per com els ha anat el dia. No entenem que volen que algú s'interessi per a ells. I l'únic que reben és: *"Vinga! Fes els deures "encara no els has fet?", Dutxa't! Posa't el pijama! Encara no te l'has posat?" Sopa!* (la majoria mengen sols sense els pares, perquè encara arriben molt més tard de treballar), *Renta't les dents! i A dormir!* El to imperatiu de les ordres, per la persona que les està rebent, és molt cansat i posa molt nerviós. No m'estranya que no ens facin cas. I estem orgulloses d'haver aconseguit tot això (deures – dutxa – sopar – dormir) amb el temps rècord d'una hora i mitja. *Què esperem d'ells? Què més els podem demanar?* Això sí, els comprem de tot i més per compensar-los.

I les extraescolars? Què puc dir? Cal que tinguin totes les tardes, absolutament totes, ocupades? Quan jugaran? Quan ja no tinguin l'edat? És una manera "d'empaquetar-los". Els estem estressant. Estem passant el nostre estrès diari a ells, per tal que el visquin normalitzat i el dia de demà sigui una situació que no cal ni qüestionar-se. *Ara bé, i la salut? Quina salut física i mental tindran?*

Actualment, els presos d'alta seguretat estan més estona a l'aire lliure que els nostres fills, ja que la majoria passen menys d'una hora jugant al carrer i els presos n'estan una hora com a mínim (El Mundo, 2016). És una dada per reflexionar-hi. El joc és bàsic i fonamental per al desenvolupament físic i social dels nens i les nenes i, encara ho és més, si el joc es fa a l'aire lliure i amb el seu grup d'iguals. Em preocupa, em preocupa molt, el futur de les properes generacions, a les quals els estem traspassant el nostre estil de vida, perpetuant-lo i perpetuant tots els nostres mals.

Molt probablement, s'haurà de recórrer a llibres històrics per analitzar què fèiem els de la meva generació durant les tardes quan sortíem de l'escola, per tornar a reproduir el mateix (una mica el que està passant en aquests moments amb el menjar). Tenim una de les taxes d'abandonament escolar més grans d'Europa arribant a doblar el nombre de nois i noies que deixen els estudis. El context social on estiguis i el fracàs en l'ensenyament obligatori durant els anys previs influeixen sobre aquest abandonament (Serrano L., Soler A., Hernández L., 2014). Crec, també, que l'excés de deures,

Estrès

Es produeix quan hi ha una situació adversa i la persona es prepara per fer-hi front. Aquesta preparació implica uns canvis tant en el comportament de la persona, com en la química del cervell i d'altres òrgans del cos (Pryce CR, Fuchs E., 2016). Aquests canvis són: augment de la pressió arterial, acceleració del ritme cardíac i augment del sucre en la sang (NIH, 2016), alentiment del sistema digestiu, estimulació de les glàndules suprarenals, dilatació dels bronquis i contracció de la bufeta i disminució del sistema immunològic.

Les principals situacions que provoquen estrès són: un tipus de ritme de vida amb moltes activitats, obligacions i responsabilitats que es volen assumir, per dificultats econòmiques, de salut, socials (pèrdua de l'estatus) o familiars. També per pèrdua d'una persona estimada, un trencament d'una relació afectiva o situacions en què la persona viu una humiliació (Pryce CR, Fuchs E., 2016).

Aquesta resposta és bona sempre que sigui puntual, si és mantinguda durant el temps, és quan sorgeixen els problemes. Els més freqüents són: dificultats en el sistema digestiu, inflamacions, mal de cap, insomni, ansietat, debilitament del sistema immunològic que fa més susceptible d'agafar malalties víriques i bacterianes (NIH, 2016). També pot desembocar en càncer (Hébert J, 2015) (Gascon P, 2017).

d'extraescolars i les poques estones de joc que tenen, poden ser unes variables que interfereixin en la motivació dels infants cap als estudis i que pot explicar per què arriben cansats d'estudiar quan són adolescents. En el moment que toca estudiar més, diuen prou. El joc que no han tingut de petits, l'han de viure tard o d'hora.

Al principi, em sentia malament perquè el Toni i jo vam decidir que com a molt farien esport i alguna altra cosa que els agradés, si arribava el cas. La sensació era que, si no feien moltes extraescolars, era com si volguéssim que els nostres fills fossin uns fracassats socialment i laboralment en un futur, perquè no haurien fet francès, xinès, pintura, piano i macramé. Però ara, estem contents d'haver pres aquesta decisió. Tenen temps de jugar i de sentir-se nens, d'investigar i de parlar amb nosaltres. Tenen temps d'explicar-nos els seus problemes i nosaltres d'intentar ajudar-los a resoldre'ls. Val a dir que, laboralment, el meu marit i jo tenim unes empreses que permeten la conciliació familiar i la racionalitat dels horaris. *Uix! Si la teva feina no t'ho permet, potser t'acabo de donar una excusa per continuar amb el munt d'extraescolars? No és la meva intenció.*

Passat un any des del diagnòstic, la relació amb els meus fills ha canviat bastant i tots estem molt millor. Ara, a part d'estar físicament amb els meus fills, també estic amb ells. I el que hem notat molt és que ells reflecteixen com estem els pares. Quan el meu marit i jo estem equilibrats, ells estan bé: estan tranquils, col·laboren a casa, fan els deures i expliquen com els ha anat el dia, què han fet i amb qui han jugat. I si han tingut un mal dia i ens contesten malament (o no contesten), nosaltres som més tolerants i pacients amb el seu estat d'ànim irritable. Quan nosaltres no estem bé, ells estan malament.

Com entrem en aquesta roda del "més i més"? És un cercle viciós. De mica en mica, t'hi vas trobant. Vas assumint tasques i intentes

arribar a tot i fer-ho molt bé. Crec que va amb un tipus de persona que tenim aquest tarannà d'autoexigència. És el que també han trobat en l'estudi que t'he comentat uns paràgrafs més amunt.
Un dia, poc després de l'operació, l'Arnau veient tota la meva trajectòria dels anys anteriors, més tot el que suposa la malaltia (quedar-se calba, sense celles, dolors varis pel cos...), em va dir "*no ho entenc mama, la vida per a tu és massa dura*". Dura no ho sé, és el que he viscut i el que visc com a normal, però allò que és normal per a un, vist des de fora es veu com a totalment fora de lloc. I que un nen de set anys sigui capaç de fer aquesta reflexió, és perquè el meu tipus de vida no és massa bo. Rectifico, no era massa bo. Però, alerta! No soc de les persones que ha viscut amb més estrès. N'hi ha que em superen i encara no s'han adonat. *Te n'has adonat? N'ets conscient?*

La gran qüestió: *com sortir-te'n d'aquest cercle?* Quan et trobes en una situació així, és difícil marxar-hi, pel fet que s'ha establert com un hàbit. És un hàbit que vulguis quedar bé amb tothom, que hagis d'anar a tots els partits de futbol els caps de setmana amb els teus fills, que et quedis sense cap de setmana i que no descansis. És un hàbit que entris abans i surtis tard de la feina, que et quedis fins a altes hores de la nit acabant treballs i inclús els caps de setmana i festius. És una situació que tothom la coneix i sap perfectament qui l'està patint. Es pot fer un paral·lelisme amb l'abús, un tipus de maltractament. Tothom sap què passa, però ningú fa res. La víctima no se sap defensar i l'abusador continua perpetrant els abusos, mentre els altres s'ho miren. El que la pateix, no té temps d'analitzar què li està passant ni quin remei posar-hi. Però, malgrat els avisos de la gent de què *"no vas bé"*, que *"acabaràs petant"*, continues allà enganxat, esperant la recompensa. *Quina recompensa esperes?* I, els altres que t'envolten saben que et surt la feina per les orelles i que no pots més, i per què continuen donant-te'n? A la llarga, tothom surt perdent, perquè la gent es crema, emmalalteix, hi ha una excessiva rotació de personal perquè la gent marxa, apareixen les baixes recurrents, les tibantors, perquè no es veu que hi hagi un entorn just on tothom té el mateix tipus d'exigència.

N'hi ha, però, empreses i entitats que de per si ja estan malaltes i tothom viu en estrès i aquest estrès es viu com una mena d'orgull, un *"mira quanta feina tinc"*, *"és que nosaltres tenim molta feina, no com aquests* (referint-se a altres companys o empreses)... *que van a un altre ritme"*. Són frases que jo he dit també. I ara plantejo: *potser ells no van lents, sinó que van a un ritme normal? Potser no els cal anar accelerats per la vida, prenent tres tasses de cafè o altres excitants per suportar el dia? Potser el que és normal és tenir temps per parlar amb els companys mentre t'aixeques de la teva taula de treball i vas a esmorzar?* Potser... segurament això sí que és normal.

Fins que un dia, fas un "clic" i t'adones que no té sentit el que estàs fent. Abans de saber que estava malalta, jo ja me'n sentia de malalta i vaig començar a deixar tasques (no ho vaig aconseguir massa) i a dir *"no, no puc fer més"*. Era tard. *Espero que te n'adonis abans que jo.*

Una puntualització sobre les dones. Afegeixo que les dones devem patir una mica més aquest neguit constant de no arribar a tot. El factor comú de la majoria de les dones que tenen un càncer de mama és l'estrès, el qual és produït per l'equilibri i els esforços que s'han de fer per portar el ritme social actual amb la compaginació del rol social que encara perviu dins de casa (Nelson, 2016). *Caram! Algú em pot explicar com es conjuga fer el menjar a casa, que sigui sa i cuinat al moment; estar estupenda, jugar amb els nens; treballar amb un càrrec de responsabilitat; sortir amb els amics; estudiar per créixer personalment i professionalment; i tot plegat sense morir en l'intent? Quin estrès!*

Vaig a fer càlculs per comprovar si és materialment possible tot el que ens proposem fer. Parteixo de la suposició que diu que hem de dormir vuit hores al dia. Em llevo a les sis del matí, llavors me n'hauria d'anar a dormir a les deu. Com a molt d'hora, arribo a les sis de la tarda a casa, perquè dins del lleure de qualitat es considera passar una estona al parc després de l'escola. No vull que els meus fills tinguin menys estona d'aire lliure que els presos. Em queden quatre hores (el dia que tenen extraescolars ja arribem més tard a casa).

En aquestes quatre hores em diuen que:

- el sector d'educació, haig d'ajudar els meus fills amb els deures. És molt important perquè comparteixes amb ells una estona, interioritzen continguts i adquireixen l'hàbit d'estudiar. Com a mínim, passem (o perdem) una hora intentant això. Ja són les 19.00 hores.

- el sector de la salut, diu que haig de menjar sa, variat i cuinat al moment. Aquí ja puc estar-m'hi uns tres quarts d'hora cuinant tant el sopar com el dinar de l'endemà. Són les 19.45 hores.

- *"Sopa tranquil·lament, parlant i preocupant-te pels fills i mostra interès per com els ha anat el dia"*. Aquesta recomanació la fan psicòlegs i pedagogs. Els faré cas. Mentre els aviso per sopar i els acabo cridant perquè vinguin d'una vegada per totes, ja són les 20.00 hores. Acabem de sopar al voltant de les 20.30 hores.

- entre les 20.30 i les 21.00 recullo la cuina i preparo la carmanyola de l'endemà.

- *"No pots anar al llit fins que no hagi passat una estona des que hagis acabat de menjar"*. Així que, els nens miren la televisió per passar una estona. Em sento malament, perquè et recomanen que no la mirin massa, però em va bé, perquè em deixen fer coses.

- *"T'has de cuidar i fer activitats que et permetin fer un creixement personal"*. Els psicòlegs i altres experts et diuen que facis això. Ho posposo, perquè haig de posar els nens a dormir. Els haig de llegir un conte, perquè és un moment de relaxació, compartir una estona amb ells, aprendre vocabulari, fer-los volar la imaginació... però com que han perdut tres quarts d'hora per posar-se el pijama i rentar-se les dents, s'ha fet tard i s'han quedat sense conte.

- Són les 22.00 hores. Hauria d'anar a dormir. No he parlat quasi amb el meu marit. Estic una mica nerviosa perquè encara em queden coses per acabar de fer i estic cansada. M'ha vingut un flash d'una cosa que tinc pendent d'acabar a la feina. No sé com ho puc resoldre.

- Són les 23.00 hores. Me'n vaig al llit. Agafo un llibre per llegir. El trio pel gruix i el pes, perquè si m'adormo mentre l'estic llegint, no em faci mal quan se'm caigui a sobre. També el trio per la lletra, que sigui relativament gran i no se me'n vagin ni les línies ni les paraules. Se'm cau el llibre a sobre, el deixo a la tauleta i tanco el llum. Demà serà un altre dia.

En resum, el meu dia ha estat: l'estona de lleure amb els meus fills s'ha convertit en una mena de lluita perquè facin els deures. Una baralla que, en més d'una ocasió, ha provocat una ferida profunda en tota la família i una renúncia a veritables moments d'estar junts i tranquils sense pensar en obligacions de després de la seva jornada laboral a l'escola. No trobo l'equilibri entre ajudar-los i que sàpiguen que hi sóc sense protegir-los excessivament. Alguna vegada em sento que faig de mestre. Intueixo que hi ha alguna cosa del sistema educatiu que no funciona gens.

Pel que fa al menjar, és més o menys sa, però molts dies és un pa amb tomàquet i alguna cosa per acompanyar-lo. La nevera està una mica buida perquè no he pogut anar a comprar, estic cansada o s'ha fet tard com per cuinar res massa elaborat.

L'estona de sopar pot ser una estona de conversa, però també una estona de nervis quan se't fa difícil que dos nens estiguin mitja hora asseguts menjant tranquil·lament. La conversa de qualitat a vegades no existeix. Em contesten amb monosíl·labs i em fan un resum concís de com els ha anat el dia: "*bé*". Llavors, me'n recordo que els experts diuen que has de preguntar coses més concretes com, per exemple: "*A què has jugat al pati?*" o "*has jugat amb el Pepet?*". Els faig les preguntes i em continuen responent amb un "*bé*" o un "*sí*". M'adono que s'estan fent grans i que els haig de respectar els seus silencis i hi ha coses que ni m'expliquen ni m'explicaran mai.

A l'hora d'anar a dormir, ens hem quedat un altre dia sense l'hora del conte i, a més, em sento culpable, perquè no dormen les hores que haurien de dormir. *Què faig malament?* Segurament, tot i res.

De creixement personal, res de res. L'únic que he aconseguit és no fer-me mal quan se *m'ha caigut* el llibre a sobre. I, a sobre, no dormo les hores que hauria de dormir. Demà a la feina, a veure si m'oblido una mica de tot això...

> Ja estic a la feina. Tinc el meu llistat de totes les coses que haig de fer avui. Dos problemes que tinc no els puc resoldre, perquè depenen de la coordinació d'altres persones, les quals tenen una agenda complicada i trigaran a reunir-se. Continua aturat el que hauria d'estar en marxa fa mesos. Veig complicat acomplir els objectius que tinc marcats.

> Tinc un parell de reunions al matí. Hem començat tard i no s'han pogut prendre totes les decisions. Cada vegada tinc menys temps per fer la meva feina bé i amb tranquil·litat.

> És l'hora de plegar. La majoria de gent ja ha marxat. Em quedaré una estona més per veure si puc acabar alguna cosa del meu llistat de les tasques del dia. Aprofito que estic més tranquil·la. Avanço més durant aquesta hora que en tot el dia.

> Me'n vaig cap a casa. Tinc ganes d'arribar-hi i estar amb els meus fills i el meu marit. Estar tranquil·la i no pensar en res. Avui els llegiré un conte, m'explicaran com els ha anat el dia i farem plans per al cap de setmana. A veure si ho podré fer...

És un dia rere l'altre que les expectatives que tinc se'm trunquen. El que m'agradaria i el que tinc, sovint, no són el mateix. Algunes coses que he posat m'han passat i altres els passen a moltes persones que conec. És viure amb el desig constant d'una realitat imaginada que no pot ser com ens la diuen a la teoria, perquè a la pràctica no hi ha hores suficients i tampoc pots fer res, perquè tothom visqui d'acord amb els teus desitjos. Acabo amb la sensació de *"no arribo a tot, no faig bé res i, demà sí, demà serà un altre dia i tot anirà millor"*.

L'estrès és un tema que ha interessat als investigadors des de fa anys. Fent cerca per Internet (PubMed), apareixen més de set mil vuit-cents estudis que contenen la paraula estrès. El primer d'aquests es remunta a l'any 1953. O sigui, que no és ni nou ni innovador parlar d'aquest tema, però sembla que encara no hem entès que no hem vingut a patir en aquesta vida i que ha d'haver-hi temps per tot allò que volem fer i fer-ho com creiem.

Un estudi apunta a una hipòtesi perversa: no interessa massa analitzar com incideix directament l'estrès sobre el càncer i, en concret el de mama, ja que les solucions van en contra del progrés i de com aquest progrés ha engolit les dones. *Recordes la gràfica que he posat al capítol de l'ambient social? On es veu clarament que els països amb més recursos tenen més càncer de mama? Sí, oi?* En poques paraules, vol dir que és un problema social i comunitari. Arreglar això, significa canviar estils de vida i valors del sistema social, cosa que no interessa i és més fàcil anar a buscar altres causes com el menjar, la manca d'exercici, els tòxics, etc. que culpabilitzen la persona i la responsabilitzen, que no pas fer canvis socials que aturin aquesta epidèmia.

Saps què? Em sumo a les dones que no volen tornar a patir un càncer i que volen saber les causes per evitar-les (Nelson, 2016). Crec que **haurem de nadar a contracorrent de la societat per poder viure.**

Relaxació versus estrès

Durant tot el tractament, he intentat estar relaxada (encara que no sempre ho he aconseguit). Quan estàs relaxada, tranquil·la, sense ansietat, sense nervis o digues-li com vulguis, el cos funciona millor.

Per què? Es posa en marxa el sistema nerviós parasimpàtic que té com a funció disminuir el ritme del cor, activar el funcionament del moviment dels intestins i provocar la secreció dels sucs gàstrics i, també, orines menys (t'has d'aixecar menys a les nits). En conseqüència, fas una millor digestió, els nutrients s'absorbeixen millor, el cor respon millor i, a més, en estats de relaxació tens més capacitat de decisió.

Molt bé, ara ja saps com funciona el mecanisme de relaxació. La gran qüestió: com em relaxo? Doncs, depèn de cadascú. Has de trobar el teu mètode que pot ser: caminar, ballar, parlar, riure, llegir, nadar, fer l'amor, fer treballs manuals, pintar, anar en moto o bicicleta, esquiar, fer meditació, Reiki o prendre't una pastilla, entre moltíssimes altres coses més.

Continua el requadre a la pàgina següent....

Mantenir la relaxació

Perfecte, ja has trobat el teu mètode de relaxació. Tots aquests mètodes et fan relaxar una estona. La durada de la relaxació en el temps varia segons com estiguis de nerviosa, el mètode emprat i el motiu pel qual estàs ansiosa. Així, arribem a l'altra pregunta:

Quant de temps estàs relaxada? Si la resposta és que no massa (hores, dies, una setmana), llavors has d'anar un pas més enllà i plantejar-te la següent pregunta:

Què és el que m'altera? Aquí ja entrem en terrenys més fangosos. Fins ara, has intentat posar una solució passatgera a una cosa que forma part de tu. Normalment el que més altera és: la parella, els fills o les filles, els pares o les mares, la feina, els amics, la casa, els problemes econòmics i, evidentment, quan estàs malalta, la mateixa malaltia.

Un cop saps què és el que et posa nerviosa, has de posar-hi remei. Potser ho podràs fer ara o potser hauràs de posposar la solució més endavant. **Quina és la solució?** A grans trets són:

-        Allunyar-te de la font que et genera malestar (**fugir**). És un trencament amb la teva font d'ansietat. Això sí, tanca bé el que hagis de tancar, acomiadant-te: fes com una mena de ritual. És molt important fer aquest comiat, perquè estàs dient al teu subconscient que s'ha acabat. Aquest trencament pot ser fàcil si no tens massa lligam emocional. Si en tens, passa a la segona solució.

-        Parlar amb les persones que formen part del teu problema per arribar a acords i dir el que sents, el que no t'agrada, el que vols i el que no vols (**afrontar**). No és fàcil, ja t'ho dic.

-        Acceptar i canviar la manera de veure les coses sense esperar que la resta de circumstàncies o persones canviïn i facin el que tu vols que facin (**acostar**). Normalment, requereix un altre canvi important de la teva manera de ser. S'aconsegueix amb ajuda d'algú o quan passes una crisi personal transcendental com pot ser una malaltia on et jugues la teva vida.

-        La darrera solució és no fer res i esperar que tot s'arregli sol (**fer-te la morta com els rèptils**). Aquesta darrera opció pot ser vàlida també, però has de fer una previsió de quin cost et pot suposar esperar i, fins quant de temps estàs disposada a esperar.

L'Exercici: va bé per moltes coses

Durant tot el tractament he fet exercici. He caminat uns tres quilometres cada dia, sense arribar a cansar-me ni tampoc fent massa esforç. Aquests quilòmetres no els he fet seguits.

El que has de fer és algun tipus d'activitat que t'agradi, ja que com diu l'anunciat va bé per a moltes coses: redueix l'ansietat, el cansament, redueix les preocupacions sobre el càncer i els efectes que té sobre el cos, millora la sexualitat, va bé per dormir, per l'estat emocional i disminueix el dolor (Mishra SI, 2012). També disminueix la fatiga i millora la qualitat física i les funcions cognitives (Furmaniak AC, et al. , 2016). Encara que, no se sap ben bé quin tipus d'exercici va millor per a cada persona ni per a cada tipus de càncer (Mishra SI, 2012) (Furmaniak AC, et al. , 2016). Segurament, el que serà més efectiu és el que t'agradi i el que facis perquè vols, perquè t'aïlla de l'estrès i fa oblidar-te de tot. Possiblement, també, *"aquest exercici que et va bé"* no serà el mateix sempre. Alguns dies et sentiràs millor nadant i altres dies corrent o caminant. Tampoc no hi ha massa evidència de quina és la durada, ni la intensitat ni la freqüència més indicada per a obtenir els efectes beneficiosos de l'exercici (Mishra SI, 2012) (Bourke L, 2013).

Les recomanacions generals són: **fes exercici entre 30 i 60 minuts cada dia amb moderació i coneixent les teves limitacions físiques**. Moderació vol dir que no has d'arribar a sentir-te esgotada (Generalitat de Catalunya, 2010). És aconsellable que consultis a un especialista en educació física abans de posar-te a fer esport, sobretot si mai n'has fet o fa molts anys que no en fas (Esteller, 2014).

Recorda que mentre estiguis baixa de defenses, hauràs d'evitar els llocs públics on puguis tenir un contacte directe amb la pell i les mucoses. Per exemple, no podràs anar ni a la piscina ni a la platja (t'explico la meva experiència més endavant).

A mi, el que em va millor és caminar pel camp o pel bosc i, si és un bosc amb molts arbres grans, vells i molta vegetació, molt millor. És quan em sento bé, tranquil·la i plena. *A tu també et passa, oi?* Quan vas a la muntanya, et sents millor. Bé, que sàpigues que és cert. No és cert perquè tu tinguis aquesta sensació, sinó perquè es va fer un estudi que ho va demostrar (Cosculluella, 2014). *És broma, encara que no s'hagués fet l'estudi i et trobessis plena i tranquil·la després de caminar pel bosc, seria cert. L'única cosa que passaria és que seria una sensació només teva i no hi hauria un estudi científic que t'ho confirmés. Et podrien dir que són coses teves, que no hi ha diferència entre caminar pel bosc o per a la ciutat o que és igual que el bosc tingui cinquanta anys o cent, per exemple. Coses de la ciència...*

La importància dels boscos... centenaris.

Un estudi del doctor López-Pousa va demostrar els beneficis que té per la salut el fet de caminar per boscos centenaris i abraçar els arbres. Millora la concentració i et fa sentir la teva pròpia energia.

Es tractava de caminar 1,2 km per un bosc centenari durant quinze dies, tres dies a la setmana. Els resultats van ser que les participants, totes tenien fibromiàlgia, van tenir menys dolor i dormien millor que les que van caminar per boscos amb arbres més joves.

L'explicació pot ser perquè els boscos centenaris tenen un equilibri biològic entre les plantes, les bactèries i els animals que afavoreix la presència de substàncies aromàtiques que s'acoblen als receptors del cervell. Ens indueixen a relaxar-nos, augmenten la resposta immunològica i inhibeixen les cèl·lules canceroses (Cosculluella, 2014).

Després d'haver acabat tot (la quimioteràpia, l'operació i la radioteràpia), estic fent exercici amb els nens. No em pensava que volguessin fer-ne i...sí, sí que en volen fer. Els he proposat fer curses al parc, on també hi ha aparells de gimnàstica. Creia que es cansarien i aviat voldrien tornar a casa. Justament ha passat el contrari: m'he cansat i he volgut tornar aviat a casa.

El meu entrenador personal té cinc anys i per mala sort meva, li agrada molt córrer. El Roger no es cansa mai. Em fa pujar i baixar per un pendent. Quan ell ja ha pujat i baixat tres vegades, jo encara vaig per la segona tanda. *Quina ràbia! Un marrec de cinc anys pot amb mi. No li he deixat avantatge i no l'he pogut atrapar.* I, a sobre, s'atura, em mira amb cara d'incredulitat i em diu "*mama, no pots anar més de pressa?*" Però, *que no veu que vaig amb la llengua fora i que no puc ni parlar? Doncs... No, no ho veu... Ell vinga a córrer! (i, a més a més, mentre corre va parlant!).*

La veritat sigui dita: és molt divertit i gratificant compartir aquests moments amb ells.

Tractem la nina petita: La vivència de les emocions

En aquest apartat et dic: "*Fes el que sents i vols, sempre respectant la llibertat dels* altres".

Fi del capítol

Hola un altre cop! Evidentment, saps que no acabo aquí el capítol *(entre altres coses perquè hi ha moltes més pàgines darrera)*. Aquesta frase resumeix què s'ha de fer per tenir una vida plena i satisfactòria. Si fos tan fàcil de fer com de dir, aquest capítol començaria i finalitzaria així, però malauradament és el més complicat d'aconseguir de tot el que he fet. I crec que, per la resta de les persones, fer aquest canvi és el més complicat també. Contínuament et vas topant amb les teves pròpies barreres i amb les que et poses de fora *(si creus que te les posen, és perquè acceptes que te les posin)*. Potser ara no entens el que vull dir i estàs pensant, *"mira-la, que pla que ho posa. Si fos tan fàcil canviar de feina, de casa, de parella..."*.

S'ha de saber **què vols, com ho vols i amb qui ho vols**. Per estrany que sembli, aquestes preguntes no són fàcils de respondre per a moltes persones. I n'hi ha que ni se les plantegen, perquè no els agrada la resposta que tenen quan analitzen la seva pròpia vida. Van fent, van passant els dies, tot i viure a mig gas o a ralentí.

Cada situació que et trobes és com un nus que has de desfer i has de trobar solucions que siguin coherents amb tu mateixa. Solucions que et facin sentir còmoda i que no et generin més malestar del que ja tens.

Per a la superació o l'afrontament dels conflictes emocionals s'ha de buscar ajuda fora del nucli d'amistats i de la família. No ho dic jo només, ho diuen els oncòlegs que *"és també molt important el paper del psicooncòleg que complementa al nostre"* (Escrivà de Romaní, 2017). Parla de les emocions perquè es puguin identificar i es pugui començar a treballar. Una persona sola no vol veure el que no vol. Per exemple, no és fàcil reconèixer que la persona amb qui hi confies i a qui et creies que li importaves, no se'n recorda de tu i te n'adones que, durant tots els anys de convivència, t'ha estat utilitzant. T'adones que és una persona molt diferent de com la tenies idealitzada. Molt probablement els que t'envolten no et deixaran parlar del tema, li trauran importància o et desviaran la conversa cap a una altra banda. I, encara, et crearan més confusió i preocupació. A més, ho acompanyen amb la frase de *"no hi pensis"*, *"sempre estàs parlant del mateix"*, *"tu has de fer la teva i passar dels altres"*, etc. És molt fàcil de dir, però no de fer. És com quan et diuen què s'ha de fer, però no com s'ha de fer.

Què són les emocions?

Hi ha diverses definicions sobre les emocions, però fent-ne una que em va bé per al llibre seria: *Estat d'ànim de plaer o desplaer provocat per un estímul de l'ambient que és percebut per la persona com una cosa bona, un perill, una amenaça o un desequilibri, cosa que prepara l'organisme mitjançant l'alteració de les funcions metabòliques per donar una resposta involuntària d'atracció, atac o fugida (i, en cas de veure que no es pot afrontar la situació, de bloqueig* (Porges S, 2001)).

No hi ha una classificació consensuada sobre els tipus d'emocions, però les que són reconegudes per totes les cultures són la por, la ira, la tristesa i l'alegria. A aquestes quatre, es poden afegir: amor, sorpresa, fàstic, aversió i vergonya. A partir d'aquestes, hi ha matisos (Goleman, 1997).

Els grans estrategues, a part de saber on volen arribar, saben pensar en els detalls, en el *"com han d'arribar"*, el camí que han de recórrer per assolir la seva fita. És una *estratègia centrada en el detall*. De res serveix saber cap on has d'anar si no saps com hi pots arribar i com has de superar cada obstacle que et trobis pel camí. Fa temps que penso que està molt bé saber què vols, però és més important a vegades pensar i planificar com ho vols.

Treball de les emocions

L'abordatge de les emocions l'hauria hagut de començar al principi de tot. *Si tu no ho has fet, fes-ho.* Així de directe t'ho dic, no hi ha més. No em valen excuses. Fes-ho perquè a part de tot el que deus arrossegar de càrrega emocional del teu passat i present, és necessari per encarar la malaltia i tots els efectes secundaris o seqüeles que et puguin quedar. Pensa que en qüestió de dies, setmanes o mesos el teu físic es modificarà i és bo que comptis amb algú per explicar-li com et sents i que t'orienti i assessori per entomar-ho de la millor manera possible. De retruc, el teu entorn familiar i laboral proper també es modificarà i caldrà veure com s'encaixen un altre cop les peces del trencaclosques (Khan F, 2013).

Tot aquest treball personal està lligat al capítol del canvi que trobaràs més endavant i que és una mena de resum de tot el que he fet per arribar a canviar. Però, si no passes per aquesta casella de la teva vida, no arribaràs a la casella d'arribada o tornaràs a la de sortida un altre cop. I aquest taulell de l'oca és una mica dolorós.

Les emocions: aquest és el gran tema, el més difícil i dolorós de tots. És un treball personal maco, dur, gratificant, desagradable, esperançador, frustrant, il·lusionant... de tot. Amb l'objectiu de què al final del camí, estigui i sigui jo mateixa. Sense pressions socials ni familiars, sense les pressions que m'he posat jo i que no em venen de sèrie. *Quanta exigència que he hagut de trencar!* És una exigència, en un percentatge bastant elevat, auto imposada a través dels anys, amb *"allò que creus", "que veus", "que penses" i "que et fan creure"*... Fent un repàs de les coses més importants que m'han passat a la meva vida, vas veient que és un seguit de repeticions de les mateixes situacions i que únicament canvien els personatges i el context.

Les emocions les manifestem a través de l'expressió de la cara, del cos i verbalment, però quan fa anys que les silenciem, s'ha de fer alguna cosa per ajudar a treure-les. El cos les expressa quan la raó (la Psique) les amaga. Has de tenir clar que cos i ment és un tot i no van per separat. Per tant, si modifiques aspectes físics, probablement modificaràs aspectes psicològics i a la inversa.

I amb tot plegat, hi entra la **culpa**, la qual la sents com un pes i com una llosa que no et deixa lliure. Les persones ens sentim culpables per haver fet, per no haver fet, per haver dit o pensat o per no haver fet cap d'aquestes coses. Ens jutgem constantment sobre qualsevol cosa i, sovint, ens posem un càstig i no ens perdonem. És una mica la sensació de ser una ànima en pena vagant per la vida. **El perdó l'hem de trobar i acceptar**. Perdonar-te i reconciliar-te amb tu mateixa, acceptar que som humans i que ens equivoquem. D'un error neix un aprenentatge que ens fa evolucionar i ser millors persones.

Per tal d'arribar a totes les nines de la matrioixca, has de trobar el mètode que millor s'adapti a tu. És important perquè hi ha molts tipus de teràpies i metodologies i has de trobar-ne una que et faci sentir còmoda i li trobis el sentit a allò que estàs fent. Per exemple, a mi mai m'ha agradat memoritzar, així que tots els exercicis que impliquen repetir frases per anar interioritzant en el meu llenguatge intern les noves instruccions tipus *"puc fer-ho, segur que ho faig, etc."*, no em funcionen. Em sento estranya. Necessito entendre les coses. I, per entendre-les i interioritzar-les, les haig de tocar, manipular, veure i observar. Això, no vol dir que a altres persones no els funcioni. De fet, està provat que funciona i molt. Com, per exemple, l'Ho'oponopono. Aquesta pràctica es basa en la polaritat (culpa – perdó): accepto la meva culpa i la sento, em perdono, m'estimo i em dono les gràcies.

En canvi, escriure els meus pensaments sí que em va bé. Una prova és aquest llibre, que forma part de la meva teràpia. Aprofito l'avinentesa per donar-te les gràcies per llegir-lo i espero que a tu també et serveixi.

He provat de tot. *Qui m'ho hagués dit fa un any que jo estaria fent meditació, Reiki, bioneuroemoció i no sé quantes coses més que he practicat!* Amb tantes teràpies que estic provant, de vegades dubto de si m'estic curant o m'estic grillant. El Toni pateix quan ha d'entrar a casa. Sempre té la por de trobar-me vestida amb una túnica blanca, tot d'espelmes i dient paraules estranyes. De moment, encara no ha arribat el dia...

Com que soc molt d'anticipar-me als esdeveniments, cosa que em permet controlar les situacions i no viure les coses amb total obertura, he anat sense pràcticament informar-me de res quan he provat alguna tècnica nova. D'aquesta manera, no he tingut cap expectativa, ni he posat cap defensa mentre feia les sessions. M'he deixat portar, sense voler controlar res. Això m'ha ajudat molt per experimentar. Aquest és un gran canvi personal que he hagut de fer i que em permet reduir l'angoixa d'anticipació i obrir-me a noves sensacions.

Què és el que funciona millor? Gran pregunta que obra una resposta molt àmplia. Doncs depèn del moment i de cadascú. Depèn de com siguis i què busquis. Quan estàs feta un embolic per prendre decisions, és millor buscar algun terapeuta o activitat que t'orienti més cap a objectius que vols assolir, sempre que abans hagis treballat tots els aspectes emocionals i sàpigues conscientment què és el que t'agrada i què pretens. Si és més de creixement personal, una teràpia més humanista t'anirà millor. Busca i informa-te'n.

A continuació t'exposo les vies que m'han obert el camí cap al canvi.

La meva porta d'entrada: el Reiki

He començat pel Reiki. He llegit que anava molt bé pels malalts de càncer (Fernández O, 2014). Així que, m'hi he apuntat a un centre on en fan. He començat just a la segona sessió de quimioteràpia. Com que no tenia massa idea sobre què anava, no tenia cap expectativa. M'he deixat anar totalment.

L'experiència és estranya, sobretot les primeres sessions. Van des d'una profunda relaxació fins a llagrimeig als ulls, tos i altres sensacions corporals. Almenys, això és el que m'ha passat a mi i pot passar si tens bastants bloquejos emocionals. Després de les sessions, durant els següents dies, pots estar un pèl més irascible, trista o relaxada, depenent de cadascú i del moment.

Com que no he llegit res de res del Reiki abans de fer-lo ni després, no tenia ni idea que podia passar això. *Sort que el Toni quan faig alguna cosa nova s'informa, per saber on m'estic ficant.* En resum, he tingut un esclat de sinceritat amb algunes persones i m'he quedat molt descansada un cop he dit tot el que

Reiki (Johnny De'Carli, 2000)

És un sistema de reequilibri de l'energia del mateix individu (Ki), gràcies al retrobament de l'energia universal, espiritual o còsmica que ens envolta (Rei).

El nostre cos funciona també amb energia, de fet els àtoms tenen càrrega positiva i negativa, i el conjunt d'aquests és el que constitueix les nostres cèl·lules. Si hi ha algun òrgan o sistema del nostre cos que no funciona, conseqüentment hi ha un augment o disminució d'energia (Boadella D, 1993).

Es pot fer la pràctica del Reiki directament sobre la persona a través del contacte físic amb les mans o a distància.

La formació consta de tres nivells i després es pot fer el mestratge, el qual permet formar a altres persones.

pensava i sentia... Mira que feia anys que ho tenia amagadet en un raconet, però ves per on, ho he tret avui. *Que bé que estic!* Davant de la meva pròpia perplexitat per respondre com he respòs, el Toni m'ha vingut a dir a cau d'orella que era pel Reiki. Perfecte, doncs, ja començo a treure cosetes...

Normalment, el que succeeix és que a mesura que vas fent més sessions, tens menys sensacions físiques i menys reaccions emocionals a posteriori. El que sents és una gran **relaxació**.

Al febrer m'he decidit a fer el primer nivell de Reiki (en total són tres i el quart és el

> Els massatges també relaxen, però és molt important que sàpigues que, mentre tinguis dubtes de si tens càncer o no i si tens metàstasi, no pots fer cap massatge limfàtic, perquè podries activar les cèl·lules canceroses facilitant-los el desplaçament cap altres àrees (Stona de Cel, 2016).

mestratge). L'objectiu és fer-me'l a mi mateixa. Se'n diu Autoreiki i la finalitat és estar més equilibrada *(no sé si ho aconseguiré mai...)*. S'ha de dir que no és el mateix fer-te'l tu mateixa, que hi hagi algú que te'l faci. Aquesta darrera opció és molt millor.

A part, l'he posat en pràctica amb els meus fills i els encanta. Encantar-los potser no és la paraula adequada, però sí que em diuen que dormen millor. Cada nit els haig de fer una sessió a un dels dos i les porten molt comptades. Saben perfectament a qui li toca i quantes nits porto sense fer-los-en cap.

Amb quina freqüència és millor fer-lo? T'ho dirà l'especialista on vagis, però jo anava al principi de manera setmanal, després ho vaig espaiar quinzenalment i després mensualment. Fes-t'ho coincidir abans o després de les sessions de quimioteràpia. Casualitat o no, quan surto de les sessions començo a tenir les sensacions que alguna cosa està passant al pit, com si s'estigués curant. És un doloret suau com de ferida que s'està tancant. Sempre que tinc aquestes molèsties, quan em mesuren a l'hospital, ha reduït el tumor.

Quatre mesos després d'haver iniciat el Reiki, però, ja no he notat tant els seus efectes i el tumor ha quedat estancat unes setmanes, no s'ha reduït (tampoc no he tingut cap molèstia al pit). Fins que m'he adonat que soc jo la que està emocionalment estancada. Tinc com una mena d'embolic de moltes coses barrejades i necessito posar noms i cognoms a tot el que sento. *Com ho faig?* És quan he decidit fer una teràpia individual.

Teràpies individuals i de grup

Pots fer alguna teràpia individual o de grup. És important expressar el que sents i penses, encara que et sembli que siguin ximpleries. Si no t'agrada parlar i et costa dir el que sents i el que t'emociona, pots fer alguna que et permeti expressar-te a través de l'art, les manualitats o la música, per exemple, ja que quasi totes mostren que són eficaces (Archer S, et al.).

Quasi hauria de ser obligatori que en facis una, per dos motius: un, perquè necessitaràs explicar a algú com et sents i els del teu voltant no estaran disposats a escoltar tot el que et passa pel cap ni tu estaràs disposada a dir-los segons què. Dos, perquè necessites que algú et faci de guia perquè t'ajudarà a millorar la fatiga, l'ansietat i la confusió i podràs anar superant cada tràngol pel qual vagis passant (Carlson LE, et al., 2016). I te n'afegeixo altres motius més: tres, perquè és important que prenguis consciència de com has viscut els darrers anys i què has de fer per canviar. Quatre, perquè et servirà per superar la malaltia i altres coses que et vagis trobant més endavant a la vida. Cinc, perquè et sentiràs millor emocional i funcionalment en el teu dia a dia i tindràs més pau, a més de trobar el sentit a la teva vida i apreciar-la. També et pot ajudar a reorientar cap on vols anar. I, per últim, els efectes són duradors, no marxen després que hagis acabat la teràpia (Carlson LE, et al., 2016), fins i tot després de quinze anys (Stagl JM, et al. , 2015).

Et puc afegir algun motiu més, però crec que amb aquests ja en tens prou.

Teràpies individuals

De **teràpies individuals**, n'hi ha de molts tipus. Et comento molt per sobre quina podries fer, segons què vulguis aconseguir.

Si ets de les que els agrada *anar al moll de l'os,* millor que vagis per a una teràpia més d'anàlisi del passat i dels avantpassats. A partir de prendre consciència de fets importants a la teva vida i la de la teva família, podràs canviar. Segur que algú del teu voltant n'ha fet alguna de teràpia o en coneix algú, pregunta perquè t'orientin cap a un professional de confiança.

Si ets de les persones que *"no hi creus amb els psicòlegs"* (sempre m'he preguntat per què diuen *"no crec amb els psicòlegs"*, és com dir *"no crec amb els bombers, no crec amb els metges, no crec amb els professors, no crec..."*). S'hi ha d'anar quan es necessita i si tens un càncer, molt probablement, ho necessitis, posaria la mà al foc... Doncs, això, si *"no hi creus"* és perquè molt probablement tens por que et furguin en les ferides més profundes que tens i que has estat amagant durant anys i que no vols reconèixer que hi són, perquè et fan sentir feble *(vigila si quan acabes de llegir aquest paràgraf t'has enfadat amb mi).* A ningú li agrada que li treguin els draps bruts, però és l'única manera de fer net. Si aquest és el teu cas, seria millor que comencessis per alguna teràpia més dirigida i que et fan modificar la manera d'enfrontar les situacions, però no vas més enllà. És a dir, no vas a la causa.

Per cert, **les emocions no són ni bones ni dolentes**. *Te'n recordes de la polaritat?* **Reconèixer les teves febleses et faran sentir més forta**. En realitat, no hi ha draps bruts, sinó que hi ha emocions que les vivim com a negatives (i no ho són, senzillament és el que sentim) i es tracta d'acceptar-les, perquè formen part de nosaltres.

Psicooncologia

He anat a l'associació de càncer (Parets contra el càncer, 2016) i allà m'ha atès una psicòloga experta en psicooncologia. És una branca de la psicologia que se centra en el càncer i en tota la repercussió que comporta la malaltia sobre l'entorn, la família i sobre la persona que està malalta. Fa una intervenció integral i es preocupa dels efectes que la malaltia i el tractament tenen sobre la part física, emocional, espiritual i social de la persona.

Hi he anat tot just una setmana abans de començar la quimioteràpia. Ha estat molt important per a mi, ja que m'ha explicat detalls de la malaltia i dels efectes secundaris que no sabia. Ha donat importància a aquells que per a mi són preocupants i que els metges passen una mica de resquitllada.

M'ha acollit mentre plorava davant la meva primera crisi amb l'Arnau per culpa del meu cabell. M'ha explicat de manera més minuciosa què senten les pacients i com superen tots els entrebancs pels quals van passant.

M'ha fet veure que, si em desespero perquè el meu cos va canviant, és normal. Serà normal que plori, cridi, m'enfadi i m'enfonsi quan em caiguin el cabell i les celles, que em tanqui a plorar perquè no em reconec en el mirall. Serà normal que no sempre estigui contenta, alegra i positiva. Serà normal que a vegades estigui tot el contrari.

M'ha donat permís a mi mateixa per pensar només en mi. M'ha fet veure que la malaltia va més enllà del meu cos i que m'afecta emocionalment i que implicarà alteracions a la família i la feina. M'ha corroborat que haig de fer el que sento. En el meu cas, sento que haig de canviar per superar la malaltia.

M'ha tranquil·litzat perquè he deduït de les seves paraules que hi ha més dones com jo malaltes de càncer. Després dels anys, continuen vives i estan bé. M'ha donat esperança, perquè m'ha fet veure que la majoria d'efectes secundaris són temporals i duren uns mesos. M'ha explicat que els cabells em tornaran a créixer i amb certa probabilitat seran forts, blancs i arrissats; que les celles també em sortiran i que les ungles les tornaré a tenir bé.

Bioneuroemoció

Durant el tractament de quimioteràpia, he tingut dos períodes en què el tumor no ha reduït tant com altres vegades. És llavors quan he començat a buscar altres recursos. A part de moure les emocions, necessito anar al perquè.

Com unes deu persones de diferents llocs m'han recomanat que faci bioneuroemoció (*la què?* He dit...). Algunes d'aquestes persones m'ho han dit amb la boca petita perquè no sabien com m'ho agafaria, ja que hi ha moltes persones que no volen saber res de psicoteràpies i no sabien si jo seria una d'aquestes. I més d'aquesta teràpia, que té molts detractors.

Bé, com estic en un moment en què faig el que calgui per a recuperar-me i no tornar a patir el càncer, he abaixat la guàrdia i m'he deixat portar per coneguts, gent que ha passat un càncer o una altra malaltia. He anat buscant recursos i solucions. Finalment, per casualitat *(seran coses de l'univers que ho posa tot en línia...)*, un amic m'ha donat el contacte d'una professional especialitzada en bioneuroemoció.

> **Bioneuroemoció** (Corbera E, 2014).
>
> És un mètode d'abordatge de la persona que contempla el context social i el seu passat familiar, fent l'estudi de l'arbre genealògic per trobar patrons que es repeteixen de comportament i malalties amb la finalitat de conèixer els programes de l'inconscient.
>
> Aquests programes són transmesos genèticament de generació en generació i per la transmissió de coneixements.

Haig de dir que m'ha sorprès la bioneuroemoció. *Com carai ha pogut saber tant de mi i de les meves relacions amb la meva família, si no li he dit res?* I, a sobre, ha anat al moll de l'os.

Algunes vegades he sortit enfadada de la sessió, de fet, bastants vegades i pensant si realment em servia o no o justament estava fent l'efecte contrari. Al cap d'uns quants dies i un cop reposada tota la informació que em bull al cap, he anat reconeixent la certesa de la informació i de tot el que ha anat sortint durant les sessions.

He hagut de deixar anar unes quantes llàgrimes pel passat. Un passat que no me'n recordava ni que el tenia ni que el vaig viure. Altres coses del passat, tampoc les recordava, però són records que no els hagués hagut d'oblidar mai, perquè formen part de la meva essència: les passejades pel bosc, pels camps, el mar... el somni de viure en una casa envoltada d'arbres, el somni de voler ajudar els altres però donant-los la mà, sense un ordinador i uns quants quilòmetres de distància.

Recordar els somnis de la infantesa i allò que em feia sentir bé, és el que m'està apropant a allò que vull ser, al que soc. És com si estigués en una segona adolescència *(el meu marit diu que ni això, que estic en la preadolescència. No sé per què ho dirà...).*

He començat el periple cap al meu interior descobrint coses de mi i acceptant d'altres. Permetent-me entendre que hi ha coses que les faig i les faré sempre d'una determinada manera, tot i que algunes potser les podré modificar per ser coherent amb mi mateixa i no estar lligada ni a un passat ni a una història familiar.

Quan t'inicies en aquesta metodologia, vas comprenent que repetim patrons de la nostra família i que assumeixes el paper d'algú, o bé, busques en l'altra persona algú de la família que és important per a tu. Tant busques en l'altre tots aquells trets que sempre has trobat a faltar o busques aquells que coneixes i que perpetuen el tipus de relacions que mantens amb la gent, tant per a bé com per a malament. En resum, acabaràs repetint el paper del teu de pare o mare, de l'avi, de la germana o d'algun altre familiar. I per a la teva parella, representaràs el seu pare, mare, avi, tiet o qui necessiti que siguis. És a dir, que vivim en una mena d'incest simbòlic. Hi ha moltes parelles que directament es diuen "papa" i "mama". *Jo no m'hi veig dient-li al meu marit "papa".* Em venen a la meva imaginació imatges eròtiques, dient-se *"papa...". No m'ho vull ni imaginar... quina manera de trencar el moment, no?* Un consell, si us dieu afectuosament *"papa"* o *"mama"*, millor que t'hi repensis i us ho deixeu de dir. Una manera de fer-ho és dir-li taxativament i en veu alta *"no ets el meu pare!"*.

Començo les sessions i torno a notar una disminució del tumor. La disminució del pit la noto, perquè em venen molèsties. No és ben bé un dolor, sinó com si s'estigués curant una ferida per dins. Fins i tot, segons en quins temes treballem, aquestes molèsties són més agudes. La llàstima és que he iniciat la teràpia un mes abans d'acabar el tractament de quimioteràpia i d'operar-me. Segurament, si hagués iniciat abans el tractament hauria reduït més el tumor, del que ho ha fet. Evidentment, això és una creença meva que objectivament no es pot demostrar ara, però que seria una hipòtesi de partida d'un estudi. Al final, el tumor ha mostrat una reducció important i ha passat de 80 mm a 35 mm, segons la ressonància magnètica.

Aquesta metodologia creu que tu ets responsable de la teva salut i has de ser actiu en la teva curació (Corbera E, 2014). Una de les indicacions terapèutiques de la bioneuroemoció és fer una **quarantena**. La intencionalitat és perquè desconnectis de tot i de tothom i visquis uns dies aïllada amb tu mateixa. L'he intentada fer, però entre que he triat el pitjor moment de tot el tractament per fer-la (a les acaballes de la quimioteràpia i de ple amb l'operació), m'ha estat impossible fer-la tal com recomanen. Així que, he fet una adaptació que ha consistit en tenir el contacte mínim amb la majoria de gent. Ha estat francament difícil. Persones que normalment no em truquen, m'han trucat diferents vegades; jo he tingut la necessitat d'explicar com m'ha anat l'operació; no he pogut explicar-la i m'ha angoixat bastant. Al final, he deixat de fer-la amb els meus pares i familiars. Total, que ha estat un pèl desastre. D'això he après que haig de fer les coses quan realment es poden fer. A vegades es vol forçar massa la màquina i si posposes en el temps una mica, les coses després surten més rodades. Però, tot i les dificultats, m'ha servit per posar distància i veure les coses d'una manera més objectiva.

El meu marit, com està aprofitant-se de totes les meves teràpies, ell sí que ha marxat uns dies a fer el Camino de Santiago. Ha estat un abans i un després. Encara estic en procés d'adaptació dels seus canvis. No és nou que et digui que la gent que fa el Camino torna diferent. El motiu és perquè estàs moltes hores caminant, meditant i pensant en tot. Fas repàs de la teva vida i poses en una balança el que vols i el que no. La seva estada fora de casa també m'ha servit a mi per posar-me a prova i comprovar que realment puc ser independent i anar amb els meus fills on vulgui i quan vulgui. Ha estat important també per a mi.

L'altra variant a la quarantena que he fet ha estat marxar un cap de setmana sola. Ho he fet i m'ha anat força bé. Quan he tornat a casa, la vida ha continuat, la casa està dreta i els nens estan perfectament bé, no hi ha hagut cap terrabastall, ni res per l'estil. M'ha servit per reflexionar sobre mi, la família, què vull i què no vull.

Aquesta metodologia ha estat molt important per a mi, ja que m'ha permès extreure un llistat de totes les coses que haig de canviar i millorar. Literalment, m'he endut llistats a casa de totes les coses que haig de millorar (negatives) i què haig de fer. Sobretot, ha estat important al principi, ja que tinc pressa per "arreglar-me" i això és el que t'ofereix: rapidesa en la detecció dels conflictes.

Un cop m'ha passat aquesta urgència, perquè ja he acabat tots els tractaments i, de moment, no hi ha senyals del càncer per enlloc, necessito calma i reposar tota la informació i tots els canvis que he fet a la meva vida (que no són pocs: canvi de casa, de feina, de manera de relacionar-me, d'amistats, de veure la vida...). Necessito una persona que em guiï. I, potser aquesta metodologia ja no és tan adequada, ja que no permeten que expliquis res de la teva història fins al final del tractament o fins que n'has pres consciència (Corbera E, 2014). És així com, molt sovint m'ha faltat aquesta part: poder expressar el que sento i penso i ser part activa del meu procés terapèutic sense tenir ningú que em digui què és el que sento i per què.

No passa res, ha estat bé fins ara. Tot aquest procés el visc de manera positiva i profitosa per a mi (i de retruc, per a tota la meva família). Tot no pot ser perfecte ni serveix per a tot. El que va bé per unes etapes i moments de la vida, després no funciona, tot i ser el mateix. En aquest cas, jo ja he canviat i ja no necessito tant que em diguin ni qui soc ni què em convé *(si més no, m'agrada pensar que això és així...)*. No necessito tant la figura del pare i la mare. Necessito algú que m'acompanyi en el meu creixement personal de manera positiva i que respecti els meus ritmes, les meves incerteses i els meus temps per a prendre decisions.

En aquest procés de cerca, he estat mirant ofertes formatives i he anat a parar a una xerrada sobre psicosomàtica (Cegarra, 2016). Al cap de cinc minuts d'estar escoltant a la conferenciant, m'he dit: *"és això el que vull fer"*. És quan he anat a parar a la biosíntesi i he començat a fer el postgrau d'aquesta especialització en psicosomàtica i epigenètica. De moment, començo a formar-me amb el que m'agrada i després ja veuré com ho aplico, que de ben segur que ho podré aplicar.

> **Biosíntesi** (CPSB, 2017)
>
> És una metodologia de treball terapèutic somàtic que considera la persona des d'un vessant multidimensional, copsant tot allò que l'afecta abans i després del seu naixement i que repercuteix en tot el seu procés d'aprenentatge i desenvolupament, el qual està marcat pels desitjos, els somnis, les necessitats, els mites, la història personal, el sistema familiar, les relacions professionals i l'espiritualitat. La persona és el centre d'atenció i el cos expressa el que sent. Biosíntesis és *la integració de la vida*.

Teràpies de grup

Les **teràpies de grup** haurien de fer-se a tots els hospitals. Si més no, haurien de disposar de la informació per assessorar sobre la conveniència de fer algun tipus d'activitat per a treballar les emocions i les vivències. És una de les coses que he trobat a faltar. Poder compartir la malaltia i tot el que l'envolta amb altres persones que es troben en la mateixa situació que jo. Bé, com diuen... *no hi ha mal que per bé no vingui...* he escrit el llibre.

Són grups que es troben normalment un cop a la setmana i amb una durada d'una hora aproximadament. Totes les persones comparteixen una inquietud, que, en aquest cas, és la malaltia del càncer i un expert sobre el tema, condueix cada sessió.

L'experiència de gestionar durant anys grups de suport per a persones cuidadores, m'ha fet veure que és necessari que les persones que es troben en situacions similars comparteixin les inquietuds, angoixes, alegries, anècdotes, remeis, etc. Això, alleuja la càrrega emocional, genera un aprenentatge mutu i crea xarxa. Aquest tipus de teràpia també s'hauria d'oferir a familiars, ja que com diu el Toni, *"és necessari un lloc on poder parlar obertament de totes les preocupacions"*.

Altres eines i recursos que et poden servir

A continuació, comento alguns exercicis que he fet i que m'han funcionat. Faig un apunt breu de cadascun d'ells perquè donaria per fer un altre llibre.

Meditació

Durant les sessions de bioneuroemoció, m'han recomanat que busqui la meva part més **espiritual**. *El què? En tenim tothom d'això? Ho haig de buscar a la religió?* Sincerament, és el que primer m'ha vingut al cap. No sé què haig de fer. Així que, m'he posat en contacte amb la persona que segur que m'orientarà. He anat on em fan Reiki i allà he començat a aprendre a meditar.

Però, *què és això de la meditació?* Després del poc temps que ho faig, per a mi, és una manera de relaxar la ment de tots els pensaments obsessius, reiteratius i persistents que no em deixen veure més enllà i que m'emboiren el cap. Un cop entres en aquest estat de relaxació mental, després ets més capaç de veure les coses serenament i amb claredat. Segurament serà pel fet que disminueix l'ansietat i la fatiga, millora la qualitat de vida (Kim YH, et al., 2013).

Espiritualitat

L'estudi i desenvolupament de l'ànima (emocions) i de l'esperit, el qual es relaciona amb la capacitat de trobar el sentit i la pau a la vida (Yanez B, 2009) i de prendre consciència d'un mateix.

S'ha vist que una psicoteràpia que tracti els aspectes espirituals pot ser una alternativa als medicaments per a millorar la depressió que cursa amb el càncer (Akbari ME, et al, 2016)

Es tracta de ser conscient, en el moment present, d'allò que estàs fent i centrar-te o controlar la ment cap allà on tu vols. En altres paraules: *"quan estàs fent una cosa, estigues pel que estàs"* (Stona, 2016). *Et prometo que ho intento, però em costa i els meus pensaments marxen cap a altres coses.* Segur que això et passarà. No t'hi amoïnis. La nostra ment és activa i sempre està pensant. En aquest cas, és millor que facis una meditació guiada o alguna activitat física (Stona, 2016).

Com es fa? Abans de tot, és fonamental que estiguis en una posició còmoda. Cadascú l'ha de trobar: estirada, asseguda, amb les cames creuades... com sigui.

Hi ha moltes tècniques. La que ens ve a tots al cap quan pensem en la meditació és algú assegut amb les cames creuades i fent *"Om"* amb els ulls tancats i anar fent amb la imaginació un recorregut intern per tots els teus òrgans. Aquesta n'és una.

Escoltar la teva respiració, n'és una altra: passes de fer un acte involuntari a fer-lo voluntàriament, centrant-te en la teva respiració. Així, pots desconnectar una estona de les teves cabòries (Stona de Cel, 2016).

Altres maneres de fer meditació són a través del ioga, taitxí i el *qigong* que milloren la qualitat de vida de persones que tenen alguna malaltia (Kelley GA, et al. , 2015) o també les meditacions guiades que t'ajuden a centrar-te perquè vas seguint les imatges que et van descrivint. Vas passant per boscos, mars, o bé, t'imagines que ets un arbre gros i les teves arrels s'escolen dins la terra i les branques abracen el cel. Mentre estàs pensant en això, no estàs encaparrada en altres coses. Tens una estona per a tu i, si a més, ho acompanyes amb respiracions profundes, tens una estona de relaxació assegurada.

Però, n'hi ha d'altres tècniques més senzilles. A tall d'exemple: caminar pel bosc, fer manualitats, cosir, fer ganxet, escoltar música, ballar, etc. *Què tenen en comú totes aquestes activitats?* Et fan oblidar per uns instants les preocupacions. Quan t'oblides de les preocupacions, després pots tenir el cervell més disposat a trobar solucions, a veure les coses de diferent manera, a carregar-te d'energia. Buides el cervell per deixar entrar coses noves.

He fet l'anàlisi del fet de meditar i per què hem de buscar algun espai per obligar-nos-hi a fer-la. M'he adonat que actualment hem deixat de fer les coses que requereixen no pensar. Estem molt connectades externament, de manera immediata, amb tot i no estem connectades internament amb nosaltres mateixes. És a dir, tot allò que impliquen moviments automàtics que els compassem amb la respiració, ho hem deixat de fer. Aquests moviments automàtics són un lapse de temps, on tenim una mica la ment en blanc, concentrada fent alguna cosa física. Una mostra del que et dic: no rentem la roba a mà, no ratllem el tomàquet perquè el comprem ratllat o el triturem amb una màquina, no caminem massa, no estenem la roba, procurem no planxar, no cosim, no tenim hort per cavar la terra, etc. Són les petites accions del dia a dia que abans es feien i et permetien no pensar en res. Actualment, es considera que són una pèrdua de temps. Per contra, les hem canviades per altres que mantenen la ment activa tot el dia: contestar correus, missatges, veure la televisió, escoltar la ràdio, etc. O sigui, abans la gent anava meditant a estonetes durant tot el dia, actualment ens ho hem de posar a l'agenda. *Què vol dir que tinguem la ment treballant tot el dia? Vol dir: estrès.*

Dibuixar

Si ets una persona que t'agrada l'art, pots dedicar-te a pintar, dibuixar les teves emocions, sentiments, el que esperes en un futur, com et veus, etc. M'ha anat bé, perquè t'obligues a concretar què és el que vols i com et sents. És una manera d'escenificar una emoció. Veure-la. Passar d'una cosa abstracta a una altra concreta i tangible. La pots mirar cara a cara. Quan la veus, és més fàcil d'entendre-la i comprendre-la, facilitant l'acceptació i posteriorment el canvi.

Quan dibuixes o detalles d'alguna manera el que vols aconseguir, se'n diu que estàs projectant. És a dir, estàs especificant i concretant amb tanta claredat tot allò que vols tenir que, amb bastant certesa, ho tindràs. Et posaria el dibuix de la casa que volia (abans de tenir-la i de veure-la), però millor que no, és una mica penós. Això sí, s'hi assembla moltíssim.

Escriure cartes

Un altre recurs és escriure cartes, però sense enviar-les a les persones destinatàries. Les has d'escriure en present i en primera persona: *"jo vull, jo sento, jo soc, a mi no m'agrada, jo odio, jo desitjo..."*.

No has de reflexionar sobre el que escrius ni mirar si estèticament és bonic, té sentit o és lògic el que poses. Tampoc no importen les faltes d'ortografia ni gramaticals. L'únic que importa és el contingut. Un cop escrita i deixant anar tot l'embolic de situacions, emocions, sentiments, es fa un ritual de comiat, que pot ser cremar-la. Els rituals són molt importants per als humans, ja que el nostre subconscient els necessita per tancar i obrir fases de la nostra vida.

Funciona per tres motius: el primer, aboques tot el que sents i penses sense embuts. Ho llences sense esperar que ningú et digui si ho has dit bé, malament si el to de veu, si la cara... res de res. Tal com raja. A més, t'ajuda a fer un tancament de la situació que et produïa dolor. El segon motiu és perquè ajuda a estructurar el que sents, a posar noms. **Quan es dona nom a una emoció és quan es comença a controlar i a prendre'n consciència.** El tercer, el fet d'escriure fa que es posi en marxa la part del cervell que està dient al inconscient que *això és així, que ho has tret i s'ha acabat.* Estàs donant la indicació de què és un capítol tancat.

Us podeu imaginar que he escrit més cartes aquests mesos que durant els darrers quaranta anys de la meva vida. Casa meva semblava correus, però en comptes de bústia, tenia la foguera de Sant Joan. He exagerat una mica, no he escrit moltes, però unes quantes sí. Escriure sense censures em va molt bé. M'ajuda a dir el que sento i penso i em permet estructurar-me. Després ho puc tornar a llegir i rellegir-lo dies després, puc veure què s'amaga darrere de les pors i les preocupacions.

Capítol 5: El tractament de l'administració

El tractament que m'han proporcionat a l'hospital és, en primer lloc, la quimioteràpia, per tal de reduir el tumor, atès que és molt gran i, en cas de tenir metàstasi, eliminar qualsevol cèl·lula cancerosa del meu cos. En segon lloc, m'han operat. Després, m'han fet la radioteràpia per eliminar qualsevol resta de càncer al pit i, en darrer terme, el tractament hormonal com a prevenció perquè no es torni a reproduir.

Enverinament: La quimioteràpia

El primer gran consell que m'han donat a l'hospital ha estat *"menja bé abans de la sessió de quimioteràpia per no tenir tantes nàusees"*. Això és el que he fet. M'ho he pres com un ritual molt important (a part, és clar, m'he pres la pastilla que donen per a evitar els vòmits).

Durant la sessió estic tranquil·la, asseguda a les còmodes butaques de l'hospital. Quan comença a baixar el medicament per la via que tinc posada al braç, penso que m'ajudarà a matar a totes les cèl·lules canceroses. Penso només en la part bona d'aquesta medicació. És un moment per a estar relaxada i compartir amb el meu marit una estona.

Com que són bastants hores de sessió (majoritàriament més de tres hores) per tal que no se'm faci tan llarg, em faig els meus preparatius: porto una ampolla d'aigua i fruits secs. Alguns dies escolto música i miro la televisió que hi ha a la sala i m'entretinc buscant mobles i coses per a casa a través de la Internet del mòbil.

Després, quan surto del tractament, anem a comprar o a passejar. És important no quedar-se descansant a casa, ja que et dona massa temps a capficar-te amb les nàusees i el malestar. És necessari tenir la ment ocupada (un dels exercicis mentals recurrents que he hagut de fer durant tot aquest temps per superar les esperes, les pors, les angoixes... és tenir la ment ocupada). *Com s'ocupa la ment?* Fent coses com, per exemple: escriure, passejar, distreure't amb alguna cosa que t'agradi. El millor: passejar una mitja hora o una hora a un ritme moderat després de la quimioteràpia. Quan comencis a tenir calor i a suar una miqueta, cap a casa o a descansar on vulguis.

Tinc bon aspecte, fins i tot, es podria dir que saludable. Em diuen que faig bona cara. *Curiós... la veritat és que jo sento que m'estic cremant per dins, tant en el sentit literal com el figurat. És una sensació de voler fugir del meu cos, perquè no és meu, el desconec, està realment malalt.* Vull tornar a estar bé. Però.... bé, no em vull angoixar. Se'm comença a disparar l'exèrcit de les neurones negatives i comença la confabulació de *"que malalta que estic i quina pena que faig i no sé si me'n sortiré"*. Aniré pas a pas.

Estic a la tercera sessió de quimioteràpia i només he tingut algun lleuger malestar a la tarda, com un mal de cap, que em marxa passats uns cinc minuts de descans asseguda en un banc. El fet de trobar-me relativament bé, m'ha permès dur una vida normal durant tot el tractament i he pogut prendre altres decisions que m'han ajudat a encarar el tractament i el meu futur. A més, i força important també, el tumor ha començat a reduir des de la primera sessió de quimioteràpia, cosa que m'ha animat molt a continuar amb tot el que estic fent. Sobretot, tenint en compte que el meu càncer no respon massa bé a la quimioteràpia.

Ja fa tres mesos que estic amb el tractament de la quimioteràpia i alguns dies estic cansada. Crec que he sobreestimat les meves capacitats: he fet el curs d'iniciació a Reiki el diumenge, el dilluns al matí he tingut un curs de dietètica i nutrició, m'han començat a fer mal els genolls, arrossego un constipat des de fa dos mesos i els peus els tinc adolorits. Tot és una suma de coses que el meu cos cada cop suporta menys, cada cop se'n ressent més.

Per acabar-ho d'arrodonir, també he tingut una lluita perquè l'Arnau estudiï per l'examen de demà. Una lluita perduda, malgrat que li vulgui ensenyar les matemàtiques d'una manera divertida. Al final, he marxat per a no dir bestieses -perquè les dic i després me'n penedeixo-. I, de sobte, al cap d'una estona, ha aparegut l'Arnau per dir-me que sentia haver-se comportat així. I, seguidament ha afegit que *"sent la millor mama, que ets tu la millor mama del món, em pensava que mai tindries càncer. Per què el tens?"*. M'he emocionat molt. M'he sentit molt estimada i imprescindible. El fet de ser imprescindible per als meus fills, em fa por, per si al final no me'n surto del càncer, ells hauran de continuar sense mi. Em fa por que pateixin. No els vull veure patir. Encara que no ho manifestin o els costi trobar les paraules per dir què senten i què els preocupa, els meus fills estan amoïnats i no entenen per què tinc càncer i tenen por que mori. En l'imaginari nostre (no només del meu fill), veiem les malalties com la sentència d'un judici. És a dir, si ets una persona bona: no pots posar-te malalta. Si ets dolenta: és normal que t'hi posis.

Alguns dies em costa seguir amb la normalitat. No perquè em trobi malament, sinó perquè em falta energia, em sento trista. Només vull abraçades dels meus nens, petons i tranquil·litat. Per sort, me n'estan donant. Em llevo amb el dubte de si continua o no reduint-se el tumor. A partir d'aquí, ja comencen totes les neurones del meu cervell a fer una conxorxa, perquè ho vegi tot fosc. Però les aconsegueixo aturar quan començo a pensar què faria si no tornés a veure la dolça carona dels meus fills, les seves abraçades i els somriures. I torno a posar-me les piles, dient-me que faré el que calgui per continuar veient-los créixer.

Tractament complementari: Consells i orientacions de *Pàmies Vitae*

Paral·lelament al tractament de l'administració, per disminuir els efectes secundaris de la quimioteràpia i potenciar-ne la part positiva, he seguit les orientacions del centre Pàmies Vitae. Aquestes indicacions les he començades a seguir el mateix dia que m'han donat el diagnòstic i, sobretot, durant tot el procés de la quimioteràpia. De fet, tres dies abans que em confirmessin que tinc càncer, ja li he donat l'encàrrec a la meva germana perquè vagi a comprar-me la Kalanchoe a Balaguer (un dels pocs llocs que en venen i amb garanties). He llegit que aquesta planta funciona molt bé i que, en països d'Amèrica del Sud, se la prenen per al tractament del càncer.

Les orientacions i consells d'en Pàmies Vitae es basen en els següents principis:
- Alimentació variada i ecològica.
- Tenir un estil de vida equilibrat (part emocional, exercici físic i fer respiracions profundes.)
- Hidroteràpia.
- Presa de complements medicinals tenint en compte tres pautes: aportar un antitumoral, potenciar el sistema immunològic i depurar o tractar l'òrgan afectat que té més simptomatologia.

Aquests principis els comparteixo i podria dir que els poso en pràctica o, si més no, els tinc molt en compte en el meu dia a dia. Com a complement medicinal m'han aconsellat la Kalanchoe Daigremontiana, com a depuratiu una infusió amb milfulles, calèndula i ortiga i, per últim, un cataplasma a sobre de la zona del tumor. A continuació, t'explico la meva experiència amb cada cosa.

Kalanchoe daigremontiana

Em donen ganes d'escriure aquest apartat amb la lletra petita i amb tinta transparent i amb instruccions a banda per saber com es descodifica el que he escrit. Una mica és el que passa amb la Kalanchoe. Quan algú te'n parla, ho fa mirant als costats per assegurar-se que ningú està escoltant i, abans t'ha sondejat, sense tu saber-ho, per saber si estàs a favor o en contra de les plantes medicinals. Crec que se li ha de donar color a la tinta i treure a la llum els beneficis de la Kalanchoe per ajudar a combatre el càncer.

Hi ha pocs estudis publicats. De 14 estudis que hi ha a la Pubmed, només 4 són d'accés lliure (almenys al 2016). La resta els hauria d'haver pagat a un preu d'uns 35,95 $ cadascun o, en versió barata i només *on-line* i amb un temps limitat, per un preu de 6 $ a 15 $. Pots fer càlculs per saber el cost del coneixement per escriure aquest apartat, aniria a: 35,95 $ *10 (estudis) = 350,95 $ (equival a uns 321,00 €). Aquest cost és només per saber si hi ha prou evidència científica que avali que la kalanchoe és útil per a la prevenció i tractament del càncer.

Hi ha diferents tipus de Kalanchoe. La que m'he pres és la Kalanchoe daigremontiana. Es considera una mala herba, perquè es reprodueix de manera descontrolada (menys a casa meva, que no hi ha manera que sobrevisqui). Es recomana prendre-la per reduir les cèl·lules canceroses, millorar el sistema immunològic (Pérez, 2015) i com a conseqüència de les seves propietats antiinflamatòries, sedants i relaxants s'ha observat que redueix els efectes secundaris del tractament de la quimioteràpia (Pàmies,

2016). La kalanchoe pinnata també està indicada per a reduir les cèl·lules canceroses (Ana Paula Simões-Wüst, 2015).

Kalanchoe
Planta originària de Madagascar que creix en llocs secs i calorosos. Emmagatzema molta quantitat d'aigua a les seves fulles i és per això que són més carnoses. Conté, entre altres elements químics, flavonoides, àcids grassos i triterpenoides com els bufadienòlids que té propietats anticanceroses, antibacterianes i insecticides (Pérez, 2015).

Propietats
Anticancerós, antihistamínic, cicatritzant de ferides i lesions, furóncols, reumatisme, inflamacions, hipertensió, diarrees, pedres als ronyons. Recomanable també com a sedant, relaxant muscular i per a trastorns psicològics com l'esquizofrènia, crisis de pànic i pors (Pérez, 2015).

Contraindicacions
No es pot utilitzar durant l'embaràs. Precaució si tens algun problema cardíac. Toxicitat en grans dosis (es considera tòxica de 3 – 5gr per kilograms de pes) (Pàmies, 2016). Pot potenciar els efectes dels barbitúrics, medicaments immunosupressors i depressors del sistema nerviós central (Pérez, 2015).

M'assemblo a l'amic de Forrest Gump, que es passa tres dies explicant les diferents maneres de menjar gambes. Doncs, jo faig el mateix, però amb la Kalanchoe. L'he menjada de totes maneres: amb poma, amb iogurt, amb amanida, gaspatxo, barrejada amb olives, amb suc de poma amb pastanaga i aigua de mar... Fins i tot, me l'he menjada crua sense res (no t'ho recomano). Al principi, comences bé. Però, a mesura que avances amb el tractament de quimioteràpia, vas agafant mania a les coses i la Kalanchoe té molts punts per generar cert rebuig. Així que, l'he intentada disfressar de moltes maneres i la millor manera és liquada amb moltes hortalisses i fruita. A més a més, també, fas una aportació extra de vitamines i minerals. L'he presa durant els tres primers mesos de la quimioteràpia, després dels tres mesos he descansat i he pres la graviola.

Cal un paràgraf per parlar de com liquar-la. És el descobriment que he fet aquest any: les verdures, hortalisses i fruites no es poden liquar de qualsevol manera. Un altre motiu per generar inseguretat: *"I si la manera com estic liquant la planta, resulta que no serveix per a res que me la prengui?"* Hi ha tants interrogants d'aquesta mena, que aquest ni me l'he plantejat, sincerament. Resulta que hi ha molts tipus de liquadora (unes que tallen i altres que aixafen els aliments). Les que aixafen són les més recomanables, perquè en preserven millor les propietats (Zaplana, 2014). Assessora't bé i compara preus. En tot cas, jo el que he fet és: un cop liquat tot (tinc una liquadora normal, de les barates), torno a passar la polpa que queda al recipient, per tal de treure una miqueta més de suc.

La kalanchoe la trobaràs a la primavera, estiu i tardor. A l'hivern costa més. S'ha de prendre un màxim de tres mesos seguits. Sense cuinar i és una mica delicada, ja que un cop tallada, la fulla de la planta ha d'estar en un lloc fosc i fresc perquè no es faci malbé. Es pot congelar i per consumir-la, l'has de treure del congelador, passar-la per aigua per rentar-la i preparar-la com vulguis (sense deixar-la hores descongelant-se). La poso en bosses de congelar o film transparent de cuina amb la quantitat diària a prendre: més o menys uns 35 g. Et pots imaginar que, durant els mesos que me l'he menjada, un calaix del congelador l'he destinat exclusivament per a la kalanchoe.

Fes previsió amb temps de la quantitat que necessites, perquè costa trobar-la. Uns dies me'n vaig quedar sense i uns amics em van deixar una planta. Però em va saber molt de greu menjar-me-la, perquè només els hagués tornat les arrels. Me l'hauria menjada sencera! Em vaig sentir com el bou d'en Patufet, però en comptes de menjar-me una col, menjant-me la Kalanchoe.

Herbes depuratives

Des del principi m'he pres unes infusions que són d'una recomanació extreta del llibre de la Maria Treben per al tractament de processos oncològics. Es pren un litre al dia de milfulles, calèndula i ortiga, per tal d'ajudar a depurar el cos de tots els tractaments químics i, d'aquesta manera, potenciar les defenses. A més, després he sabut que hauria d'haver afegit el *galium aparine*, que són unes fulles d'una planta que estarien indicades quan el càncer afecta als ganglis (Pàmies, 2016)

No està malament de gust, tot i que l'he millorat afegint-hi Rooibos, ja que de per si és dolç. No li he posat cap edulcorant, ni stevia, però se li pot posar si en vols (sucre no hi posis).

Una cosa important que he tingut en compte és: si haig de sortir de casa. És a dir, quanta estona estaré fora i si allà on aniré hi haurà serveis. *El motiu?* Doncs, perquè el principal efecte secundari d'aquest preparat és la pol·laciúria (tecnicisme per dir que et fa orinar molt, moltíssim).

A vegades, es fa pesat prendre't tantes coses o afegir el mateix condiment a tots els menjars (la cúrcuma, el gingebre...), perquè

Milfulles

Planta de tija i fulles verdes i de flors blanques molt petites que agrupades semblen una única flor. És de la família de les Asteraceae.

Propietats. Cicatritzant per a les ferides, depurativa, astringent, sedant i regula la pressió sanguínia. També és bona per al tractament intern de les varius i les hemorroides. És digestiva i va bé per a tractar les diarrees i els vòmits (Pàmies, 2016).

acaba tenint tot el mateix gust. És per això que, he aprofitat el moment de prendre'm aquesta infusió per tal de posar totes les espècies que et recomanen per a millorar el tractament de càncer.

Fàcilment t'oblides de prendre't la infusió: perquè no estàs a casa, perquè no l'has preparada i estàs cansada i ja no tens ganes i les excuses del *"vols dir que funciona?"*. Sigui com sigui, hi ha dies que no la prepares. Al final, per obligar-me a prendre-me-la i no oblidar-me'n, me la preparo el dia abans, de tal manera que al matí ja la tinc a punt i, si te la veus durant tot el dia, només representen quatre gots. Fàcil, oi?

Calèndula

Planta amb flor de colors grocs o taronges que recorda les margarides, ja que són de la mateixa família de les Asteraceae. Es troben al Mediterrani, als arxipèlags de l'Atlàntic pròxims al Mediterrani i fins a l'Iran.

Propietats. Antiinflamatòria, antiemètica, antisèptica, antiespasmòdica, cicatritzant, bactericida i emol·lient (Pàmies, 2016).

Ortiga

Planta de fulles verdes i dentades amb una tija amb vellositats dura que amb el contacte amb la pell provoquen vermellor i dolor. És de la família de les Urticaceae. Es troba fàcilment a qualsevol indret, a la península Ibèrica, a zones muntanyoses, al Japó, etc.

Propietats. Antiinflamatòria, diürètica, analgèsic, astringent, antihistamínica.

Contraindicacions. Si prens medicaments per a la diabetis, pot reduir massa el nivell de la glucosa en la sang. Pot disminuir la pressió arterial i també la freqüència cardíaca (Pàmies, 2016).

Graviola

A l'hivern m'he pres la graviola, substituint la Kalanchoe. S'ha de deixar descansar el cos de les plantes medicinals durant uns mesos, perquè passa com tots els medicaments: el cos s'hi acostuma i ja no fa efecte o surten els efectes secundaris perjudicials.

Graviola
És un arbre que dóna un fruit tropical que es troba al Carib i a l'Amèrica central. El seu fruit és verd per fora i blanc per dins amb unes llavors negres. Les fulles contenen un component bioactiu anomenat annonaceous acetogenins, el qual actua com un anticancerós (Prabhakaran K et al.,, 2016) .

Propietats
Anticancerós per a 12 tipus diferents de càncer: el de mama, ovari, còlon, pròstata, fetge, pulmó, pàncrees i limfoma (Prabhakaran K et al.,, 2016).

Me l'he presa en càpsules i en infusió. Es pot barrejar amb altres herbes i és fàcil de prendre. Per estalviar temps, dedicació i visites al bany, m'he pres la graviola juntament amb les plantes depuratives. Només em faltava el litre d'herbes depuratives al dia més les tasses d'infusió de graviola *(la pol·laciúria...)*. Tot en un, és millor.

Cataplasma

M'he estat posant un cataplasma a la zona on hi ha el tumor a base de cua de cavall i d'argila verda. Per un tema de logística meva, me l'aplico a la nit, quan me'n vaig a dormir. Me'l poso a sobre de la zona del tumor i em cobreixo amb una estora elèctrica per mantenir l'escalfor. També et pots cobrir amb film transparent la zona per no embrutar la roba, fixar-lo i mantenir l'escalfor. A mitjanit, me'l trec.

S'ha de tenir un parell d'hores. No cal dir que, aquest procés l'he fet a l'hivern. A l'estiu pot ser bastant incompatible fer aquest tractament, però intenta-ho.

Al matí, quan em llevo, em noto la zona afectada més tova. Per no pensar que són il·lusions meves, li faig comprovar al Toni. Està encantat que li demani aquestes comprovacions...

Cataplasma de cua de cavall
El cataplasma és una composició gelatinosa capaç de retenir una gran quantitat de calor humida, interposada entre dues gases, que s'aplica directament sobre la pell (Grup Enciclopèdia Catalana, 2016). Per tal d'obtenir els efectes desitjats, es barregen diferents flors i plantes.

Cua de cavall.
Planta verda que creix en llocs humits i amb terrenys molt argilosos. És de la família de les equisetàcies i es troba a l'hemisferi nord.

Propietats. El cataplasma aporta una acció antiinflamatòria per la cua de cavall i l'argila i, a més, com que està calenta, produeix una febre interna, cosa que permet una major oxigenació de la zona per contrast tèrmic, aportant beneficis per combatre el tumor. Aquesta cataplasma és regeneradora, cicatritzant, astringent i diürètica i depurativa per eliminar fongs i bacteris (Pàmies, 2016).

Contraindicacions. La cua de cavall ingerida conté silicats que poden provocar problemes digestius i alcaloides que poden provocar problemes nerviosos, mals de cap, pèrdua de la gana. Si s'administra com a cataplasma l'únic inconvenient és si la pell és sensible o té una ferida oberta (Pàmies A. , 2016).

Els efectes secundaris de la quimioteràpia

Els efectes secundaris es mereixen un capítol sencer, perquè n'hi ha uns quants i, tot i que, em puc sentir molt afortunada per haver-ne patit pocs (i quan els he patit han estat lleus), sí que són molt molestos i alguns limitadors, perquè no et deixen fer tot el que voldries.

Aquests efectes no surten a tothom ni amb la mateixa intensitat. No se sap per què, però podria estar relacionat amb l'actitud de la persona (Ortega Cebrian, 2017), com altres coses a la vida... Si ets positiu de veritat, perquè ho sents (no perquè et repeteixis frases positives) segurament t'anirà millor tot.

Es prescriuen uns medicaments i una periodicitat d'administració d'acord amb el tipus de càncer, edat o altres malalties que tingui la persona. Les sessions de quimioteràpia que m'han pautat són:

- Un cicle inicial cada dues setmanes amb adriamicina amb ciclofosfamida, juntament amb unes injeccions setmanals que es diuen Filgrastim. Aquestes injeccions no les tolera bé tothom i serveixen per millorar el sistema immunològic.

- En el segon cicle, m'han administrat Paclitaxel un cop a la setmana durant dotze setmanes. Aquest medicament bloqueja el procés de divisió cel·lular (Vademecum, 2015).

És de preveure que d'efectes secundaris tingui els següents que et poso a continuació. La llista és molt més llarga, però te l'escurço una mica perquè només tinguis una idea de què pot passar (Vademecum, 2015):

- Caiguda de cabell i pèls de tot el cos per l'adriamicina conjuntament amb la ciclofosfamida.
- Problemes a l'aparell digestiu: Nàusees, vòmits, diarrea, estrenyiment, dolors abdominals, pèrdua de la gana...
- Problemes cardíacs.
- Deshidratació.
- Pell resseca.
- Infeccions vàries com conjuntivitis, a les vies respiratòries, del tracte urinari...
- Insomni, depressió, ansietat,
- Dolors osteoarticulars (esquena, articulacions, tòrax).
- Formigueig a les mans i peus.
- Canvis a les ungles.
- Símptomes semblants a una grip.
- Problemes cognitius: memòria, llenguatge i atenció (aquests els afegeixo perquè no els esmenten als prospectes).

Quan llisto totes les coses que faig per complementar el tractament de la quimioteràpia, m'adono que faig moltíssimes coses. Fins i tot dormint en faig! La majoria estan orientades a millorar el meu sistema immunològic, amb la finalitat que sigui el cos que es defensi de les cèl·lules canceroses i, alhora, el tractament de quimioteràpia no afecti tant a les cèl·lules bones. De manera que, els efectes secundaris es redueixin. Seguidament t'explico què he fet per a cada símptoma.

Nàusees i vòmits

Per sort, no n'he tingut. A l'hospital em donaven un antiemètic per a evitar-los i, a més, he tingut cura d'altres aspectes com són:

Distreure la ment, relaxar-la del constant bombardeig de preocupacions. Quan algú ben intencionadament, et digui que *"no hi pensis"* (en el càncer, ni en la malaltia, ni en el dolor, ni en la mort...), respira i no contestis. El que et volen dir és que distreguis la ment. M'han servit diverses coses i tu hauràs de trobar el que et vagi millor (ballar, passejar, sortir amb les amigues, pintar...).

- **Passejar** després del tractament durant mitja hora o una hora. Passejo a un ritme moderat fins que començo a suar una miqueta i, llavors, ja paro. Em va molt bé, perquè em canso físicament i la suor fa treure toxines del cos (el dia del tractament en tinc unes quantes, de toxines...).
- **Distreure'm** fora de casa. Després de recollir els meus fills al parc, m'estic quasi tota la tarda xerrant amb altres mares i pares. Tornem a casa just per fer deures, el bany i el sopar. Important sortir de casa i no quedar-te tancada pensant en *"si em trobaré malament o no"*. Ho vaig fer una tarda i quan ja començava a trobar-me malament, vaig marxar cap al carrer a distreure'm. De seguida, em va marxar.

- **Fer Reiki i meditació** per disminuir l'ansietat que genera el fet d'anar a l'hospital a posar-te el medicament. A més, el Reiki equilibra les energies i pots afrontar les situacions d'una manera més serena.

L'alimentació,
- Fer **un bon esmorzar** abans de rebre el tractament. El que et deia abans: el fet de tenir l'estómac ple ajuda que el medicament que el cos va assimilant via intravenosa, no se't posi tan malament.

- **Menjar sa sempre.** Si menges de manera sana com a hàbit, la flora intestinal estarà més protegida contra les agressions dels medicaments de la quimioteràpia.

És per això que, també faig una aportació extra d'aliments probiòtics com és el kefir i la xocolata. Als *probiòtics* se'ls ha d'alimentar amb *prebiòtics* que s'obtenen de les fruites, verdures i llegums. Totes elles contenen la fibra que va bé per als bacteris del nostre intestí.

> **Probiòtics** (Enders, 2015)
>
> Aliments que contenen bacteris, majoritàriament gràcies a la fermentació dels aliments, com per exemple el iogurt, el kefir, la xucrut, productes fets amb llevat, etc.
>
> *Propietats*
> Cobreixen les vellositats de l'intestí, cosa que permet que s'assimilin millor els aliments, els minerals i les vitamines. També, defensen l'intestí de bacteris nocius i ajuden a crear defenses per al sistema immunitari.
>
> Alguns bacteris probiòtics estan indicats per algunes malalties específiques, malgrat que encara no s'han estudiat tots els que existeixen ni quina relació tenen amb les malalties.

L'alimentació és un factor important, tant per a una persona malalta com per a una que no ho estigui. L'he canviada una mica i no només durant el temps de la malaltia, sinó que és un canvi que l'he instaurat en el meu dia a dia, com ja t'he explicat abans en l'apartat d'avituallament.

Altres ajudes:
- Després del tractament, si tinc (ni que sigui com un petit símptoma) de nàusea, em prenc algun **antiemètic**. Només m'han calgut durant les primeres sessions, després ja no he tingut aquesta necessitat.

- **Kalanchoe Daigremontiana**. Com a conseqüència dels seus efectes antiinflamatoris, sedants i relaxants i protectors del tub digestiu, té propietats protectores de la quimioteràpia (Pàmies, 2016).

- Prenc **depuratius** després de la sessió de la quimioteràpia per tal de treure el medicament que pugui afectar les cèl·lules sanes del cos (com les de l'intestí que són unes de les més afectades). Com a depuratius prenc una **infusió a base de la flor de milfulles, de calèndula i de fulla d'ortiga**. També, faig **banys de sal** al vespre abans d'anar a dormir. Relaxen moltíssim. Seguidament, m'esplaio una mica més explicant en què consisteixen.

Els banys d'aigua amb sal

Quina meravella! El problema és que els he incorporat molt al final del tractament de la quimioteràpia, a quatre sessions per acabar-la. És tremendament relaxant i m'ajuda a contrarestar l'insomni que em produeix la cortisona. A més, ajuda a eliminar toxines, cosa que també afavoreix que es redueixi la simptomatologia dels efectes secundaris de la quimioteràpia.

És dels pocs tractaments que faig juntament amb el Toni. Està encantadíssim de fer-lo. És un moment que gaudim tots dos de la relaxació i del silenci. A més, acompanyem les sessions amb música relaxant i alguna aroma. Llàstima que només dura mitja hora!

La sal l'he utilitzada molt per la pell i poca n'he ingerida. Aniràs trobant en altres apartats altres aplicacions de la sal.

Banys d'aigua amb sal (Albert Martí i Bosch, 2013)

Osmosi percutània. La persona està submergida en aigua calenta amb sal dins d'una banyera, creant un efecte semblant a com actua l'aigua als balnearis, la qual conté minerals i una concentració salina de 20 g de sal per litre d'aigua, mentre que el cos té una concentració de 9,4 g de sal per litre. En aquesta situació, es dóna l'osmosi percutània. Els líquids van d'on hi ha menys sal cap on hi ha més, travessant la pell, que és una membrana semipermeable perquè té els porus dilatats per l'efecte de l'escalfor. De manera que la pell, actua com un ronyó, un pulmó i un fetge (aquests tres òrgans són els filtres del nostre cos).

Preparació dels banys amb sal. Són 100 litres d'aigua calenta (entre 25 i 30 graus), que equival a mitja banyera de mida estàndard omplerta fins a la meitat, amb 2 kg de sal. Has d'estar submergida dins l'aigua trenta minuts com a molt, perquè si no farà l'efecte contrari.

Si no tens banyera, pots fer el mateix, però submergint els peus dins d'un gibrell d'aigua calenta. Les proporcions són: 10 litres d'aigua calenta amb 250 g de sal. Ho hauràs de fer tres cops al dia.

Propietats... Relaxa i elimina toxines.

En compte si... Tens la tensió baixa. No posis l'estança massa calenta, perquè et podries marejar.

El sistema immunològic

Abans de començar la quimioteràpia, he començat a reforçar el sistema immunològic per tal que el meu cos estigués preparat per afrontar tot el tractament. Ha consistit a menjar millor, consumir productes frescos (en la mesura del possible ecològics), menjar cinc cops al dia amb molta verdura i fruita i fer exercici físic suau.

A més, també he començat a prendre unes **càpsules que estan fetes amb bolets**. Gràcies a explicar la malaltia de manera normal i el problema que em ve a sobre, a l'herbolari on acostumo a anar-hi, m'han aconsellat que me les prengui. Sabia que certs bolets tenien algunes propietats, però no sabia que en tenien tantes, i d'aquestes cal destacar les propietats per ajudar a superar els processos tumorals.

Aquestes càpsules contenen (entre altres substàncies) els bolets Xiitake, Reishi, Maitake i gel d'àloe vera. Un parell de setmanes abans de començar la quimioteràpia, m'he pres una al dia. Durant tota la quimioteràpia, m'he pres dues càpsules al dia.

S'ha vist que prenent aquests tres bolets junts, mentre es fa la quimioteràpia, disminueixen els efectes secundaris (vòmits, nàusees i esgotament físic) i reforcen el sistema immunitari (Botanical-online, s.f.). Jo no he tingut cap efecte secundari d'aquests... *Serà per això?*

He trobat poca literatura que parli dels beneficis d'aquests bolets administrats juntament amb la quimioteràpia. Bé, sí que n'he trobat, però de pàgines que no estan avalades científicament, per

Reishi (Pàmies, 2016)

Fong procedent de la Xina que actualment no es troba en estat natural. Creix a les soques dels arbres i quan es va fent gran, la seva textura és com de suro.

Propietats... Millora el sistema immunològic, actua contra processos tumorals, com a antihistamínic, sedant, fotoprotector, antibacterià, antienvelliment, antioxidant, entre altres.

En compte si... S'ha d'anar amb compte amb alguns tractaments anticoagulants i quimioteràpia. No es recomana tampoc en embarassades i lactants.

tant no són creïbles (per a tothom). Que funcionin o no, m'haig de refiar del consell de l'herbolari i dels comentaris de les persones que les han pres.

> **Xiitake**
> Bolet originari de la Xina que actualment és el segon tipus de bolet més consumit després del xampinyó. És marronós.
>
> **Propietats.** Anticancerós, antimicrobià, mal de panxa, debilitat.
>
> **En compte si...** estàs embarassada.

Només en conec una i il·lustra que sí que funciona (a part de la meva experiència, evidentment). És una noia que va patir un càncer de mama fa un any. Les analítiques sempre li mostren que està baixa de defenses, tot i els mesos que fa que va acabar el tractament de la quimioteràpia i la radioteràpia. Li vaig comentar que existien aquestes càpsules i les següents analítiques li van sortir bé (el seu metge li diu que és casualitat). Estic contenta d'haver pogut ajudar a algú. De tota manera, he vist que ja venen a les farmàcies unes càpsules fetes amb reishi. Aquest paràgraf també m'agradaria que servís per animar a fer estudis en aquest sentit i que demostrin que realment funciona aquest preparat.

> **Maitake**
>
> Fong originari del Japó que creix en les soques dels arbres. Creix superposant-se uns sobre els altres en forma de ventall.
>
> **Propietats...** Antivírica, antiinflamatòria, antibacteriana, reforça el sistema immunitari, equilibra els nivells de glucosa en sang.
>
> **En compte si...** No és aconsellable prendre'l més de tres mesos seguits. Embarassades, nens i nenes o si presenten algun efecte advers com ressecament de la pell, pèrdua de sang pel nas o a les femtes i gastritis.

A més a més, trobareu fàcilment el xiitake als supermercats, els altres dos bolets no. Es pot cuinar com qualsevol altre bolet i és de bon gust. El reishi no és comestible, ja que és dur, però es prepara com a infusions i es pot posar als brous (Josefina Llargués, 2014).

L'àloe vera que contenen aquestes càpsules també va bé per al tractament del càncer. En altres apartats te la tornaràs a trobar. Aplicada en gel sobre la pell, presa en càpsules i beguda. Així que, queda't amb les propietats aquí, perquè en són unes quantes.

Àloe Vera

Gel transparent que s'extreu de la planta de l'àloe vera o atzavara vera que pertany a la família de les liliàcies

Propietats Anticancerós, afeccions del sistema immunitari, regenerador cel·lular, regenerador de les mucoses digestives (agrors o acidesa, digestiu, laxant, purgant), antiinflamatori, emol·lient. Ús extern: antisèptic, bactericida, balsàmic, cicatritzant, antiinflamatòria, hidratant, fungicida (Pàmies J. , Pàmies Vitae, 2014)

Contraindicacions. No administrar en l'embaràs, lactància ni en nens menors de 2 anys. Diarrees severes, alteracions d'origen renal, malalties al sistema digestius i insuficiència cardíaca. S'ha de treure sempre l'aloïna que és com una mucosa grogosa de la planta (Pàmies J. , Pàmies Vitae, 2014).

Després d'haver acabat tots els tractaments, he sabut que en comptes dels bolets, em podria haver pres *Artemísia annua* (que no sigui ni la *vulgaris* ni *l'abstentinnium* conegudes com la donzell o *l'ajenjo* en castellà, ja que aquestes dues tenen altres propietats). Serveix per al mateix. A més, és bastant més barata i te la pots plantar a casa, si tens espai (Pàmies A. , 2016). Costa molt trobar-la als herbolaris.

> **Artemísia annua o artemísia dolça**
>
> És una planta que creix en països càlids, pot arribar a mesurar dos metres i el seu gust és amargant.
>
> **Propietats**
> Reforça el sistema immunitari i serveix per a tractar la malària, febres, càncer d'ossos, leucèmia, pulmó i pròstata (Pàmies J, Pàmies Vitae, 2014).

La caiguda del cabell

Tenia més que coll avall que se'm cauria el cabell. Quan l'oncòleg m'ha confirmat que la quimioteràpia que m'han de donar provoca alopècia, només sortir de la consulta (des del cotxe sortint del pàrquing de l'hospital), he trucat a la perruquera perquè em talli els cabells i també he demanat hora per a emprovar-me perruques.

He decidit tallar-me'ls ben curts, perquè no vull veure com se'm cauen pel desaigua del lavabo els meus rínxols llargs i negres. Vull una perruca com el meu nou tall de cabell. A més, he calculat que, com a poc temps, haig d'estar uns nou mesos portant-la.

És per això que, prefereixo fer el canvi d'imatge abans de tot, que no després. Al voltant de l'estiu, puc estar sense perruca i, més o menys amb la mida de cabell curt que porto ara quan me'l talli, just abans de començar el tractament. Per tant, la meva imatge no haurà patit massa canvis.

El que és important, és que, en certa manera, **trio jo quan em quedo sense cabell**. Sembla una ximpleria, però és vital tenir la sensació que controles alguna cosa del teu cos i del teu físic. En un moment en què tot ho tinc descontrolat i no sé què em passarà ni com evolucionaré, em dona seguretat tenir una mínima sensació de decidir alguna cosa. Per a mi, **tornar a tenir cabell (i potser rínxols) és un símbol de què ja estic curada**.

El nou tall de cabells a tothom li ha agradat. No sé si és perquè realment em queden bé o pel fet d'estar malalta. Quan estàs malalt, tot val. Gent que no et diu mai res, de cop i volta et diu que *"estàs guapa i se't veu molt bé"*. I és que... No hi ha res com està fotuda, perquè et diguin que estàs bé. Mai m'havien dit tantes vegades que faig bona cara i que estic guapa com ara que tinc càncer (*bé, potser sí, quan estava embarassada també em deien coses agradables*).

El meu canvi d'imatge, però, a una persona molt especial i important per a mi, no li ha agradat gens ni mica. L'Arnau, el meu fill gran, s'ho ha agafat molt malament. No li ha agradat gens i m'ha dit que estava molt lletja i que no em faria cap petó fins dintre d'un any, quan em creixin els cabells. Això ha estat molt dur per a mi, ja que el primer canvi s'ha convertit en un drama familiar. Al cap d'una hora, però, m'ha demanat disculpes. Parlant amb ell m'ha dit que no entenia res. No sap si estic malalta, quina malaltia tinc i que té por. Ha estat la seva reacció davant d'una situació que no comprèn.

Dur, molt dur. Per molt planificat i més o menys controlada que he tingut la caiguda del cabell (com *m'*aniria, a partir de quan i què faria per no patir tant), a l'hora de la veritat, és dur. Ja han passat dues setmanes des que me'l vaig tallar i ja estic per la **segona sessió de quimioteràpia**. Just el mateix dia, un dijous al vespre, m'ha començat a caure. Fa una mica de mal i el cap el tinc vermell. Dilluns ja tinc hora per a rapar-me i posar-me la perruca que ja fa unes setmanes que tinc a casa.

Ja és dilluns. Justament avui... Començo a escriure el llibre, baixant cap a Barcelona per arreglar-me la perruca (et rapen a les fosques i sense mirall al davant).

He estat tot el dia fora de casa i només m'he vist amb la perruca acabada d'arreglar i no m'he vist rapada. Estic guapa. No m'atreveixo a mirar-me rapada. Tinc por de no reconèixer-me.

> **La perruca**
>
> Hi ha de molts tipus i preus. I has de tenir en compte que només són uns mesos que l'has de portar. Agafa-te'n una que s'assembli al teu estil de cabell, ja que així no et sentiràs tan estranya. I procura que sigui fàcil de mantenir, com ho són les de cabell curt, o hauràs d'anar a la perruqueria especialitzada cada quinze dies.

Tinc por perquè és veure'm malalta. Veure el càncer. Veure la mort: la caiguda del cabell simbolitza el càncer i, en el meu ideari, el càncer és mort.

La primera prova de foc l'he passada quan he anat a buscar els nens. No se n'han adonat que porto perruca. La cosa va bé! Si ells no s'han adonat (que s'adonen de tot), vol dir que no es nota gens que porto uns cabells que no són meus.

És el vespre i estem a casa. I la vida segueix i a casa continua la rutina de sempre de *"va, posat el pijama, recull la roba, rentat les dents..."* i els crits... (tinc pendent de llegir-me uns quants llibres *d'educar sense cridar*...). I tot ho veus com una rutina que se t'escapa de les mans, perquè tens una altra preocupació molt més gran. I és que no et reconeixes. I, plores, esclates a plorar. S'aturen els crits i ve l'Arnau i em pregunta si em pot abraçar. És l'abraçada més sentida que he tingut mai. Gràcies Arnau.

Una mica més tard, quan els nens ja dormien, m'he tret la perruca a les fosques i, quan m'he vist amb el cor de fer-ho, m'he mirat al mirall. He passat per davant del meu marit a les fosques i ràpid. M'ha vist i s'ha adonat que de veritat estic malalta i que el càncer està present. Que jo em trobi bé, no vol dir que no tingui càncer. Ens asseiem tots dos al sofà. Ajaguda, amb el cap sobre la seva panxeta, me l'acarona suaument i em diu que estic guapa. Només necessito això, que no em diguin res més. Que estiguin amb mi en silenci i acaronant-me... ja està.

Després dels primers dies amb la perruca i sense ni un pèl de ximple, l'Arnau i el Roger han volgut veure'm sense mocador ni res al cap. Primer els he ensenyat fotos de noies i nens i nenes sense cabell, perquè es fessin a la idea de com em veurien a mi. El Roger, al principi, no em volia veure i l'Arnau sí. I, a l'hora de la veritat, ha estat a l'inrevés. Finalment, m'he anat traient a poquet a poquet la perruca fins que ells han volgut. L'Arnau m'ha fet parar de seguida i el Roger me l'ha treta d'una estrebada. L'Arnau m'ha dit que veurem així, li fa pena i li he dit que a mi també... Però, en canvi, el Roger, m'ha dit que estic guapa.

Un altre dia, mentre intentava que es dutxessin amb el *"va que us heu de dutxar"*, *"encara ni us heu tret la roba!"* per enèsima vegada elevada a la potència (...), l'Arnau m'ha dit sense venir al cas: *"Mama ets guapa. Mama, és veritat. Encara que no tinguis cabells, ets guapa, perquè tu ets guapa"*. I el Roger, s'afegeix i diu que *"Mama, és veritat. Ets guapa"*. Són situacions que vius i et fan pensar moltes coses. Em fan sentir que, per als meus fills, passi el que passi soc la seva mare i m'estimen. I encara són petits i em veuen perfecte (*no sempre, però... Crec que alguna vegada també em veuen com una mena de bruixa*). I t'adones que tenen una capacitat especial per a detectar l'estat emocional. *Com ho sabran?* Justament en el moment que més necessito que em diguin alguna cosa maca, tenen les paraules justes per dir-m'ho. Suposo que és una habilitat innata que la tenen quan són petits (*així com... també tenen l'habilitat de saber què és el que més treu de polleguera als pares i mares en aquell moment precís... Però bé, això ja són figues d'un altre paner).*

Hi ha moments de tot. Realment, quan em miro al mirall sense cabells, sense mocadors i amb la cara neta, m'adono que estic malalta. Que per molt bé que em trobi, tinc unes cèl·lules que a la mínima que es descontrolin, la meva salut es complica. És la manera de ser conscient que això és una malaltia molt seria i que no pots jugar-te-la. Has de fer el possible per curar-te i cuidar-te. El fet d'estar calba et fa tocar de peus a terra i pensar que o canvies de vida o estàs venuda.

Per cert, com que és hivern, passo molt de fred. Se'm congela el cap. No m'estranya que els calbs vagin a l'hivern amb gorres, barrets i tot el que trobin. Per anar a dormir em poso una gorra sense costures (la venen especialment per això). Quan surto al carrer, m'embolico amb bufandes, vigilant de no fer malbé la perruca, però hi ha dies que m'és igual: *Tinc molt fred!* Potser amb els mocadors no es passa tant de fred pel carrer, però, pels meus fills, jo no he volgut sortir mai amb mocadors (és una qüestió totalment personal).

Només ha passat **un mes i deu dies des de l'última sessió que provoca alopècia** (la primera tanda de tractament quinzenal). M'he adonat que m'està sortint el cabell. M'ha fet tantíssima il·lusió que ara vaig per casa amb *la cabellera solta a l'aire*... Realment... és pura il·lusió, perquè només es veuen a contrallum, davant el mirall (a ser possible amb un mirall d'augment) i apropant-m'hi molt. I a més... són blancs sobre el fons blanc de la meva closca. Res, que no es veuen. Però, què hi farem! És motiu d'alegria. Espero que el mes que ve, ja comenci a néixer el cabell de veritat.

Ara ja fa un mes que he acabat la darrera sessió de quimioteràpia, ja és primavera. Ara sí que ja m'ha començat a créixer més el cabell. Creix desigual i blanc, molt blanc. De fet, massa blanc! Després, alguns cabells comencen a ser més negres, però no millora massa la cosa... Fa una il·lusió tremenda! M'he començat a mirar pentinats per quan ja me'l pugui tallar (i tenyir) dintre de tres o quatre mesos més o menys. Fa tanta il·lusió veure com creixen els cabells i els pèls, que fins i tot m'he emocionat quan m'he arrancat el pèl odiós de la barbeta (*aquest no calia que sortís, la veritat*).

Cada dia és més a prop el dia que podré anar a la perruqueria i començaré a ser jo. Se m'està fent llarguíssima l'espera. Són unes setmanes que veus que tens cabell, però no prou per anar sense perruca. I amb perruca vas malament, perquè se't surten tots els cabells per fora. Tens unes ganes boges de ser tu mateixa. Mires opcions per Internet sobre què pots fer per tenyir-te. Al final, penses *"si he aguantat set mesos amb perruca, podré suportar un parell de setmanes més, no?"* Em sembla que no aguantaré massa temps més. M'he posat una gomina especial dels meus fills que tinc per casa, que és molt suau, i he intentat donar forma als cabells que tinc. Sense èxit. No he aconseguit cap mena de forma. Al revés, encara sembla que estigui més calba. Com diria el meu pare, sembla que m'hagi llepat una vaca. Potser em decideixo a posar de moda els cabells blancs i grisos (només una temporadeta... fins que no em pugui tenyir). *I, per què no?*

Ha arribat el dia! No m'ho puc creure. Al final, he sucumbit al tint. Me n'he comprat un amb olis vegetals sense amoníac ni parabens. El cabell ben curt i cap al carrer! Ho he fet sense planificar, ni pensar-m'ho ni avisar a ningú. Per a mi el canvi no és massa gran: quan em trec la perruca, tinc els cabells grisos i curts i me'ls he tenyit de ros. No sabia per què tothom obria els ulls com a taronges quan em veien. *Òndia! És clar... no havia caigut que per a la gent sí que*

*és un canvi! Fins ara m'han vist amb els cabells curts (no tan curts), però
negres!*

Quan m'ha vist l'Arnau, no m'ha dit res. Mal senyal. Això vol dir
que no li agrado gens i que s'avergonyeix de què em vegin així.
Efectivament, així és. Ho he pogut confirmar amb ell després a casa.
Per sort, l'endemà, quan la gent m'ha vist i han mostrat veritables
mostres d'alegria per veure'm sense perruca, ja no m'ha tornat a
dir que no surti al carrer amb els cabells tan curtets (i de rossa). Ha
entès que és motiu d'alegria i celebració!

Aprofitant l'avinentesa, i com que ara el meu color base és bastant
clar (és a dir, gris clar), he anat canviant el color del cabell i m'he
posat henna, que deixa el cabell molt bé i no té els inconvenients del
tint. És un altre canvi, que ha vingut per quedar-se.

Dies més tard, de tornada de Barcelona de fer-me la segona sessió
de radioteràpia, he coincidit amb una noia asseguda al tren amb la
seva família, sense perruca ni celles. Tal com està. M'ha semblat
admirable. Una valentia per admetre's i acceptar-se a si mateixa i
mostrar-se davant de tothom amb la seva vulnerabilitat. No passa
res i la vida segueix.

La caiguda de les celles i les pestanyes

Durant el parell de mesos que ja no tinc ni cabell, ni celles ni
pestanyes, semblo un ninot d'aquests que se'ls pot canviar el cabell,
les celles, la boca... i posar i treure barrets. Quan surts de casa
t'acostumes a posar la jaqueta, la bossa de mà, la perruca i les celles.
Es converteix en una rutina.

Per sort, les **celles** m'han caigut a les acaballes del tractament. Les
he anat aguantant, però al final, res de res... me les he hagut de
pintar. Ho he solucionat amb un maquillatge específic per a celles

que venen als supermercats. N'hi ha de més bons, però no he hagut d'invertir massa, perquè **al mes i mig d'acabar l'última quimioteràpia ja m'han començat a créixer.**

Quan creixen, al principi, es veu com una ombra grisa que ressegueix el la línia natural de les celles. El pèl neix primer de l'extrem interior de l'ull cap en fora i és més fi que el d'abans. Amb un parell de setmanes ja estan bastant normals i no calen ni maquillatges ni postissos. M'ha fet tanta il·lusió estrenar celles que m'he fet una foto i l'he enviada a tota la família!

Les **pestanyes** m'han durat força. No se m'han arribat a caure, tot i que sí que se m'han quedat com cremades i tallades. El problema és que estan dèbils i es claven dins l'ull, fa mal i et plora.

Per sort, com que les he conservades bastant, no he hagut de recórrer a cap postís. També, m'han començat a sortir aproximadament un mes després d'haver acabat la quimioteràpia. Però és tan lent el creixement, *però...tant!* I, a sobre, els tres o quatre primers mil·límetres que m'han sortit són blancs. Sortosament, després comencen a sortir negres. *Menys mal!*

Han passat quatre mesos i encara no les tinc com abans. Les tinc més febles i sense força. Espero que de mica en mica vagi millorant la cosa.

Ara fa sis mesos que he acabat la quimioteràpia. Es pot dir que ja les tinc bastant normals. *Era hora!*

La boca

Afortunadament, he tingut molt pocs problemes a la boca. Només he patit un dia de nafres. *Serà perquè abans del càncer ja havia tingut tants problemes amb les genives i els queixals que... l'experiència és un grau... i ja havia après a cuidar-me-la.*

Primer de tot, s'han de rentar les dents amb un **raspall de dents ultra suau**. El suau no, *l'ultra suau* o l'especial per a genives. Ho vull deixar clar perquè a tot arreu trobaràs el suau, però ha de ser un encara molt més suau. Es troba en molt poques farmàcies. Aquest raspall no malmet les genives, encara que et freguis una mica més fort del compte. *Per què li dono tanta importància al raspall?* Perquè... et poso un exemple, fent el símil amb les mans. És com si et rentessis les mans dos o tres cops al dia amb un raspallet. El que podria passar és que et quedessin les mans vermelles i encetades. Doncs, amb les genives passa el mateix. S'ha d'anar amb molt de compte, ja que no és el mateix fregar l'esmalt de les dents, que és un material més dur, que fregar les genives que és carn i és molt delicada.

La pasta de dents. Utilitzo una pasta sense fluor, a base d'herbes. Això ho faig perquè m'agrada més i perquè penso (és una opinió meva) que, tot el que sigui necessari utilitzar-lo com a tractament (com el fluor), s'ha de fer servir quan calgui. [*Obro parèntesi:* de fet, un excés de fluor pot comportar l'aparició de fluorosi dental que consisteix en una alteració del color i la consistència de l'esmalt. Aquest excés de fluor prové majoritàriament dels productes dentals que utilitzem i de l'aigua que bevem (Sociedad Española de Odontopediatría, 2008). La quantitat òptima de les aigües hauria de ser de 0,7 mg/L i, si es sobrepassen els 1,5 mg/L, hi ha risc dental i ossi. Aquest risc hauria de reflectir-se a l'etiqueta de l'envàs. Actualment no hi ha cap legislació que ho reguli (Maraver F, 2014). *Tanco parèntesi*].

A més d'utilitzar el raspall *ultrasuau* i la pasta de dents d'herbes, s'ha de rentar la boca amb moviments suaus i verticals, de la geniva cap en fora. Això t'ho dic així de clar, però sincerament, sempre tinc la sensació de no rentar-me-les bé. Qualsevol problema que tinc a la boca, tots els dentistes acaben dient-me que és perquè no me la rento bé. Problemes a les genives, càries, inflamacions: *"renta't bé les dents"*. Un dentista em va dir que me les havia de rentar cada dia tres cops i, al vespre, estar-m'hi durant quatre minuts. Un altre em va dir que no me les rentés massa perquè és agressiu i espatlla l'esmalt i les genives. *Mare meva! Quin cacau!* I a sobre, l'Arnau em diu que *"per què m'haig de rentar tant les dents?, si tu te les rentes i tens càries?"* Me'n surto com puc d'aquesta pregunta incisiva i li dic que, si no me les rentés, encara en tindria més *(Què li haig de dir, no?)*

Durant els dos dies que he tingut nafres a la boca, he pres pròpolis, juntament amb equinàcia, ja que és un antibacterià natural molt potent (Mohan PVMU, 2016) i alleuja el mal de queixal i de la gola *(t'ho comento de més a més per si t'interessa)*. L'he alternat amb un col·lutori de farmàcia que conté clorhexidina. Tant el pròpolis com la clorhexidina tinten l'esmalt de les dents. El pròpolis de color grogós i la clorhexidina de color negre. Triga una miqueta més a marxar la clorhexidina.

Pròpolis
Una resina que produeixen les abelles i que l'extreuen dels arbres, per a tancar les esquerdes i fissures del rusc amb la finalitat de donar-li estructura i evitar l'aparició de fongs i bactèries.

Propietats
Antibacterianes, antifúngiques i antiinflamatòries.

*En compte si...*Tens al·lèrgia a la picada de les abelles.

Si ho vols comprar, pregunta a l'herbolari, ja que la quantitat de principi actiu varia molt d'una marca a l'altra *(el preu també...)* i, conseqüentment, els efectes per al guariment també varien. L'únic inconvenient és el gust, però, bé, això és un mal menor.

I, finalment, el que em funciona millor és glopejar unes quantes vegades al dia aigua amb sal o bicarbonat. No tenyeix, és barat i possiblement el més efectiu de tot si ho utilitzes habitualment com a preventiu. A l'hospital em van recomanar glopejar amb infusió de farigola. M'encanta aquesta planta, però com que la quimioteràpia em va fer agafar-li mania, vaig deixar de glopejar amb farigola. Un any després d'haver-la acabada, ja em torna a agradar la farigola.

Equinàcia
És una flor que creix a Nord Amèrica. És d'un color porpra i se sembla a les margarides, ja que és de la mateixa família.

Propietats
Millora el sistema immunològic, ajudant a guarir els refredats i també ajuda en el tractament d'alguns tipus de càncer. També és antibacteriana, cicatritzant i antisèptica.

*En compte...*No es pot prendre més de tres mesos seguits. A grans dosis, pot augmentar un tipus de cèl·lules canceroses i pot interferir en el tractament de la quimioteràpia (Cichello SA, 2016). Si es pren seguit, cada persona reacciona de manera diferent i pot desestabilitzar el sistema immunològic. És incompatible amb malalties autoimmunes (Pàmies A. , 2016).

El ferro

A la cinquena sessió estic baixa de ferro. He començat a prendre un preparat que venen als herbolaris i a les parafarmàcies que conté ferro, vitamina C i vitamina B12. Me'l vaig prendre també quan vaig tenir els meus fills, després del part. Aquest complement es pren dos cops al dia, mitja hora abans de l'esmorzar i del sopar. És molt efectiu i no té contraindicacions.

La millora ja s'ha notat a les analítiques de la tercera setmana de prendre-me'l. S'ha notat tant, que el metge m'ha dit que el deixés, perquè ja estava bé (una mica més i em passo del marge màxim). S'ha d'anar amb compte, perquè sembla que no és bo tenir massa reserves de ferro, ja que les cèl·lules canceroses tenen més receptors de ferro que les cèl·lules normals i pot contribuir al seu creixement (Reizenstein P, 1991).

També, reforço aquest complement amb el menjar, incorporant cada dia algun dels aliments que tenen més ferro com són les escopinyes o les algues. Les algues són una de les grans incorporacions que he fet a la cuina. Les afegeixo a les sopes, a l'arròs, a la pasta... *Boníssimes! I, als meus fills també els agraden! (fins que s'adonen que són de color verd i llavors ja comencen a rondinar una miqueta).*

Preparat bevible
- Verdures i hortalisses: Pastanaga, espinacs, alga marina, remolatxa.
- Plantes i flors: flor d'hibisc, ortiga fonoll, gavarrera, grama.
- Fruites: pera i raïm, suc de grosella negra, móra, cirera, taronja, i llimona, extracte de garrofa, poma.
- Vitamines C, B1, B2, B6, B12 i gluconat ferrós.
- Llevat i cereals: llevat, blat i mel.

Propietats Aporta ferro i vitamines del grup B i C.

En compte si... Tens alguna al·lèrgia a algun component, tot i que també n'hi ha un preparat sense components al·lergògens.

Quan començo a informar-me sobre el ferro... *Oh! Sorpresa! Què em trobo?* Doncs, que no haig d'abusar de les farines integrals.... *Però si m'han dit que me les prengui integrals per controlar la glucosa i perquè tenen més minerals, vitamines i fibra! Mare meva... quin caos! Ara què faig?*

Sí, és cert. L'assimilació del ferro és millor si es fa amb vitamina C i, al contrari, interfereixen negativament les farines integrals, el cafè i el té. Per tant, com a mínim has de deixar passar mitja hora des que et prens algun preparat de ferro o algun aliment que el contingui, fins que te'n prenguis un altre que dificulta l'absorció. Per això, és millor llevar-te al matí, prendre-te'l, i mentre et dutxes i t'arregles, ja ha passat la mitja hora i ja pots esmorzar tranquil·lament.

Les ungles

No he tingut massa problemes amb les ungles (al principi). Com a profilaxi em rento sovint les mans i porto a la bossa de mà una ampolleta petita de gel desinfectant que substitueix el sabó per casos d'emergència. També em poso clorhexidina que és un altre antisèptic. Si puc, em protegeixo les mans amb guants per no malmetre-les amb els sabons dels plats que són molt agressius. *Poca cosa més he pogut fer...*

Clorhexidina (Vademecum, 2015)

Antisèptic tòpic i actiu davant de microorganismes.

Usos. Desinfecció de la pell, preparació de la pell per a pre i post operatori, cremades, ferides lleus, antisèpsia de les mans, desinfecció de material.

En compte si... No utilitzar en mucoses, oïdes, ni ulls. No emprar en ferides profundes. En menors de 30 mesos, consulteu al metge.

Durant el primer mes de la quimioteràpia, he tingut un voltadits: una infecció a l'ungla d'un dit. *Quin mal que fa!* Me l'he curat amb l'ungüent de tota la vida, que després de llegir tots els noms estranys que posa a l'etiqueta no deixa de ser farigola, romaní, cera d'abelles...

Ungüent la serp
Conté petrolàtum (parafina), cera alba (cera d'abelles), rosin (resina), eucaliptus globulus, juniperus communis (ginebre), lavanda i rosmarinus (romaní), helianthus annuus (girasol), daucus carota sativa (pastanaga).

Propietats
Regenera, cicatritza i ajuda a treure les infeccions cap a fora la pell. Recomanat per furóncols, grans, voltadits, cremades, cops i infeccions produïdes per algun agent extern com una estella.

En compte si... Tens al·lèrgia a algun component.

A la penúltima sessió de la quimioteràpia (quatre mesos des de la primera sessió), les ungles ja no són el que eren. *Pobretes! Quina peneta que fan!* S'han quedat grogues i separades de la pell.

Al principi, fan un dolor lleuger, com si haguessis estat fregant i rascant amb les ungles durant tot un dia sencer *(i pots estar ben segura que no ho he fet)*. Més endavant, se m'han desenganxat de la pell i, quan passa això, fan mala olor *(de fet, fan pudor)*. Els fongs han aprofitat que estic baixa de defenses per ficar-se dins la meva pell. La qüestió és rentar-se-les sovint, posar-se un producte antibacterià per protegir-les i anar-les tallant, per no fer una estrebada amb qualsevol cosa. Finalment, he aconseguit mantenir-les i no s'han caigut.

I les dels peus? Doncs, aquestes m'han donat més maldecaps. Una setmana abans de l'operació m'ha sortit un líquid a una ungla del peu: indicatiu d'infecció. En aquest cas, me l'he tallada molt, m'hi he posat aigua oxigenada i el mateix ungüent que em vaig posar per al voltadits. M'eixugo molt bé els peus quan surto de la dutxa i em poso un calçat còmode i ample que deixi moure els dits i que permeti transpirar el peu (és a dir, calçat esportiu o dit d'una altra manera: tot calçat contrari al calçat femení).

Passats **més de sis mesos de la darrera sessió de quimioteràpia**, encara tinc malament dues ungles de les mans, les dels dits gros dels peus i quasi totes les dels peus m'han crescut més corbades que abans. Amb tot i això, estic millorant progressivament... He hagut d'anar a la podòloga perquè me les arregli i me les talli bé.

Per fi, **a l'any d'haver acabat la quimioteràpia** tinc totes les de les mans bé i ara només em falta que m'acabin de créixer les dues dels dits grossos dels peus i ja està. Tot és qüestió de ser pacient.

La pell

La quimioteràpia resseca molt la pell. Com que, *no hi ha mal que per bé no vingui... a la cara i a l'esquena m'ha anat bé, perquè sempre he tingut un petit excés de greix i ara tinc una pell fantàstica.*

Com que ja m'havien avisat que això em passaria, des d'abans de començar la quimioteràpia també he estat utilitzant sabons naturals que són afins al **pH** de la pell (4,7 - 5,75) per a dutxar-me. Després, acabo la dutxa amb aigua amb sal. Barrejo en un potet aigua calenta amb un grapat de sal i la deixo lliscar sobre el cos. Seguidament, m'eixugo amb la tovallola. L'efecte que té sobre la pell és suavitzant i treu les cèl·lules mortes. Així, queda preparada per a la crema hidratant.

Però... els que sí que han patit han estat els meus peus (*els dedico un apartat sencer. S'ho mereixen.*).

Els peus

Ai! Els peus... aquest sí que em fan patir! El motiu és perquè la pell amb la quimioteràpia es resseca. Per això, ha d'estar molt hidratada, nodrida i airejada. En cas contrari: s'escalfa, s'estova i surten les temudes butllofes (cosa que m'ha passat). Moltes de les persones que han fet el tractament de la quimioteràpia tenen aquest problema i no se li dona la importància que mereix.

Precaucions:
- Les sabates han de ser molt amples i que deixin transpirar la pell. Et recomano les de tela. El calçat esportiu és el que s'adapta millor.
- Em poso oli d'argània i a sobre la crema corporal que conté Sacha Inchi que és una llavor originària del Perú rica en omega 3 i 6 (Stona de Cel, 2016).

El fet de tenir dolor i no poder caminar, m'afecta molt, ja que m'impedeix fer coses com anar a comprar i fer passejades. Em veig obligada a demanar ajuda. I això em fa sentir malalta. Llavors, s'engega l'interruptor dels pensaments negatius sobre la malaltia (*"necessito ajuda, ja no puc ni anar a comprar"*, *"cada dia tinc algun problema nou, afegit al del dia anterior"*... *"Vols dir que m'estic curant?"*, *"serveix per a alguna cosa el que faig?"*). Tots aquests pensaments, els sumes al fet d'haver-te de posar calçat còmode (calçat esportiu o botes) i combinar-ho a joc amb la roba: t'obliga a anar molts dies amb xandall. No és ni la imatge que vull ni la que necessito tenir en aquests moments. *La imatge m'ha canviat. El que vull és sentir-me guapa i no puc. Vull ser independent i no puc.* Tot plegat, fa qüestionarme si el tractament té sentit, si m'estic curant o no. Deixes de donar importància als tractaments de casa, et descuides i empitjores.

Coincidència o no, les setmanes que he entrat en aquesta roda de *"no m'estic curant"*, *"vaig malament"*... la mesura externa en centímetres del tumor que em fa l'oncòleg per saber si s'està reduint, no varia. Mentre que les setmanes que he vist les coses clares i amb optimisme, sempre la mesura ha estat menor que la vegada anterior, és a dir, el tumor redueix. *Ai! L'actitud...* Però, penso que no és l'actitud en si mateixa, **és l'estat emocional que et fa tenir una actitud o altra. I, les emocions afecten el sistema immunològic**.

La mucositat i el llagrimeig

Aquest efecte és bastant molest. Inicialment, em pensava que era un constipat, ja que va coincidir amb l'hivern, vaig tenir una mica de febrícula i el meu fill estava constipat també. Fins que passat més d'un mes i mig he deduït que no és normal que em duri tant.

Ho he comentat a la infermera que em posa la quimioteràpia i m'ha dit que és d'un medicament, el qual afecta les mucoses. Semblo una font d'aigua permanent. El mateix dia del tractament és pràcticament aigua i després ja és més espès. L'inconvenient és quan se't queda la mucositat concentrada al sinus, ja que produeix mal de cap i llagrimeig als ulls, o bé conjuntivitis *(he tingut tot plegat i és bastant empipador)*.

Per evitar-ho, el millor és fer aspiracions amb aigua i sal. *Un consell: quan facis les aspiracions pel nas, fes-les quan no hi hagi ningú mirant-te ni escoltant-te. Només és per si vols continuar mantenint la teva reputació, ja que l'espectacle que donaràs és un pèl íntim... tirant a desagradable o penós.*

Aspiracions d'aigua amb sal
Un got d'aigua amb mitja culleradeta (de cafè) amb sal. Aspirar l'aigua pel nas i expulsar-la per la boca. Es pot fer vàries vegades al dia.

Propietats. Neteja l'interior del nas, arrossegant la mucositat.

En compte... No aspiris pel nas i ho treguis pel mateix nas, perquè obtindràs l'efecte invers al desitjat. El tindràs més tapat.

Durant el darrer mes de la quimioteràpia he estat amb conjuntivitis, sobretot, durant les primeres hores del matí. Em ploren els ulls i haig d'anar amb un mocador pel carrer eixugant-me les llàgrimes. M'hi he posat als ulls unes gotes d'homeopatia que tenen *euphrasia*. La trobaràs tant a les farmàcies com als herbolaris. En aquest darrer lloc, en forma d'herbes per fer una infusió.

Aquesta conjuntivitis ha marxat tal com ha vingut, és a dir quan he acabat les sessions de quimioteràpia. És molest i ja està.

Euphrasia officinalis
És una planta de la família de les orobàncies que creix a l'Europa Central, Àsia i Nord Amèrica. És de fulles petites i dentades i unes flors blanques, blaves o violeta amb unes ratlletes primes grogues o porpres.

Propietats... Astringents, estimulants, antiinflamatòries i analgèsiques.

S'utilitza per a... Conjuntivitis, llagrimeig, sinusitis, tos, mals de coll i problemes d'estómac.

Rigidesa de les venes: El port-A-Cath

Estic a la sisena sessió de la quimioteràpia i, finalment, m'han hagut de posar el Port-A-Cath per tal de preservar les venes, ja que se m'han tornat rígides, estretes i dures. Ja no em poden punxar ni per fer les analítiques ni per posar-me el medicament.

La intervenció ha anat bé i no m'ha suposat cap inconvenient. Ara hauré de conviure-hi uns dos o tres anys. L'única pega és purament estètica, ja que se'm veu força *(a la majoria de la gent no se li nota). Tot i que penso, que a vegades va bé tenir alguna ferida que et recordi constantment què és el que no has de tornar a viure.*

El Roger ha tingut curiositat de veure el Port-A-Cath. Així que, l'hem buscat per internet. Però, no ha quedat prou satisfet amb una imatge que li he ensenyat. Ha volgut que li busqués un vídeo que mostrés un cirurgià posant-lo i que, sobretot, es veiés la sang! Evidentment, no li he satisfet la seva curiositat... *quina angúnia!* Però no per ell, sinó per mi. Darrerament, diu que vol ser metge, entre altres professions (granger, bomber, cantant, policia... ja veurem). A vegades, els volem protegir tant de la realitat, que no ens adonem que ells van per davant nostre, buscant veure i aprendre per entendre el que viuen.

Fa poc més de mig any que porto el Port-A-Cath i me l'han de treure, perquè està a punt de sortir-se fora de la pell. M'he aprimat uns quants quilos en un parell de mesos i es transparenta. Fa una mica de repèl. Amb un cop petit se'm pot obrir la pell. En certa manera, tenia previst demanar que me'l traguessin més endavant *(per demanar que no quedi...).* Vull sentir-me sana i curada i el Port-A-Cath és com algú que t'està dient *"tornaràs a tenir càncer, per això encara estic aquí".* Així que, com que he decidit no tenir mai més càncer, ja no el tornaré a necessitar... És com una necessitat de controlar i de dir: *"ja estic curada i no em tornarà a aparèixer la malaltia"*.

Allò que et deia de les creences al principi del llibre: *les teves cèl·lules es creuen com a cert el que creus i executen les teves ordres.* Si un metge dona l'ordre de treure el Port-A-Cath és, perquè creu que ja no el necessites. Llavors, acabes creient que realment no el necessites. És una manera de donar-te l'ordre de *"ja s'ha acabat el càncer"*.

Falten cinc dies perquè faci el primer aniversari del diagnòstic. Avui m'han tret el Port-A-Cath. Ha anat tot bé i ràpid. És una intervenció sense ingrés, amb anestèsia local i sedació. La sedació m'ha fet bastant efecte. A la sala de reanimació, he sentit una veu que em deia: *"t'hauries d'anar despertant..."*. *Tan bé que estava!* M'he passat el matí dormint a casa. A la tarda, pràcticament vida normal: anar en molt de compte amb la zona intervinguda, perquè està una

> **Port-A-Cath** (Xavier Centeno, 2015)
>
> És un dispositiu que permet l'accés directe a les venes de manera permanent, per tal d'administrar medicaments, nutrients, productes sanguinis o fer extraccions de sang sense necessitat de fer puncions cada vegada.
>
> ***Es posa quan...*** Els professionals sanitaris que atenen la persona consideren que cal protegir les venes, perquè és necessari tenir un accés vascular continu o invasiu a causa d'algun tractament com la quimioteràpia. Es fa una petita intervenció ambulatòria amb anestèsia local.
>
> ***Manteniment...*** Cada dos o tres mesos s'ha d'anar a l'hospital perquè et facin una neteja que consisteix a posar una injecció amb heparina en el dispositiu per tal d'eliminar qualsevol coàgul.
>
> ***Quan es treu...*** Quan el personal sanitari ho considera adient, però per mesures de precaució, per si es torna a necessitar l'accés venós constant per algun tractament, normalment es treu al cap de dos o tres anys. Cal un altre cop una intervenció quirúrgica més senzilla que la de la col·locació.

mica més sensible i prou. De mica en mica, vaig tornant a la normalitat. **Vaig esborrant els records i els senyals del càncer.**

La memòria, llenguatge i atenció

Una mica més i m'oblido de posar aquest apartat... És una broma bastant real. Resulta que al principi de la quimioteràpia he tingut problemes de memòria i dificultats a l'hora de trobar determinades paraules mentre parlo. T'haig de confessar que soc despistada i que ho he vist normal, per això no m'hi havia capficat. Ho he atribuït a la situació que estic vivint: quan tens un gran impacte emocional, la memòria decau. No et centres en els estímuls quotidians, perquè l'atenció està fixada en un tema més important.

Allò que fem habitualment: de parlar i explicar-nos les coses i compartir amb unes persones o altres, poques setmanes abans d'acabar les sessions de quimioteràpia, la mare d'una amiga em va dir que ella va tenir molts problemes de memòria amb la quimioteràpia *(ella n'era conscient que la seva pèrdua no era normal, no com jo...).* Això va ser sobre l'any 2011. Ella sí que li ho va comentar al metge. I el metge li va dir que era pel context estressant que estava vivint i que la quimioteràpia no ho provocava. Tres anys després li va haver de donar la raó, perquè un estudi confirmava que afecta les capacitats cognitives. *La ciència acostuma a negar el que no s'estudia i, a vegades, les evidències que dona són per períodes curts de temps.*

Segurament, en el meu cas, la pèrdua de la **memòria** durant la quimioteràpia és per una barreja de coses: la quimioteràpia, les preocupacions de la mateixa malaltia, més la suma d'estar removent totes les meves emocions i la planificació dels canvis importants que estic començant a gestar. Tot plegat fa que l'atenció i la memòria quedin un pèl tocades.

Certament, hi ha estudis que mostren que afecta la memòria verbal immediata i a la memòria a llarg termini. És a dir, em passen coses com *"què venia a buscar a la nevera?"* o *"no sé què vaig fer el mes passat"*. Es noten millores a partir de l'any i mig. Al cap de tres anys, ja hi ha un canvi substancial, sobretot notaran més aquesta millora les dones més joves i amb més estudis (Zeng Y et al., 2014).

Han passat cinc mesos des de la darrera sessió de quimioteràpia i encara tinc la memòria afectada. I m'he posat a prova sense saber-ho. Una idea genial que he tingut ha estat fer un curs de dietètica i nutrició. M'ha agradat molt, però... m'han fet un examen. Que malament ho he passat! A més, tot són noms enrevessats (glucoronit, fenilalanina... i un llistat quasi infinit d'interaccions entre tots ells i un altre llistat inacabable de causes i conseqüències per l'excés o el dèficit de cada substància). No em puc creure que amb la de vegades que m'he mirat els apunts i, com pot ser que encara no me'n recordi de tot! En un altre moment hauria tret millor nota i amb menys esforç. Quant a la comprensió, més o menys bé, però de memòria fatal. Confio que tot es posarà a lloc aviat.

També la **concentració** s'altera bastant. Tot i que he estat treballant molt els aspectes cognitius, perquè entre quimioteràpia i quimioteràpia he fet un programa per a l'escola dels meus fills sobre l'assetjament escolar i he estat escrivint el llibre, he tingut moments que m'ha estat molt difícil concentrar-me. A les reunions, amb el grup de l'escola per impulsar el nou programa, em costa molt seguir el fil de conversa i poder enllaçar el que havíem dit les anteriors vegades amb el que estem dient ara. Ho he passat francament malament. I ho he viscut amb molta angoixa. És com una mena de nebulosa de sentir-los parlar, però sense saber de què estan parlant exactament ni per què. *Com pot ser que m'estigui passant això a mi? El projecte l'he escrit jo i les actes de cada reunió també i no veig res clar, no sé per què de cop i volta estan parlant de noms d'activitats* *i entitats.* No soc capaç de seguir-los. M'amoïna, sobretot pensant de cara a la meva incorporació laboral. Això pot ser un gran problema, perquè una part important de la meva feina són reunions i presa d'acords.

Una altra cosa que em preocupa és no **trobar la paraula** adequada mentre parlo. No em passa sovint, però em passa. Per exemple, vull dir *ascensor* i em surt *autobús.* Haig de fer una descripció del que vull dir *"és un aparell que serveix per pujar i baixar pisos"* o el Toni em fa d'intèrpret. Passats sis mesos des que he acabat la quimioteràpia, quasi ja no em succeeix.

Per fi, a l'any del diagnòstic, m'he adonat que puc seguir una reunió, me'n recordo de què vam parlar durant l'anterior trobada, de com vam quedar i soc capaç de planificar activitats. Per a mi, ha estat important aquesta constatació. M'angoixava el fet d'estar en una conversa i perdre el fil, de no tenir clares les coses. Era una sensació com d'estar en una boira que no et deixa veure les coses amb claredat. Al cap i a la fi, tot va tornant a la normalitat, ni que sigui lentament.

El cor

Quina ràbia i quina impotència he sentit quan m'he hagut d'aturar per pujar una muntanyeta. No m'ho esperava. Una sensació molt desagradable sentir-te el cor com batega fort i ràpid. És com si el tinguessis al cap en comptes de tenir-lo al pit. El sento que batega ràpidament i trigo a recuperar-me. Justament tot el contrari de com em funciona normalment.

He estat fent exercici durant tot aquest temps, de manera suau i fins i tot de manera moderada, perquè el meu entrenador personal (el Roger, el meu fill petit) em feia suar de valent. I, després d'haver acabat la quimioteràpia, d'operar-me i d'haver fet la radioteràpia, tinc problemes al cor. Encara no sé què em passa. Només sé que m'haig d'aturar quan faig algun esforç com, per exemple, pujar escales.

Les meves suposicions sobre les possibles causes poden ser: un efecte secundari de la quimioteràpia, de la radioteràpia o de les injeccions que m'estan donant. L'oncòloga ha afegit que pot ser que tingui alguna disfunció de la tiroide.

De tota manera, coincideix amb l'administració del Decapeptil, ja que fins llavors he estat molt bé. Ara bé, miro el prospecte del medicament i no diu res del cor. Però, ja m'ha dit una doctora que el fet que no estigui escrit, no vol dir que no produeixi aquest efecte. En realitat, fa relativament pocs anys que s'està administrant i tot el que pot provocar encara està per descobrir i documentar. Espero que sigui de la relativa inactivitat d'aquests mesos. Quan hagin acabat de fer-me totes les proves, ho sabré. Esperaré.

Ja tinc els resultats i tinc el cor bé. No m'ha tornat a passar cap vegada més. Deixo aquí aquest efecte secundari, perquè no se sap per què m'ha passat, però és un dels grans efectes indesitjables de la quimioteràpia. És per això que et fan una prova abans de començar el tractament.

Hipotiroïdisme

Sembla que no s'acabi mai aquest llistat d'efectes secundaris. Quan el dono per acabat, me'n surt un altre. Tenia raó la meva oncòloga: finalment, s'ha vist que tinc hipotiroïdisme i les alteracions del cor, són un símptoma d'aquesta malaltia. Tot i que, una altra doctora m'ha dit que l'hipertiroïdisme sí que s'hi relaciona amb problemes del cor i l'hipotiroïdisme no massa.

De moment, el tinc relativament controlat i vaig fent. He estat bastant asimptomàtica i és per això que els ha costat més relacionar el que m'estava passant amb aquesta malaltia.

Per què tinc hipotiroïdisme? Qui sap... Continuarà més endavant...

Hipotiroïdisme

Malaltia provocada per un dèficit en la secreció o la funció de les hormones tiroidals (Enciclopèdia Catalana, 2017). Les causes poden ser per un medicament, per radioteràpia, per un tumor o per alguna anomalia al moment de néixer.

Els símptomes que dona són: alteracions en les femtes, cansament, tristesa, augment a la sensibilitat del fred, augment de pes, dolor muscular i articular, ressecament de la pell, cabell i ungles trencadisses.

Si no es tracta, poden aparèixer complicacions com: alentiment del cor, cara, mans i peus inflats, veu ronca, caiguda de les celles i baixa temperatura corporal.

La decapitació: L'operació

Ja han passat cinc mesos des del diagnòstic i ja m'han donat la data de l'operació. Dintre d'un mes i mig m'operen. La veia molt lluny, però ja és a tocar. Em queden encara 44 dies perquè el tumor i tota la zona afectada continuï reduint-se. Com odio aquest paràsit!

No em fa tanta por l'operació, sinó les seqüeles que em puguin quedar al braç, ja que és quasi segur que m'han de treure ganglis i això implicarà, en un futur, problemes i tenir sempre certes precaucions per no fer retenció de líquid limfàtic (no podré agafar massa pes, hauré de fer exercici, etc.).

Ja ha arribat el dia. He passat una bona nit, fins i tot he dormit tota la nit sencera. El Reiki i la meditació m'han ajudat molt a relaxar-me. Quan he arribat a la sala de preanestèsia, m'han posat vies i medicaments i algun tranquil·litzant. L'últim que recordo és veure les coses distorsionades i li he preguntat (molt innocentment) a la infermera *"això que m'has posat és una mica fort, oi?"* i he sentit que responia amb un *"sí"* (un sí pronunciat *"pssi"* com dient: *"Fort? Ben bé, no és així... et quedaràs fora de joc una bona estona"*). Abans de quedar-me fora de joc, però, m'han dit *"procura pensar en coses agradables, perquè, així, quan et despertis de l'anestèsia, no estaràs angoixada"*. Dec haver seguit el consell al peu de la lletra, perquè estava tan bé somiant que estava al bosc, tranquil·la, amb un dia radiant... Vaja, que m'ha sabut greu que s'acabés el meu somni!

Ja m'han operat. M'han fet una operació conservadora (tumorectomia) i, efectivament, m'han extirpat ganglis. Tot ha anat tal com ho tenien previst els metges, amb la mateixa precisió de sempre.

L'extirpació dels ganglis: exercicis

La recuperació està sent bona. No tinc massa molèsties. Em tiben els punts de l'aixella per on passa el tub del drenatge. I, el pit no em fa mal, solament quan em toco. L'única petita complicació que he tingut és que el drenatge limfàtic de l'aixella me l'han hagut de treure abans d'hora perquè s'ha obstruït. Corro el risc que se m'acumuli el líquid, em provoqui dolor i hagi de córrer cap urgències perquè me'l drenin. Si et passés, ho notaràs perquè se't queda el braç com adormit i s'infla (és el risc de l'aparició de la limfedema).

Quan he sortit de l'hospital, he anat al centre especialitzat en massatges. Allà m'han ensenyat a fer-me el drenatge limfàtic. És important fer-lo dos o tres cops al dia, o bé, quan et notes que es comença a acumular-se líquid. També és millor que et faci el massatge una altra persona, ja que controla millor el moviment i no et canses tant. Aquí és quan el Toni entra en joc i fa les funcions de massatgista. Com m'agrada!

> **Drenatge limfàtic** (Stona de Cel, 2016)
>
> Massatge superficial per drenar i ajudar a eliminar l'acumulació de líquid limfàtic. S'ha de fer amb moviments ascendents, suaus i lents per donar temps a què el líquid es dreni.
>
> *Propietats*. Regula el sistema limfàtic.
>
> *Contraindicacions.* Si hi ha risc de metàstasi, no s'ha de fer.

Ara per ara, del braç on m'han tret els ganglis, no podré agafar pesos ni tampoc podré posar-me braçalets *(de fet, no me'n poso mai…)* ni el rellotge *(aquest sí que me'l poso i em costa posar-me'l a la dreta, perquè no me'n recordo)*. Hauré de fer exercici cada dia i per sempre més *(encara que no em preocupa haver de fer-ne, això ho visc com una excusa perfecta per a fer-ne)*. Però, el que sí que m'amoïna és no poder agafar pesos. No agafar els meus fills *(ben mirat... no podré agafar el Roger, perquè l'Arnau... ni que m'ho proposi... ara ja no el puc agafar...)*. Com veus, els problemes i les dificultats són relatives. Tot depèn de la importància que se li vulgui donar.

Compte amb el braç! Quan estiguis uns dies sense fer els moviments (que potser t'aconsellen) que has de fer cada dia, et costarà recuperar la mobilitat i tindràs dolor. Això et passarà si no ets massa constant amb les coses: algun dia *te'ls* saltaràs irremeiablement. La sensació és molt desagradable, perquè és com si tinguessis un cable més curt que la resta i et tiba. Si et passés, ho pots comprovar al mirall. Aixeca els dos braços rectes per damunt del cap i veuràs que, el dels ganglis, a la zona per on notes la tibantor, es veu una mena de cable tensat. No és un cable, evidentment, és una banda fibromuscular que pot haver quedat tocada per l'operació i fa retracció (Metges, 2017). El dolor pot arribar fins a la mà, sobretot a primeres hores del matí, quan et lleves. Si t'aparegués aquest dolor i tibantor, has de començar a fer els exercicis diverses vegades al dia i fer molts estiraments. *Amb això, hauràs après que s'ha de moure el braç cada dia...*

Haig d'aprendre a conviure-hi. Mentre escric aquest llibre em noto que a mesura que avancen les hores, el braç se'm va carregant. Haig d'acostumar-m'hi i hauré de fer aturades durant el camí per evitar-ho. Sí que és cert, que mig any després de l'operació, cada cop el braç se'm cansa menys. Fins al dia que arribi a ser més o menys com abans (el metge m'ha dit que això passa normalment a l'any de l'operació).

A continuació tens els exercicis que m'han recomanat a l'hospital. Si no t'han dit de fer-los perquè t'han tret pocs ganglis, també t'aniran bé si notes alguna molèstia o per evitar tenir-ne.

Tots els has de fer un cop al dia de manera suau i controlant els moviments. En la mesura del possible, obre i tanca la mà mentre els fas. Repeteix cada exercici tres cops.

Jo els faig també quan noto que se'm carrega el braç i ho combino amb els exercicis del drenatge limfàtic. I els faig a qualsevol lloc. M'és ben bé igual si hi ha gent i em veuen que, de cop i volta, començo a alçar el braç. Si volen, que em preguntin per què ho faig (*de moment ningú m'ho ha preguntat... Deuen pensar que soc rara o faig coses rares... Vés a saber...*).

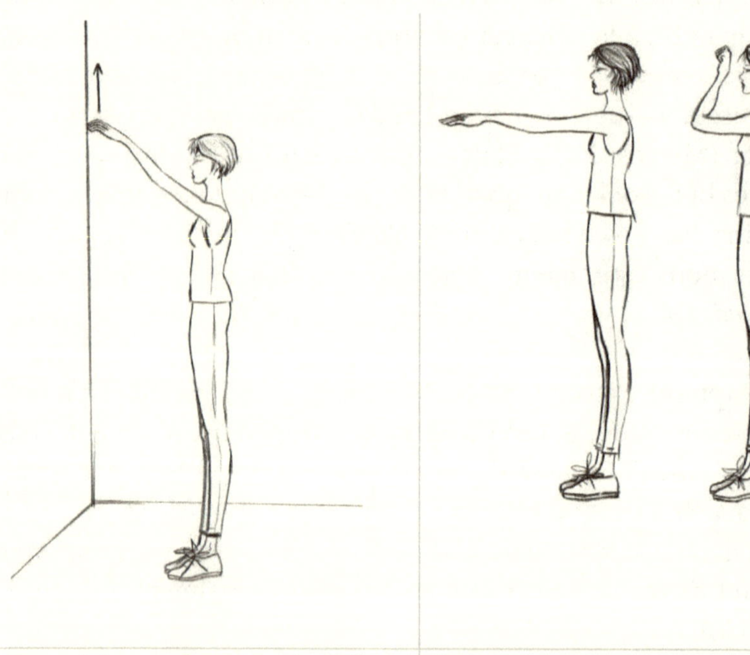

Junta els braços davant teu i puja'ls per damunt del cap. A continuació, baixa'ls lentament.	Amb els braços estirats davant teu, flexiona els colzes i al mateix temps tanca el puny. Seguidament, fes el contrari: obre el puny i baixa l'avantbraç.

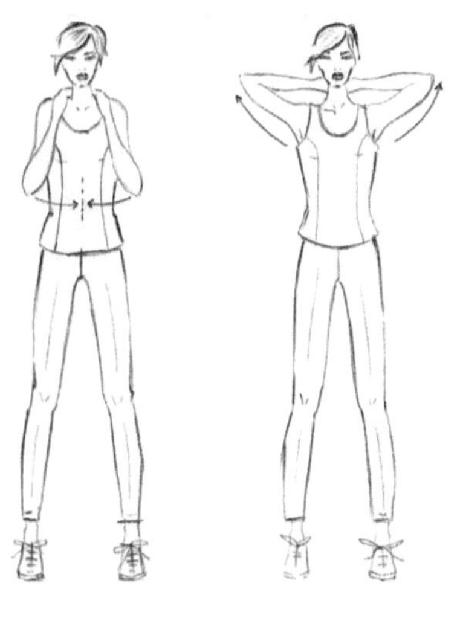

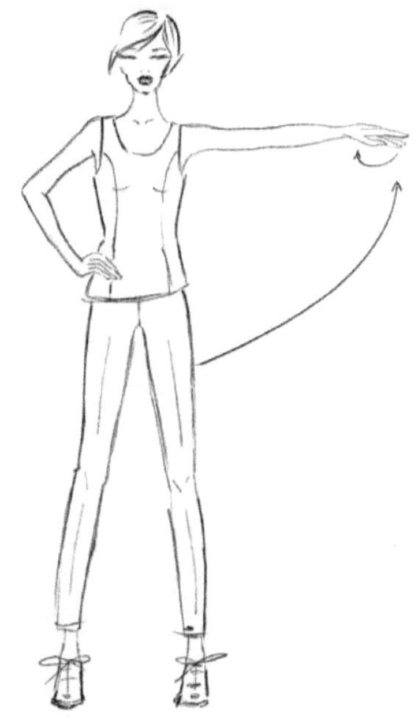

| Agafada amb les mans darrera el clatell, puja els colzes fins a l'alçada del muscle i baixa'ls. | Puja el braç lateralment fins a l'alçada del muscle. |

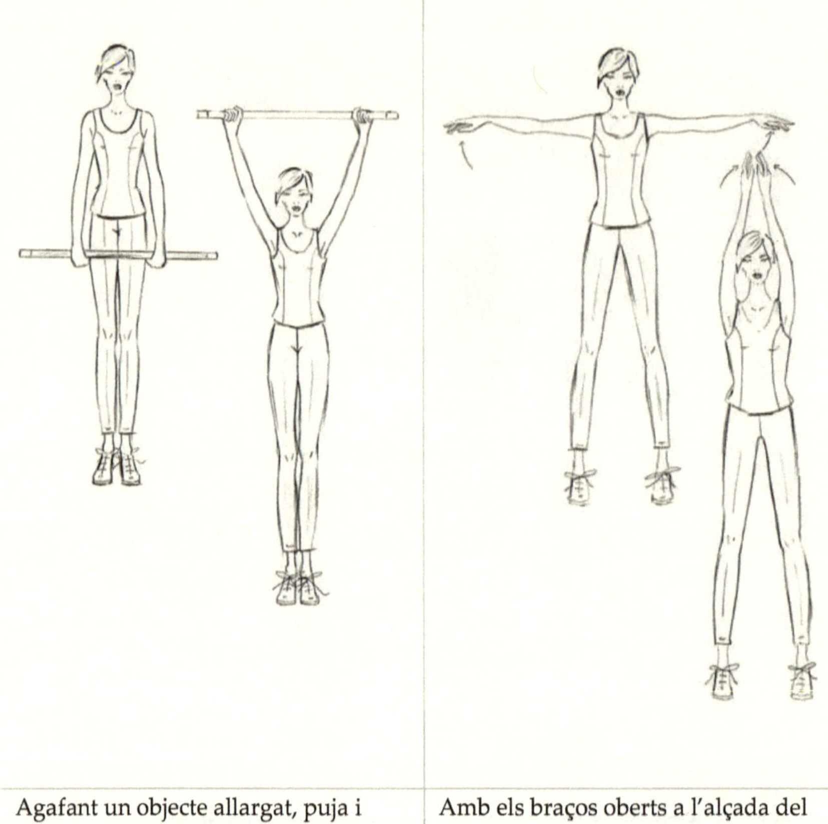

Agafant un objecte allargat, puja i baixa els braços per sobre del cap.

Amb els braços oberts a l'alçada del muscle, puja'ls fins que es toquin totes dues mans per sobre el cap.

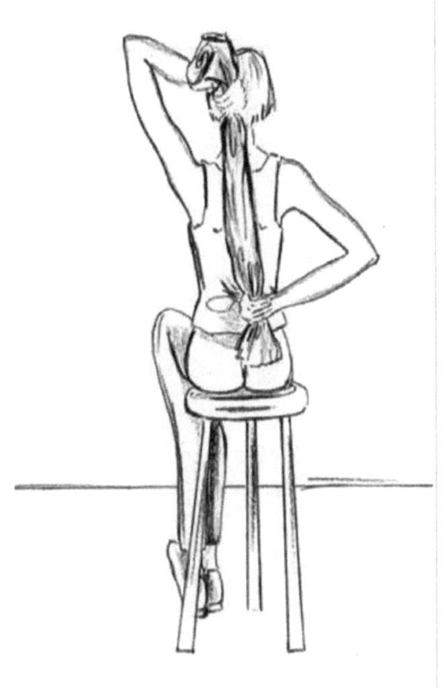

Amb una tovallola darrera l'esquena, agafant-la pels extrems amb cada mà, fes moviments ascendents i descendents.

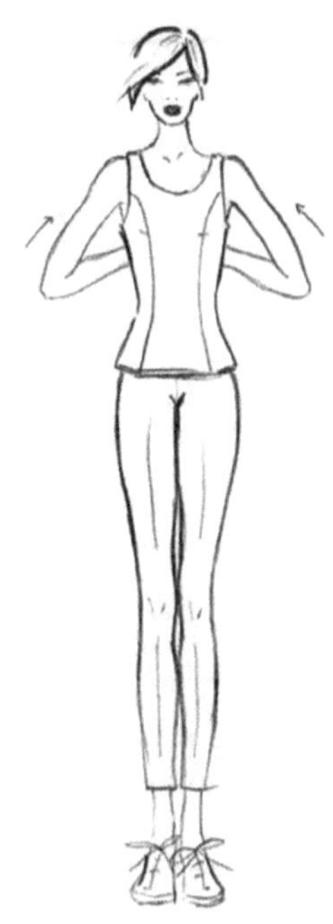

Flexiona els braços com si volguessis treure't els sostenidors.

Cicatrització de la ferida del pit

Pel que fa a la ferida, així que l'he tinguda cicatritzada, m'hi he posat essència de rosa de mosqueta amb àloe vera. Totes dues substàncies ajuden a cicatritzar les ferides més ràpidament (Moreno et al., 1990)). I, a la zona del blau de la cicatriu, hi he aplicat àrnica *(si és fantàstica pels múltiples blaus i cops dels meus fills, també ho serà per a mi, no?). Això sí, consulta-ho al metge o a la infermera abans de fer res. No facis com algunes malaltes que no consulten...*

De mica en mica, veuràs com la ferida es va fent menys profunda.

Rosa de mosqueta (Pàmies, 2016)

Arbust de la família de les rosàcies que creix a Europa i a algunes zones d'Amèrica del Sud. Fa unes flors de color rosa i d'aquestes, surten uns fruits, dels quals fan els olis essencials.

Propietats. Composició equilibrada d'Omega 3, 6 i 9 que ajuden a millorar la regeneració i nutrició de la pell. Eficaç per contrarestar la formació d'arrugues, reparar i atenuar cicatrius.

Contraindicacions. És fotosensible, per tant no es pot prendre el sol quan es posa rosa de mosqueta.

Àrnica Montana

Flor de la família de les asteràcies com les margarides, de flors grogues riques en arnicina. Força estesa per tot Europa, creix a altituds de 1.000 metres a 1.600.

Propietats. Desinflamatori per a cops, esquinçaments, blaus, etc. També utilitzat en homeopatia (Pàmies J, You Tube, 2012).

Contraindicacions. No es pot aplicar sobre ferides obertes ni ingerir-la, ja que presenta una alta toxicitat (Pàmies A. , 2016).

L'espera dels resultats de les anàlisis del tumor

Les nits les passo força tranquil·la. Descanso, però em desperto a la matinada. La primera nit de l'endemà de l'operació, m'he despertat per gana. Suposo que he hagut de recuperar el que no he menjat durant les 12 hores prèvies a l'operació i durant les altres tantes de després. Si et passa, millor que vagis directament a la nevera i no comencis a pensar si *"hi vaig"* o *"no hi vaig"*. Acabaràs anant-hi. De manera que, quan abans hi vagis, abans et tornaràs a dormir. Les altres nits, m'he continuat despertant, ara ja no de gana, sinó d'angoixa.

Em desperto d'angoixa, perquè malgrat que m'ha anat bé l'operació, estic pendent dels resultats de les anàlisis del tumor. L'espera durant quinze dies es torna a fer insuportable. I, més, quan aquesta espera no la tenia prevista. No era conscient que podia haver-hi una segona operació, on ja es parlaria de mastectomia i reconstrucció. És lògic que quan fan una extirpació d'un tumor l'analitzin després. No calia ni que m'ho haguessin dit. De totes maneres, estic segura que m'ho van dir des del primer moment, però el cervell selecciona la informació que li va bé. I aquesta informació no l'havia registrada.

Tornen a aparèixer els pensaments supersticiosos (això passa quan un no controla la seva realitat). Penso que l'encarregat de donar-me els resultats de l'operació és el meu ginecòleg i cirurgià, la mateixa persona que em va donar la mala notícia de què tenia càncer. I, ara, em donarà el resultat de les anàlisis del tumor. I començo a pensar... i a pensar... *"Em tornarà a donar una mala notícia?"* Però, després penso que quan em va donar el diagnòstic, ho va fer amb molt de tacte i em va tranquil·litzar. També penso que és qui em va operar, que l'operació ha anat molt bé i que... bla, bla, bla. I, finalment, arribo a la conclusió que ell és un transmissor d'informació i els resultats no són cosa seva, sinó que són cosa meva. Aconsegueixo pensar en fets objectius i puc trencar amb els pensaments negatius i supersticiosos (amb més o menys èxit, perquè a la mínima ja comença un altre cop la roda). Els animals també en tenen de comportaments supersticiosos, no et pensis que només és cosa dels humans!

És normal que després de l'operació la gent et pregunti *"com estàs?"* i intento explicar que estic bé, perquè l'operació ha anat bé, però estic preocupada perquè no tinc els resultats. Llavors, és quan tornen els comentaris de *"sigues positiva"*, *"no hi pensis"*, *"estigues tranquil·la"*, *"tot anirà bé"*, etc. Torno a sentir les frases com *"ara no et pots enfonsar. Tens dues criatures..."*. (Sí, ja ho sé. Si estic buscant solucions i aixecant-me cada dia, és per ells dos). Són totes aquelles expressions que es diuen per quedar bé, per donar ànims i, en el fons, per fer-te callar i no deixar-te expressar. Però no és per tu, és per ells. No saben com reaccionar. No ens han ensenyat a consolar ningú. Ens han dit que plorar no és bo, que és de dèbils. Costa escoltar i sentir (de sentiment) el patiment dels altres. Seria tan fàcil consolar a algú sense dir res, deixar parlar a la persona o fer una abraçada. O dient: *"entenc que estiguis preocupada, jo també ho estaria"*. I, en tot cas, acomiadar-te amb un *"espero que et vagi tot molt bé"*.

Tornem a la dificultat de la gestió emocional. No puc dir el que penso i menys el que sento davant de certes persones. Torno a insistir que no vull que em diguin que *"t'anirà bé"*, com si la gent sabés el meu diagnòstic i pronòstic. Vaja, com si la gent anés de pitonissa per la vida! A hores d'ara, només me'n refio del pronòstic dels metges (i d'uns més que d'altres). Tan sols vull explicar que em fa por que surti malament el resultat i passar per una segona operació, on em mutilin part del meu cos. Només necessito temps i un lloc per pair la incertesa. Només companyia per a poder plorar, per explicar el que em passa, el que penso, el que sento i dir les pors que tinc. Si estic sola, doncs ploro sola i, si no, amb el Toni. Es posa al meu costat i m'abraça. Ja n'hi ha prou. Això és tot. És una estona, després ja tornaré a riure. No passa res, les llàgrimes són bones.

Són canvis que s'han d'assumir i que s'han de compartir. No només els pateixo jo, sinó totes les persones que m'envolten i m'estimen. Si sents que pots ser tu mateixa, tens molt de guanyat. Si has d'amagar les pors, perquè els altres no pateixin, és un error. L'altre està patint igualment i tothom juga a fer veure que no passa res. Es converteix en un secret, una angoixa, una mentida. És una angoixa constant amagar la realitat, no ser sincer amb els altres. Interpretar uns sentiments i unes emocions que no són reals, no ajuda gens ni mica a recuperar-se. Tot al contrari. No és una malaltia per demostrar qui és un superheroi. És una malaltia per posar les cartes sobre la taula i saber a què juga cadascú. Amb què comptes i amb qui.

Ja han passat els quinze dies i ja tinc els resultats. No són els que esperava. M'esperava un blanc o un negre i tinc un gris. No se sap del cert si han pogut treure tot el càncer. Així que, ha estat una sorpresa per a mi el fet de saber que potser encara tinc cèl·lules canceroses dins meu. El doctor m'ha explicat les dues opcions que tinc: treure el pit per si un cas hi ha cèl·lules canceroses o bé, fer la radioteràpia i esperar els resultats d'aquí a sis mesos. Ha compartit amb mi els punts de vista dels diferents metges i, en darrer terme, m'ha donat a mi la presa de la decisió. He triat fer la radioteràpia i esperar a veure els resultats. Sempre sóc a temps a treure'm el pit i, en aquests moments, no estic preparada per afrontar-ho.

És curiós, però quan explico que he estat jo la que ha pres la decisió, moltes persones ho han vist com si els metges defugissin de la seva responsabilitat i s'excusessin de qualsevol complicació si passa mai res. En canvi, a mi m'ha sorprès, perquè he pogut viure què se sent quan un metge et fa participar en les decisions sobre la teva pròpia salut i tractament.

Els metges creuen que *"és molt important que es pugui establir un diàleg que permeti veure la situació en el seu context perquè la pacient pugui escollir entre les diverses solucions que hi hagi"* (Escrivà de Romaní, 2017). Cada persona és única i, per tant, s'ha de respectar. Aquesta consideració et fa sentir que no ets un expedient, sinó que ets una persona amb una malaltia i que comptes per als metges. He pogut experimentar que actualment alguns equips mèdics duen a la pràctica la teoria del model d'atenció sanitària i social (on he tingut el plaer i honor de participar-hi) que vol implantar la Generalitat de Catalunya (Generalitat de Catalunya, 2016). Els metges més avançats, ja han fet el canvi. Ja han passat de veure's com les persones que tenen el poder sobre el malalt, a passar a ser uns metges que tenen el coneixement, però no tenen ni el control ni la darrera decisió sobre tu. Vaja, que de pare només n'hi ha un i el metge no l'és!

La foguera: la radioteràpia

No he estat preocupada en cap moment per la radioteràpia. Totes les persones que han passat pel mateix m'han dit que no fa res. Tan sols que he de tenir cura de la pell i poca cosa més.

El que sí que em trobo són divergències sobre el **cansament**. Els metges coincideixen a dir que no en produeix i els malalts m'han dit que sí. Els uns diuen que el cansament és provocat pel fet d'haver-te de traslladar cada dia a l'hospital, afegit al fet d'haver acabat una tanda de sessions de quimioteràpia i d'haver passat per una operació. Amb tot plegat, el cos està ressentit. Els altres em diuen *"deixa't estar el que diguin els metges. Produeix cansament i trigues un temps a recuperar-te"* (Ferret A, 2016). Ja ho comprovaré...

Les sessions són curtes, a pesar que la primera és una mica més llarga, perquè han de fer les comprovacions i ajustaments de la màquina sobre la zona a radiar. Les altres duren uns minuts. No es nota res, més aviat, és un moment relaxant (per a mi, és clar). Estic allà estirada, vaig sentint com la màquina va fent els seus moviments sorollosos i ja està. Comparteixo quatre bromes amb el personal que gestiona tots els aparells i llestos.

Em pensava que no tenia gaire cosa més a dir sobre la radioteràpia, i no, malauradament, sí que tinc alguna cosa (no gaires, per això). Jo ja tinc la pell sensible i era de preveure que se'm posaria vermella i se'm cremaria. Tant és així que, no he fet cas dels consells que altres persones m'havien donat per superar-la amb èxit. M'hi he confiat i he abaixat la guàrdia. Ara ja he fet tard i ja tinc el problema a sobre. Bé, ja m'hi he posat a esmenar-lo. Ho matiso després, perquè no és del tot cert. Sí que he fet una mica de profilaxi, però no m'ha funcionat massa. Ara t'ho explico.

Per un costat, una noia que va patir càncer i li van fer radioteràpia, em va donar el consell que li havia dit el seu metge: prendre àloe vera begut dos cops al dia. Per un altre costat, una altra noia em va dir que em posés àloe vera i rosa de mosqueta a la zona a radiar. Ho he estat fent. I, a més, des de l'inici de les sessions, també segueixo les indicacions de l'hospital Plató: **em dutxo sense fregar-me amb cap esponja, només amb la mà i utilitzo un sabó i una crema especials per a radioteràpia.**

Al principi, m'he posat els productes que m'han dit, per protegir-me de les cremades que pot provocar la radiació i que surten a partir de la segona o tercera setmana. Em poso àloe vera i rosa de mosqueta i la crema de l'hospital. M'ho he començat a posar unes setmanes abans de les sessions. Ara bé, el que no havia tingut en compte el seu principi actiu. És a dir, que malgrat que l'àloe vera i la rosa de mosqueta que m'he estat posant són els productes indicats, la concentració del principi actiu és massa baixa.

És per això que, quan he arribat a la tercera setmana, s'ha confirmat la previsió del doctor. La pell és la que surt més mal parada. Així ha estat. Sembla que hagi estat prenent el sol durant hores sense protecció solar. Vaja, entre les pigues que jo ja porto de sèrie, més les pigues de la radioteràpia i els punts que et tatuen per saber la zona exacta on han d'aplicar la radiació, tota jo soc com un punt!

Els punts tatuats, en principi, marxen passats dos anys (la meva sogra encara els conserva i n'han passat més de quinze). Ja veurem. Tinc fe... Penso que amb aquests anys amb tanta retallada dels pressupostos en sanitat i altres àrees, hauran comprat tinta de pitjor qualitat i s'esborrarà en poc temps. Pel que fa les pigues que surten com a conseqüència de la radiació, han de desaparèixer en dos mesos aproximadament.

Què he fet per cuidar-me més la pell un cop ja l'he tinguda vermella i encetada? Dues coses. Primerament, prendre'm l'àloe vera beguda. He començat a prendre-la la darrera setmana. No he notat res, però suposo que hagués hagut de prendre-me-la bastant abans. És bastant dolentota de gust, però suportable. La pots barrejar amb sucs i deu guanyar bastant. Ja m'ho explicaràs.

En segon lloc, m'he comprat altres cremes. La crema que em van receptar a l'hospital m'ha anat bé, però igualment m'he posat vermella, és molt cara i em costa trobar-la a les farmàcies. He anat a l'herbolari per veure si em donaven alguna altra cosa (i, si pogués ser, més barata. *Per què no dir-ho?*). M'han recomanat: **gel d'àloe vera, rosa de mosqueta i calèndula**. Tots els productes me'ls haig de posar per separat i han de ser el màxim de purs. La diferència amb el que m'estava posant, rau aquí, en la puresa de la concentració del principi actiu (Cañellas M et al, 2008).

A més, haig de posar-me'ls intercalats. És a dir, si em poso àloe vera, després rosa de mosqueta i després la calèndula. Un cop la pell ja ha absorbit el producte i ha passat una estoneta, et pots posar l'altre. Me les poso un mínim de tres cops al dia. Al matí després de la dutxa, cinc hores abans de la sessió de radioteràpia, just després de la sessió (a l'hospital abans de vestir-me) i després tantes vegades com ho necessiti (porto un tub de crema a la bossa de mà).

> **Calèndula**
>
> Planta amb flor de colors grocs o taronges que recorda les margarides, ja que són de la mateixa família de les Asteraceae. Es troben al Mediterrani, als arxipèlags de l'Atlàntic pròxims al Mediterrani i fins a l'Iran.
>
> **Propietats**. Antiinflamatòria, antiemètica, antisèptica, antiespasmòdica, cicatritzant, bactericida i emol·lient.
>
> **Contraindicacions**. Tòpicament no en té quasi cap i ingerida és bastant innòcua.

Amb l'àloe vera he notat molt descans. Està fresqueta i es nota molt els seus efectes sobre la pell. Te n'has de posar bastant i quan s'absorbeix pots tornar a repetir una aplicació. Et diria que és el que m'ha anat millor. Ara bé, és important combinar-la amb una altra crema que sigui més oliosa, perquè tiba massa la pell.

La rosa de mosqueta em va bé, fa que la pell no estigui tan tibant. *(També per a la cara serveix per a prevenir arrugues* (Benaiges A, 2008). *T'ho comento per si t'interessa, encara que ja em suposo que estàs fantàstica i no et deu caler).*

Com que he tingut la sort de fer les sessions de radioteràpia a l'estiu (és pura ironia), doncs, me les he tingudes amb el sol. Haig de tapar-me tota la zona radiada (pit, part de l'espatlla i muscle) i no vull renunciar als meus vestits i samarretes de tirants. Ho he solucionat bastant *glamurosament*, no et pensis. M'he comprat mocadors grans de teixits suaus de diferents estampats i m'han servit tant per protegir-me del sol com dels aires condicionats que posen de manera implacable a tots els locals. A més, quan fa aquella calor que espanta, em mullo el mocador i estic la mar de fresqueta. Malauradament, dura mullat entre deu i trenta minuts, tot depèn de la calor que faci. Crec que el mocador, els anys vinents també l'incorporaré al meu vestuari estiuenc. En el fons, és un sistema pràctic.

És juliol i fa calor, encara no m'he pogut banyar. Tinc moltíssimes ganes de jugar amb els meus fills i de nadar. Fins a principis d'agost, però, crec que no ho podré fer. Esperaré. Ja no em ve d'unes setmanetes més. Mentrestant, aniré escrivint el llibre...

Pel que fa al cansament, sí que l'he notat una miqueta. No és un cansament físic, més aviat com si em faltés energia. M'apareix cap a finals de setmana, el dijous i divendres. Estic força acostumada a baixar a Barcelona i no ho atribueixo a això, perquè m'ho he pres com una mena de passeig i no vaig amb presses. Vaig amb autobús i el tram que camino és molt curtet. Així que, formo part de les persones que han passat per la radioteràpia que diu que produeix una mica de cansament.

A la sala d'espera de les sessions de radioteràpia és a l'únic lloc que coincideixo amb altres persones que tenen càncer. Tots els que estem allà o ens han tret un tros del nostre cos o estan a punt de fer-ho. Parlem amb resignació i acceptació del que ens ha tocat viure i afrontem les coses tal com venen. N'hi ha alguns, però, que malgrat portar més de vint sessions de radioteràpia i unes altres tantes de quimioteràpia, encara dubten de si realment tenen o no càncer. Diuen que estan allà, perquè els seus fills ho han volgut. Parlen enfadats amb ells, amb els metges i amb el món en general. Aquí es deu veure l'actitud, de la qual tothom en parla. Els que no accepten la malaltia, es desgasten molt lluitant per intentar no acceptar el que tant ells com tothom ja saben. No val la pena.

Els moments de la sala d'espera són els més divertits. Arriben per tandes de grups d'unes tres o sis persones que venen de fer el seu *tour* del dia. Venen de diferents pobles del nord de Catalunya i alguns fan més de 200 km entre l'anada i la tornada per fer la sessió de radioteràpia. Venen amb les seves avinences i desavinences, encara que són més les avinences que les desavinences. Són un grup de persones que es coneixen, comparteixen rialles i algun que altre explica les seves penes. Aquests són ràpidament neutralitzats pel grup, que no volem ni sentir a parlar de penes. Ja en tenim prou amb la que portem a sobre. Si aquesta persona no es dona per entesa, llavors optem per callar. I, al final, també calla.

Ja és l'últim dia de radioteràpia. Visca! Quina alegria! Ja he acabat tots els tractaments més feixucs (això espero).

L'alegria m'ha durat poc. A la tarda se m'ha posat el pit vermell com un pebrot i se m'ha fet una ferida a la zona de l'arèola i una miqueta a la clavícula, on està l'os. Com que aquest contratemps m'ha agafat en cap de setmana, l'únic que he fet ha estat rentar-me amb aigua i sabó i no m'hi he posat res per por de no infectar-m'ho. El dilluns al matí he anat a la doctora de capçalera (per un tema de proximitat, ja que la tinc a sota casa). M'ha receptat una crema que conté nitrofural. En pocs dies, ja se m'ha curat.

> **Nitrofural** (Vademecum, 2015)
>
> Antibacterià, inhibeix els enzims bacterians implicats en el metabolisme dels carbohidrats.
>
> **Indicacions**
> Cremades de segon i tercer grau, preparació per a empelts de pell i infeccions.

Fa dues setmanes que he acabat el tractament. La pell ja la tinc bé i les pigues de la radioteràpia ja m'estan marxant (els punts tatuats, no). A partir d'aquí, hauré de seguir de per vida el llistat de les precaucions que m'han donat, les quals són:

1. No prendre el sol (s'entén que és estirar-me com si fos un llangardaix, això no ho puc fer) per no agafar un càncer de pell.
2. Posar-me molta crema amb protector solar màxim, mitja hora abans d'exposar-me al sol que em pugui tocar mentre camino pel carrer.
3. Controlar-me tot el mapa de pigues que tinc, vigilant-les que no canviïn ni la textura, ni el color, ni la mida ni que em molestin o em piquin.

Han passat nou mesos des que vaig començar tot el tractament per a combatre el càncer i fa un mes que vaig acabar la radioteràpia. Avui he anat a la piscina per primera vegada. Quina alegria! Ha estat una sorpresa per als meus fills. Han estat tota l'estona cridant-me *"mama"*, *"mama"*, *"mama mira'm"*... perquè admirés tot el que feien. Quan he sortit del gimnàs, he tornat a experimentar aquella sensació d'haver fet esport, de sentir-me bé i a gust per haver fet alguna cosa per a mi, estar acabada de dutxar i sortir a fora al carrer amb aquella sensació de relaxació total i pau indescriptible que només es té quan acabes de fer algun esforç físic que et desconnecta dels problemes de la ment. L'endemà, m'ha costat despertar-me i aixecar-me. Això que no vaig fer pràcticament res. Tant és! De mica en mica, torno a la normalitat.

Vinga! Continuem! Ara per la quarta fase (el tractament hormonal), que aquesta sí que és més llarga. Superat el triatló, començo la cursa de fons.

La cursa de fons: Tractament hormonal

L'estudi *Soft* es va publicar el 2014 (NIH, 2014). És un estudi que tenia per objectiu saber quin tractament anava millor per a prevenir l'aparició del càncer. *Per què et parlo d'aquest estudi?* Doncs, per il·lustrar un petit gran detall. Depenent de si l'equip mèdic se l'ha llegit o no, et receptaran uns medicaments o altres (també tindran en compte, evidentment, què és el que et va millor per a tu). *Quina importància té?* L'efectivitat de la prevenció d'una recaiguda de càncer i la temuda metàstasi.

T'explico l'estudi breument. Unes dones havien pres l'exemestà juntament amb la supressió de la funció ovàrica (provocada amb injeccions o per extirpació quirúrgica dels ovaris). Cinc anys després del tractament, el 92,8% de les dones no havien tingut cap recaiguda de càncer. Mentre que les que prenien tamoxifè més la supressió de la funció ovàrica, el risc de recaiguda va ser del 88,8%. Una diferència d'un 4%. Si aquest percentatge d'èxit me l'aplico a la meva vida, la decisió està clara, oi?

Quant als afectes secundaris, ja en parlarem. Dos metges m'han donat opinions totalment contràries. Un m'ha dit que són molt pocs els efectes secundaris i un altre que són més forts. Així que, només cal que experimenti com reaccionarà el meu cos en els 5 anys que venen.

Però, torno un altre cop a parlar de l'estudi. *Quina importància més té aquest estudi?* Exemplifica dues coses. Per una banda, deixa constància que la inversió en investigació que fan els estats, les empreses i altres institucions és cabdal per a curar les persones. I, sobretot quan aquests estudis són de treball conjunt entre països, com és aquest, ja que hi han participat vint-i-set països i més de cinc-centes institucions. Avançar en tractaments i que aquests siguin el menys agressius possibles, només s'aconsegueix si hi ha persones que facin estudis. I, els estudis necessiten diners. La no inversió de les administracions en investigació té un efecte molt clar i és que els ciutadans hem de pagar un preu molt alt en salut. Un suggeriment: les pròximes eleccions mira bé el programa del partit que votis i comprova si tenen una proposta ferma en tecnologia, investigació, innovació i educació.

Per una altra banda, aquest estudi també exemplifica si els professionals que ens atenen estan al dia de les darreres novetats. A més de tenir un títol, han de tenir una motivació per seguir aprenent i seguir ajudant les persones. Això és vital.

La injecció que em donen conté triptorelina que serveix per anul·lar la funció ovàrica. Aquesta substància es diu que és una anàloga agonista de la GnRH o hormona alliberadora de gonadotropina que es troba a la hipòfisi, la qual està a l'hipotàlem i que es regula pels estrògens i els andrògens. *(Aquest argot mèdic te'l poso perquè he hagut de fer una cerca conceptual per internet amb aquestes paraules per saber si hi ha alguna relació amb l'hipotiroïdisme).* Com efectes secundaris pot donar els següents (és un resum) (Vademecum, 2015):

- Reducció mineral dels ossos amb una probabilitat de pèrdua d'1% al mes. El risc de fractura és el doble o el triple cada augment del 10% de pèrdua de minerals. Es pot recuperar després de la suspensió del tractament.
- Infertilitat i pèrdua de la menstruació.
- Mal a les articulacions i ossos (mal d'esquena, rampes a les extremitats, rigidesa, inflamacions, etc.)
- Alteracions estat d'ànim i insomni, irritabilitat, pèrdua de la libido, ansietat, canvis d'humor...
- Trastorns del sistema respiratori.
- Alteracions a la pell (acne, borrissol, butllofes...).
- Calvície.
- Trastorns vasculars (fogots, hipotensió i hipertensió).

- En homes també pot produir ginecomàstia.
- Hipotiroïdisme. No ho posa al prospecte. No el trobaràs, com a mínim fins que no confirmin que sí que dona aquesta patologia. He anat fent una cerca de pàgina web en pàgina web, buscant què volia dir cada paraula que m'anava trobant fins que he anat a parar a un estudi que han trobat que un 11% de les 70 dones que van participar en un programa on se'ls administrava agonistes de la GnRh van tenir hipotiroïdisme (Gizzo S et al., 2015). És per això que, més a munt t'he posat el nom sencer de la GnRH i t'he explicat alguna cosa més d'aquesta hormona.

M'han posat la primera injecció i no he volgut saber massa cosa sobre tot aquest llistat que t'acabo de posar d'efectes secundaris que posen al prospecte. Prefereixo viure en la ignorància i ja m'aniré trobant amb les coses. És per allò de no condicionar-me a tenir els efectes que diuen que puc tenir (el *nocevo*). De tota manera, ja me'ls ha explicat la meva oncòloga i tots els tinc molt presents. *Quantes contradiccions que et dic, oi?* No els vull saber, però els sé, però no llegeixo el prospecte, però els tinc presents... El que vull dir, és que no em vull encaparrar i viure pendent i amb por de tot el que em pot venir a sobre.

Tres dies després de la injecció he tingut mal de cap a partir del migdia més o menys. Al dia següent em torna a la mateixa hora. *Quina coincidència, no?* Miro el prospecte i, efectivament, és el primer símptoma que apareix al full. És un dolor que fluctua una mica. Al final em prenc un ibuprofè i *se'm* passa. L'endemà torna un altre cop el dolor. He decidit no prendre'm res, perquè arreglaré el mal de cap i m'espatllaré altres coses, si aquest dolor persisteix cada dia i em vaig prenent medicaments per anul·lar els efectes negatius. He decidit anar a la piscina a nedar. Doncs... no sé si ha estat l'aigua fresqueta, el fet d'estar distreta o fer exercici, o tot plegat, que se m'ha passat.

Ja ha passat un mes. M'han posat la segona injecció i no m'ha donat mal de cap, però tinc un estat d'ànim decaigut. Veig que això serà una mica imprevisible i que cada vegada tindré una cosa o altra. Els tres dies següents després de la injecció tinc una mica de baixada de l'estat d'ànim o una pujada, que la podria qualificar d'irritable. Tan irritable que ni jo mateixa m'aguanto. Per sort, em dura poc. Aquesta irritabilitat i decaïment l'estic tenint la primera setmana de després de la punxada de cada mes. El mal de cap ja no m'ha tornat a aparèixer.

He començat amb les pastilles que com a principi actiu tenen exemestà, els efectes secundaris del qual, resumidament són (Vademecum, 2015):

- Alteracions del sistema digestiu.
- Dolors articulars.
- Síndrome del túnel carpià.
- Osteoporosi i fractures.
- Marejos i vòmits.
- Sudoració.
- Anorèxia.
- Depressió.
- Insomni.
- Alopècia.

Porto una mica més de mig any amb les pastilles i, de moment, no tinc efectes secundaris importants. *Vaig bé.* Però no puc pensar que res d'això em passarà. Tinc molts números de la rifa: tant les injeccions com les pastilles m'han induït una menopausa forçada. Mentre no hi hagi res millor, haig de prendre'm uns medicaments que en el prospecte em diuen que em poden provocar amb una gran probabilitat osteoporosi, dolors a les articulacions, alteracions al sistema digestiu i una llarga llista de coses més. També em poden provocar calvície. Entre les pastilles, les injeccions i l'hipotiroïdisme, si en cinc anys encara tinc cabell, puc considerarme tota una heroïna. En fi, és el preu que haig de pagar per estar viva. De tota manera, no em conformo. Continuo buscant altres recursos que contrarestin els efectes secundaris dels medicaments i, si puc, els intentaré evitar.

El que em preocupa són els dolors a les articulacions, l'osteoporosi avançada i accelerada. Començo a posar remei. Importantíssim: **treu-te el sucre i els greixos dolents**. Soc pesada, ho sé, però ja t'he posat que el sucre desmineralitza els ossos (Wu M, 2016) i t'ho torno a posar. Els greixos també hi contribueixen i, sobretot, tenen més risc les persones que acumulen greix a la cintura. Si has de prendre dolç, pren fructosa que no perjudicaria la densitat òssia (Jatkar A, 2017). També en la prevenció s'hi relaciona un consum adequat de potassi, calci, magnesi, vitamina D i de folats (àcid fòlic que és un tipus de vitamina B) (Sidor P, 2016).

M'estic prenent **magnesi** (Pàmies, 2016), ja que té efectes tant sobre els dolors de les articulacions com per a l'osteoporosi. Si te'n compres, vigila amb la concentració del preparat i el format de presentació. Compara marques, perquè algunes són més barates, però te n'has de prendre més quantitat. De moment, no tinc massa

Magnesi (Pàmies J, Pàmies Vitae, 2014)

És un mineral essencial que és necessari per a diverses funcions de l'organisme com per exemple la formació i manteniment d'os i dents, funcionament del sistema nerviós i circulatori.

Es troba en diferents presentacions (citrat, clorur, etc.). De totes aquestes, la que el cos assimila millor és el citrat.

Indicacions
Manteniment d'ossos, cartílags i tendons i per a millorar estats de fatiga i cansament.

Compte si... Tens alteracions gastrointestinals o renals.

dolor a les articulacions i el mal d'esquena persistent que m'havia tornat a venir fa uns mesos, també ha desaparegut (és un dolor molt conegut per a mi i inseparable durant fa més de dues dècades). La millora és bastant ràpida i en pocs dies notaràs que tens menys dolors i molèsties. Pots consultar-ho al metge o a l'herbolari on vagis.

No em prenc calci, perquè ja n'ingereixo prou a la dieta i el calci sense magnesi és com si no et prenguessis res. A més, un excés de calci pot provocar tot l'efecte contrari als ossos. Se'n diu hipercalcèmia (un excés de calç que provoca debilitament dels ossos i càlculs als ronyons). Una comparació: és com si se li caiguessin els maons a una paret. Per arreglar-la li posessis maons, però la paret no s'arregla. I li tornes a posar més maons i més maons. L'únic que estàs fent és posar un tap de maons, però no estàs aconseguint arreglar-la. Fins que un dia algú et diu que, a part de maons, també li has de posar ciment per aconseguir aguantar-los i fixar-los.

Amb tot, la clau de qualsevol tractament és ser constant. Això és una de les coses que hauré de treballar.

Capítol 6:
El canvi...

Aquest capítol el tenia molt clar que el volia incloure, però al mateix moment de posar-me a escriure'l, la cosa ha canviat. No sé ni per on començar. Tot i que, quan he fet repàs de tot el que he modificat fins ara, m'he adonat que n'he canviades moltes de coses: des del desodorant, passant pel menjar i continuant amb els hàbits. I, n'hi ha d'altres que mai més tornaran a ser iguals. De fet, ja vaig iniciar els canvis abans de saber que estava malalta. Vaig començar a triar i a decidir, a dir prou, i a deixar d'assumir responsabilitats que sobrepassaven les meves capacitats com a persona. Ja era tard.

El típic tòpic de què les malalties greus et fan canviar i et fan viure la vida d'una altra manera, és cert. El càncer m'ha fet canviar. Aclareixo: no és el càncer, sinó la por a morir i a patir. I, a les *acaballes* del llibre (em falten sis dies perquè faci un any que em van donar el diagnòstic), ja no és la por, sinó la certesa de què podem morir en qualsevol moment. Crec que el canvi rau a entendre la vida, en saber que el temps passa de pressa i que **no som immortals**. Rau a **trobar el sentit a la teva vida**.

Acabo de llegir que s'ha mort Bimba Bosé amb 41 anys. Va patir un càncer de mama i després va evolucionar cap a un càncer d'ossos i de cervell. Aquests són els exemples d'aquell percentatge de persones que no es cura. M'assalta la por. Una por que es transforma en ràbia i que l'aboco sobre els meus fills que no entenen per què de cop i volta els començo a cridar. Finalment, sola al cotxe i ja més serena, m'apareixen les llàgrimes que s'escolen galtes avall.

M'identifico amb ella pel fet de ser dona, tenir una edat similar, tenir dos fills i moltes inquietuds a la vida. Vull saber què és el que ha fet o què no ha fet perquè la malaltia continués el seu curs implacable. Però, no sé si sabent-ho, obtindré alguna resposta.

També vull cridar i dir a tots els que em diuen que *"avui en dia el càncer de mama no és res"*, que potser sí que tinc algun motiu per continuar tenint por. I, possiblement, serà la por que compartim tots els que hem tingut un càncer. I, sobretot, perquè mai cap metge em dirà *"sí, ja estàs curada"*.

Quan he tingut la mort al davant o a la vora (no ho sé), l'he vista com un *toc-toc!* a la porta i en un algun moment he pensat que era una realitat imminent. Llavors, he pres consciència que jo moriré i he estat conscient de com en soc d'efímera. La mort la veig propera, perquè és un estat natural que ens passarà sí o sí. És el destí final de tothom, el qual és un pas més que fem en aquesta vida. Tant és així, que començo a parlar de la mort d'una manera que per als altres pot semblar que sigui una insensible i, fins i tot, es podria dir que materialista. He entès la mort com un procés més, que forma part del cicle de la vida, el qual és una roda, on tothom té cabuda i on la mort existeix per donar pas als altres. La veig com un tràmit més que hem de fer, que tothom farem i que s'ha de gestionar bé, assumir, acceptar i preparar-nos-hi. S'ha de normalitzar. T'haig de dir que, passat un any de tot aquest periple, penso molt menys en la mort ara que abans. De fet, no hi penso, cosa que abans era dia sí i dia també.

Tinc més de quaranta anys i ara sento com **el temps se m'esmuny de les mans**. I, a allò que anomenem "temps" és la vida. Parlem de *"com passa el temps"*, com si fos una cosa sense massa importància, com si fossin només les agulles del rellotge que van donant voltes en una esfera. No volem ser conscients que el que veritablement estem dient és: *"m'està passant la vida"*. És a dir, refent la frase d'abans, seria més encertat dir: *"la vida se m'esmuny de les mans"*.

Et poso un exemple perquè vegis com vivim sense viure la vida: perdent-la. Una de les coses que em va impactar de mi mateixa quan vaig agafar la baixa va ser el fet d'estar al parc amb els meus fills i veure'ls jugar. Només això. Sense contestar ni correus ni trucades ni cap WhatsApp de la feina. Podia estar tranquil·lament veient com saltaven, corrien i investigaven pel parc. He pres consciència que he estat vivint durant anys sense viure els petits detalls, sense viure el dia a dia. Tot això m'ho he perdut. He estat tan posada en la roda de l'estrès, en fer i fer sense parar, que no m'he adonat que m'haig d'aturar per respirar.

En definitiva, el canvi es basa a fer una reorganització dels valors que tens o, si més no, reprendre els que havies oblidat i sempre havies tingut. Dedicar-te als que són realment importants. Dóna una ullada al teu passat de la infantesa: *què és el que t'importava llavors i què és el que trobes a faltar o recordes amb més tendresa?* Segur que els teus records són les estones que vas tenir o que no vas tenir amb el teu pare, la teva mare, els teus germans o germanes o els amics i familiars. Quan som petits, el que volem és estar amb qui estimem, passar-nos-ho bé i gaudir del moment. *Suposo que no et deuen venir massa records de si tenies moltes o poques joguines, oi?*

Als infants quan els agrada alguna cosa, ja t'hauràs adonat que mai tenen pressa per marxar ni deixar el que estan fent. Si estan jugant i s'ho estan passant bé: *per què els vens amb presses dient que s'han de vestir, esmorzar i rentar-se les dents?* Els és absolutament indiferent. El que és important per a ells és el moment. Tot el que ve després tant és (*desespera bastant... tot s'ha de dir....*). Ells viuen en el seu present i no pensen en tot el que han de fer, cosa que nosaltres som incapaços i vivim pendents del rellotge, del que tenim pendent, del futur i anem amb presses a tot arreu.

A mesura que anem creixent, anem canviant: ens centrem en el futur en comptes de viure el present i ens anem tornant més materialistes. I, en el fons, et diré que no arribem ni a ser materialistes, que ens quedem amb les ganes. Ens agradaria ser-ho: comprar-nos un cotxe nou, anar de vacances, tenir l'última tecnologia... Però, per molt que ens creguem que treballant més hores tindrem més estabilitat econòmica o més diners, la majoria de la gent no veu materialitzada aquesta idea i ens continua costant arribar a finals de mes. Malauradament, no hi ha cap increment a la nòmina. Si el teu esforç i les hores de dedicació extra que fas estan compensades: felicitats!, però a la majoria de gent no els compensa.

El canvi requereix una integració del que sents i del que penses i una posada en escena que vagi en la mateixa línia d'allò que sents i d'allò que penses. És a dir, **has de fer el que sents i el que penses**. Això implica prendre decisions. Decidir és deixar de fer unes coses, per fer-ne unes altres. I també implica conèixer-te molt bé, sincerar-te amb tu mateixa per fer el que vols i prendre la decisió més encertada. *Et recordo que no decidir, també és una decisió*. Tot i que costa, es pot canviar.

Sí, molt bé, i ara et deus estar preguntant **com he canviat**, oi? Doncs, amb molta feina. Una feinada increïble! En el moment que em van donar el diagnòstic vaig tenir clar que el tractament seria costós, però sabia que el que realment em costaria seria canviar i que m'implicaria molt d'esforç, que tindria pujades i baixades acompanyades d'una tristor profunda, moments d'alegria i d'energia per haver-me desprès d'allò que em lligava i estones d'incertesa que em farien dubtar sobre si ho estava fent bé o no.

Però, el què? **Què haig de canviar?** *Hàbits, fonamentalment, i maneres de fer, de pensar i d'afrontar-me a les situacions. He començat per saber què vull*. De fet, la paraula saber no és l'apropiada, sinó que seria més adequada la paraula *fer*. Has de fer el que vols, el que t'agrada i que t'omple, perquè de saber-ho, ja ho saps. **Fes allò que sents**. I, no és només fer-ho, sinó fer-ho com vols i creus que ho has de fer. Costa. I, tant que costa!

Potser et preguntes per què insisteixo tant a canviar, no? Per diferents motius. Te'ls enumero:

- El primer, perquè penso que les malalties no són casuals i que totes tenen una raó de ser. Són com un avís de què no funciones bé i, conseqüentment, hi ha coses que s'han de modificar profundament per tal de sanar o millorar.

- El segon, perquè la psicòloga de l'associació de Parets m'ha dit que moltes de les dones amb càncer de mama que no han tingut recaigudes han fet un gran canvi a les seves vides.

- El tercer, perquè he llegit l'estudi que reafirmava aquesta observació de la psicòloga: les persones que han trobat un sentit a la vida i que viuen en pau, sobreviuen més al càncer (Yanez B, 2009). És a dir, han canviat.

- Quart, ara que ja he començat a canviar, continuo així perquè em sento molt millor.

Per poder fer aquest gir mental, he demanat ajuda. He començat pel Reiki, he seguit amb teràpies energètiques vàries i he acabat amb la bioneuroemoció per, després, continuar fent formacions sobre altres teràpies que m'han donat diferents punts de vista i maneres d'enfocar cap on vull anar.

El canvi: Què és el que vull?

Les primeres vegades que feia Reiki, sempre em venia la mateixa imatge al cap. Em veia de petita al bosc jugant amb la meva germana, la meva cosina i la meva amiga de tota la vida. Jo estava en un bosc entre els arbres i els ocells *(bucòlic, oi?)*. Em sentia tranquil·la, plena i a gust. Aquesta imatge m'ha anat acompanyant durant tots aquests mesos. La tenia tan oblidada, i, és tan significativa per a mi, que, de totes totes, haig d'aconseguir-la. A partir d'aquesta imatge, he començat a dibuixar què vull (literalment, és el que he fet: dibuixar).

On m'ha dut aquesta imatge? Doncs, per exemple, m'ha dut a canviar de casa per tenir-ne una de propera a la natura; de passar de dir que vull fer una excursió a la muntanya, a fer-la; de donar importància a les coses que m'omplen, les coses senzilles i naturals; de ser més transparent amb la gent i dir el que sento.

També m'he anat coneixent més i acceptant com soc, parant atenció als moments que em fan sentir bé. He anat assumint de mica en mica que no puc arribar a tot i que no puc ser ni mare, ni parella, ni amiga ni treballadora perfecta, si més no, com s'entén socialment. I, és que ja m'ho deia ma mare: *"tendrás que ganar mucho dinero y que te lo hagan todo en casa, porque tú no puedes quedarte en casa"*. Quanta raó tenia! (i en té). He acceptat que no me'n recordo de fer el que se suposa que han de fer les mares. M'oblido de cosir el botó de la bata, de què han de portar l'endemà a l'escola i no sé si els toca educació física o dibuix. Això sí, m'encanta ensenyar-los a anar en bicicleta, a nadar, anar d'excursió i conèixer món. Hem d'assumir el que som, no el que se suposa que som.

- Quina és la teva imatge? Segur que n'has de tenir una. O, potser no és una imatge, sinó una cançó, una olor, una sensació? Potser no ets tan visual i necessites un altre estímul que et porti a aquell moment que et senties plena.

- Per què et senties així?
- Què feia especial aquell moment?

La teva imatge és d'un paisatge interior com una casa per exemple, o d'un exterior com una platja? Estàs sola o estàs amb gent? Analitza el context on et trobaves bé. Això et donarà alguna pista per saber en quines situacions tu et trobes millor i cap on t'has d'orientar.

Ara et plantejo algunes preguntes. Fes-te-les una a una i respon-les ràpidament, amb un sí o un no, sense argumentar. Després ja argumentaràs el "sí" o el "no" que t'hagis donat, però primer "sí" o "no" i de pressa, sense pensar, ja que aquest és el llenguatge del subconscient.

- Tens un record especial d'un moment de plenitud?
- Vius la vida que vols viure?
- T'agrada?
- És la vida que sempre has somiat?
- Hi ha alguna cosa que no et deixa ser feliç del tot?
- Estàs amb qui vols estar?
- Estàs on vols estar?

Aquestes són algunes de les preguntes que et pots plantejar. I, si n'hi ha alguna que et fa dubtar en el moment de contestar-la, atura't i analitza la resposta, però no tant la resposta, sinó les emocions que et genera la resposta. Fes cas de les teves emocions i no de la teva raó. No facis cas de les teves explicacions per fer i continuar fent allò que no sents. Pensa que estem acostumades a justificar-nos tot amb arguments impossibles. Som les millors venedores de nosaltres mateixes i som les compradores de les nostres pròpies mentides.

Creus que tu sola pots fer el canvi? És possible, però és difícil. Necessites algú que guiï, que t'orienti i et vagi redreçant. Et destaqui tot allò que tens de bo i que t'assenyali suaument el que has de modificar i et mostri la càrrega que portes tapant durant anys. T'aconsello que vagis a un/a professional.

Temps de prendre les decisions

Molt bé, has decidit canviar, però *quan és el moment que has de prendre les decisions?* És difícil dir-ho. No prenem les decisions que sabem que hem de prendre, perquè ens deixem influenciar pels altres i per les nostres pors. La **por al canvi** és paralitzadora, genera moltes discussions i enfrontaments que estan plens d'arguments negatius i catastrofistes sobre el que et trobaràs si canvies. Aquestes profecies que et muntes o et munten quan planteges fer modificacions a la teva vida, majoritàriament deixen al descobert la por que tenim les persones quan hem d'assumir nous reptes, camins nous que desconeixem. La teva tasca és esmicolar tots els teus arguments per arribar al genuí i únic argument, que segurament serà una situació concreta que et va provocar una emoció: sorpresa, fàstic, tristesa, ira, por o alegria (segurament serà una de les que considerem com a negativa). *Mira realment què és el que t'impedeix canviar. Quina d'aquestes emocions t'està paralitzant?*

I potser n'hi ha una que es podria dir com la *"por a ser rebutjada o de no pertànyer a la norma"*, és a dir la por a no pertànyer al teu cercle d'amistats i familiars, de ser diferent. Aquesta por frena molt. Et sents estranya quan trenques amb la norma i amb el que se suposa que has de seguir fent. Fins i tot, quan aconsegueixes fer el pas i deixar les normes i comences a obtenir els fruits de tenir el que sempre has volgut, t'assalten al cap pensaments del tipus: *Realment és per a mi? És això el que tant volia? El que veia com un somni impossible, de cop i volta és possible?* Es viu com una certa incredulitat i, podria dir que, amb una miqueta de culpa, pel fet de sentir-te una mica vanitosa per tenir el que vols i desitges. *[Tenim incrustat en les nostres creences que patir i que les coses vagin malament és el que és correcte].*

Si vols canviar, però no pots, potser pot ser perquè no és el moment, perquè no estàs preparada o perquè necessites que algú t'ajudi. No passa res. Les coses s'han de fer quan se senten. No et sentis culpable per posposar. A vegades, com et deia en algun capítol anterior, no fer res és el millor que es pot fer.

Quan executar les nostres decisions

Un cop presa la decisió, la que sigui, s'ha d'executar. I aquí ve el canvi real. Les decisions són fàcils de prendre, però no de dur a terme. Tots estem carregats de bones intencions. Això ho tenim clar a principis d'any, per Setmana Santa i al setembre, després de les vacances. Són les èpoques dels grans propòsits (i pels que fan règim, "els dilluns"). A vegades, fins i tot, arribem a començar alguna cosa que ens hem proposat i poc després la deixem de fer i tornem a allò que estàvem acostumats, als nostres hàbits i a la nostra zona de confort.

Reapareix el *"com"* fer-ho. Al capdavall, tothom tenim clar què volem, però el que ens ofusca per aconseguir-ho és el fet de no saber per on començar i com esquivarem tots els entrebancs que ens trobarem pel camí. Com solucionar-los i com saber sortir-nos-en sense sentir-nos soles ni amb aquell dubte aclaparador de si ho estem fent bé o no. Sense pensar en els altres, *posant-te en el centre d'atenció de tu mateixa, intentant deixar de banda si "faré mal als altres o no", "què pensaran", "què em diran" o "com ho encaixaran".*

- Si faig el que sento, realment estaré millor que ara?
- I el dolor per la pèrdua de la meva vida actual, la podré compensar amb el que se suposa que vull aconseguir?

Però, si intento respondre al títol d'aquest apartat, crec que un dia començaràs a canviar perquè internament ho sents, estàs decidida i, a partir de llavors, (ho busquis o no) les coses començaran a posar-se a lloc i a prendre sentit. Segurament, el fet de tenir clara una cosa, et fa estar més oberta a qualsevol oportunitat i agafar el que se't va presentant pel camí. *En comptes d'anar amb el cap cot mirant el terra del camí que estàs fent, pots aixecar el cap i veure el paisatge per on vas passant al mateix temps que continues caminant. Descobreixes que el teu entorn és molt més gran i amb moltes possibilitats.*

Comença el canvi

Un cop has pres la decisió i l'has començada a executar, llavors, tens pressa perquè succeeixi el que desitges. El símil més clar: quan comences un règim et vols aprimar immediatament. Però, *per què? Si fa anys que et sobren més de deu quilos, per què tens pressa per treure-te'ls en un mes?* (Fraile AMB, 2016). És igual, *ni que jo sàpiga que el bon brou es fa a foc lent, me'l vull menjar ara mateix.*

Tinc pressa per veure materialitzats els meus anhels. Hi ha moments que se'm fa llarg i no veig la llum al final del túnel. Durant el trajecte, em sorgeixen dubtes de si realment aconseguiré canviar o no, de si *"allò que vull realment és per a mi"*. He tingut tants dubtes i pors en el moment de prendre una decisió i d'executar-la, que he arribat a pensar que no sé si estic ara amb una lucidesa extrema que em deixa veure les coses amb claredat i sense pressions de cap mena, o era lúcida abans quan feia el que la societat marca. Dient el mateix, però en negatiu seria: no sé si estava boja abans o ho estic ara.

És una muntanya russa d'emocions quan has pres la decisió i veus que el camí serà llarg i sense un destí clar. *Molts dies tinc ganes de fugir, de tornar al punt on tot anava bé, quan creia que tenia bona salut, sabia què faria l'endemà i al mes següent. Ara visc en una incertesa constant. No sé on aniré a viure, ni quan, no sé on treballaré ni en què. És un "no sé" en tot. La majoria dels dies ho porto bé. N'hi ha d'altres, en canvi, que no sé com gestionar-ho.* Aquests episodis formen part del canvi: saber gestionar les pors i mantenir-te ferma en els teus propòsits.

Em venen al cap pensaments del tipus: *Potser aspiro a alguna cosa que no em pertoca? Potser estic fent volar coloms? Potser no estic bé, encara estic malalta, no tinc prou capacitat per raonar i visc en una fantasia... Ja conec això...* ja hi som amb la confabulació de les neurones: ja tenim totes pensant malament i fent-me sentir amb la culpa i la vanitat que et comentava abans: *"que no podré"*, *"que no és per a mi"*, *"que no sé"*, *"que no puc"*, *"què pensaran de mi"*... que... que... i tots els punts suspensius que vulguis i més. *Quantes d'aquestes frases et dius a tu mateixa?*

Malgrat ser una persona que m'agraden els canvis (de fet, diria que els necessito imperiosament per viure), n'hi ha alguns que costen i que m'està costant fer-los. Més que res, perquè no només depenen de mi, sinó que també depenen d'altres persones i dels hàbits apresos durant anys (zona de confort). Hi ha decisions que s'han de prendre conjuntament amb altres persones i potser esteu en moments diferents. Hauràs d'esperar que també vegi el canvi com una oportunitat i, llavors, el podreu fer.

No tothom veu bé ni entén què estàs fent, rebràs pressió de tot tipus. Sigues ferma. La realitat dels teus somnis es pot complir si un cop saps que els vols aconseguir, fas els càlculs i esgotes totes les possibilitats abans de dir *"no puc"*. *Has comprovat que tots els "no" que et dius són reals?*

Per on he començat a canviar?

Primerament, s'ha de diferenciar les urgències del que és important. Les situacions d'urgència[2], que són greus i poden ser de vida o mort, s'han de resoldre en primera instància. Així, el càncer m'ha fet posposar decisions, perquè el consell general de tothom és que *"no decideixis res fins que no t'hagis curat i hagis passat tot el pitjor"*. La idea d'aquest consell es basa en el fet que *si tens una situació més greu que has d'afrontar (urgència), deixa per a després altres més secundàries, perquè no estàs prou centrada per prendre la decisió correcta basada en tots els pros i contres.* Vaja, que et deixaràs portar pels teus impulsos i emocions del moment (no estàs en plenes facultats mentals). En part és cert, però en part no. En part no, pel mateix motiu que et deia abans: sabem perfectament què volem i què no volem i, sovint, ens hauríem de deixar portar pels nostres impulsos.

He fet canvis en els hàbits (ja te'ls he detallat en els altres apartats) com són l'alimentació i l'exercici físic. Aquests canvis són relativament fàcils de portar en societat i estan acceptats (l'exercici sobretot). Amb l'alimentació et trobes amb més dificultats si fas alguna dieta vegetariana o *vegana*. De tota manera, són canvis necessaris, però no són suficients (per a mi). Estic d'acord que a partir d'un canvi "petit", es poden generar d'altres, però és cabdal que el canvi es faci des de l'arrel. Són canvis que s'han de quedar per a sempre. *La nova dieta no dura només uns mesos, l'haig de fer durant tota la meva vida.* Si fumaves abans de tenir càncer, quan ja hagis passat tot, hauràs de continuar sense fumar.

---

[2] *Faig un petit aclariment. Aquest concepte el tenim mal entès, ja que normalment entenem que una urgència és el mateix que urgent. Urgent vol dir que algú té pressa per tenir alguna cosa (una firma, un document, una resposta, una gestió...).*

M'he adonat que arran de totes les petites grans coses que he anat introduint a la meva vida, perquè siguin fixes i estables les haig d'anar arrelant. Per anar a l'arrel s'ha d'anar al més bàsic, més primitiu: les emocions i a l'estima per a mi mateixa. A partir d'aquí, la resta va venint sol.

En definitiva, he començat a canviar per mi mateixa. He començat reconeixent les meves emocions, acceptant-les, a través de totes les teràpies que t'he explicat al principi. De tota manera, t'exposo dos canvis importants per a mi: el canvi físic que és una de les coses que més m'amoïna i el canvi de casa que ha estat una gran decisió. El canvi de feina no te l'explico, perquè tinc la sort de treballar per a una gran entitat i això m'ha facilitat anar a parar a un altre lloc dins la mateixa organització.

Com que jo amb mi mateixa vaig a tot arreu, doncs, em servirà per a tot haver invertit en mi. Aquest sí que és un procés llarg! De fet, dura tota la vida. *Així que, encara em queden molts anys per anar polint coses.* Hem d'anar assolint somni a somni. *Somiem juntes?*

Canvis físics

En aquest darrer any, el meu cos ha canviat. La preocupació que tenia a l'inici s'ha anat esvaint a mesura que m'he anat adaptant a tots els canvis físics i les pors han quedat una mica més esmorteïdes per la realitat.

Em falta un mes per fer els 43 anys i encara no fa l'any que vaig acabar la quimioteràpia. He estat fent neteja de fotos i m'he ensopegat amb algunes que em vaig fer jo mateixa: estic calba, amb perruca, se'm veu la cara inflada pels medicaments, sense celles ni pestanyes i m'he adonat de tot el que he passat. He pres consciència d'on estava i on estic. M'he emocionat.

El braç on m'han tret els ganglis està responent bé. Després de l'operació i durant els primers mesos he tingut problemes perquè se m'adormia quan caminava una mitja hora o quan estava una estona escrivint a l'ordinador. Ha arribat un dia que ja no em passa i no m'he adonat, senzillament ja no tinc aquestes molèsties. Bé, no les tinc perquè faig els quatre exercicis cada dia *(ja me'n recordo, ja, de fer-los...)*. Si estic uns quatre dies sense fer-ne, comencen a aparèixer les tibantors, a sota l'aixella em ve el formigueig... res que no s'apaivagui amb exercicis i estiraments.

La cicatriu del pit es nota molt, però l'accepto. No em fa res. És un record que hauré de conviure-hi cada dia amb ell, però no em representa un patiment ni una pena per haver viscut una temporadeta amb un càncer. Ni tampoc em fa angúnia. És una marca. M'agrada pensar en l'art *kintsugi* dels japonesos. Quan se'ls trenca un gerro, ells mai el llencen. L'enganxen amb una laca especial barrejada amb or, per tal de tornar-los a donar la vida, esdevenint aquesta esquerda la part més maca i forta del gerro. Cada vegada que veuen aquesta esquerda, recorden que al seu darrere hi ha tota una història i un aprenentatge. Em quedo amb aquesta imatge que representa la meva història personal amb el càncer.

Amb tot, em sento diferent. No és per la cicatriu del pit, ni la de l'aixella ni la del port-a-cath, ni perquè les venes les tingui rígides (encara que, només en soc conscient quan m'han de treure sang un cop cada sis mesos). El meu cos ha canviat i et puc dir que per millor. A hores d'ara, després d'haver acabat tots els tractaments i d'estar als inicis del tractament hormonal, m'he aprimat i tinc més energia. Em desperto al matí amb menys dolors (se suposa que n'hauria de tenir més per les pastilles i per les injeccions). Aquella imatge meva de primera hora del matí sortint del llit com si fos un escarabat potes enlaire, perquè el mal d'esquena i d'articulacions no em deixen aixecar, de moment, no la tinc.

A vegades tinc la sensació que m'estic envellint més de pressa del normal. Un dia, de cop i volta, m'adono que se'm comença a caure el cabell. I no sé per què. *És perquè ja tocava? Per què és normal que, a l'any d'haver nascut, caigui per renovar-se? O és pels efectes secundaris de la medicació?* Pateixo per si va a més i és per la medicació. De moment, s'ha aturat. Ho atribueixo a què ja tocava que es renovés algun cabell.

Això no resta que la por a envellir abans d'hora la mantingui. Tots els efectes secundaris de tots els fàrmacs produeixen els símptomes de la menopausa, la qual me l'han induïda uns deu anys abans del que em tocava (suposadament). Com que m'estan apareixent els símptomes abans d'hora, tinc més anys per estar convivint amb la possible osteoporosi que em pot aparèixer, problemes a les articulacions, calvície, ressecament de la pell, etc. Això, a la llarga pot repercutir en la meva salut i en la meva qualitat de vida, limitant les meves activitats diàries. No m'hi vull capficar massa amb aquest tema, perquè per sort, gràcies als canvis en l'alimentació, he trobat millores substancials i espero poder parar el cop abans que passi.

El que faig per evitar tot això que em pot anar apareixent és: treure tot el sucre, menjar sa, fer exercici, fer el que m'agrada, estar amb qui estimo i tenir molts amics i amigues.

El que està clar és que amb els anys m'aniré fent gran i hauré d'assumir, com la majoria dels mortals, les arrugues i totes les limitacions físiques.

La casa: *el meu refugi*

És curiós, però, des que tinc càncer, pateixo certes rareses que només m'han passat quan estava embarassada. El primer que he tingut necessitat de fer (i encara la tinc) és arreglar "el niu", fer canvis a casa: treure mobles i posar-ne d'altres, de pintar, de canviar el terra. Bé, fins i tot m'agradaria canviar de casa (i ja en parlarem...). Tinc la necessitat de tenir la llar còmoda, confortable, funcional i ordenada (entenent "ordre" dins d'uns límits, ja que amb dos nens petits totes les estances acaben sent com un parc de joguines). Tant és així que, quan el Toni i jo sortim del tractament de la quimioteràpia, com a ritual anem a veure si trobem el recanvi d'una aixeta que fa temps que no funciona bé, agafar idees per redecorar la casa i estar més còmodes. Això sí, també hem comprat i venut coses de segona mà. No fos cas, que amb aquest "tercer embaràs" ens arruïnéssim.

No soc l'única a qui li ha passat això. Altres persones que han tingut o tenen un càncer, també m'han explicat que els ha passat el mateix. Han comprat mobles, s'han arreglat la cuina, han fet una reforma integral a casa seva... no soc ni la primera ni l'última a qui li passa. Hi ha estudis que han trobat una relació entre la depressió i l'estat de la llar (aparells que no funcionen, aixetes que degoten, parets en mal estat, etc.), independentment del factor econòmic (Galea S et al., 2005) (Knight R., 2015).

Si no estàs bé ni a casa teva, on estàs bé? Pensa-hi. I és que la casa, el lloc on vius (el territori), és important. És un perllongament d'un mateix, reflecteix com ets i com estàs. M'he llegit algun llibre de Feng Shui que dona algunes recomanacions interessants per equilibrar els espais. Fonamentalment, el que ve a dir és que has de cuidar els detalls de totes les estances d'allà on vius i on estàs, perquè tot flueixi harmònicament. Pot indicar que si hi ha algun espai que no està prou cuidat, tindràs alguna dificultat en aquella àrea de la teva vida que representa aquell espai. Si hi ha alguna cosa que no t'agrada o no estàs a gust, canvia-la i llença allò que és vell o no fas servir, per deixar espai a les coses noves. He aplicat algunes de les recomanacions i s'ha notat. La casa està més confortable.

Han passat nou mesos des que he començat tot aquest periple del tractament. Malgrat que he fet els canvis a casa, paral·lelament he anat fent teràpies que m'han despertat tots els meus somnis que tenia enterrats. I, en tenia un de molt important per a mi, que era una casa amb un jardinet. I, aquí estic, buscant-ne una (ja et deia abans que ja en parlaria de si finalment em canviava de casa o no). Després de passar molts dies intentant donar color al pis i sense que acabés de trobar-m'hi bé (no perquè no sigui maco, sinó perquè el meu desig és un altre), hem decidit el Toni i jo, aconseguir el que sempre havíem somiat. Hem trigat quasi un any a decidir-nos-hi.

Crec que està bé una petita incursió en una explicació social bastant arrelada al lloc on visc, Catalunya. Amb quatre dades podràs entendre per què ens ha costat tant fer aquest pas. El 74,32% dels habitatges són de propietat, mentre que els de lloguer només representen el 19,79% (IDESCAT, 2011). És un llast social molt gros que hem hagut de deixar anar. Hem hagut de pensar a contracorrent social i contra les mateixes creences interioritzades des que naixem: la compra és l'única opció. Sí, però, n'hi ha d'altres, també.

M'he adonat que una casa s'ha d'adaptar a les teves necessitats i no tu a la casa. Gràficament, et dibuixo l'esquema del model ideal de llar per etapes de la vida:
- Quan els nens són petits, el més òptim és tenir un espai on puguin jugar amb llibertat, córrer i que no tinguin perills, com poden ser unes escales.

- Quan són adolescents (pels comentaris d'altres famílies que ja tenen fills i filles en aquesta meravellosa etapa), la casa ha d'estar propera als amics i als serveis perquè puguin desplaçar-se tranquil·lament i no hagis de fer de taxista. I, com més escales, millor. I, si són tres plantes i unes golfes on puguin estar allà, sols i aïllats, millor que millor.
- Quan marxen de casa, amb un pis o casa petita ja fas.
- I, a la vellesa, la casa ha de ser a peu de carrer amb rampes i al costat de tots els serveis possibles.

És així com, he entès que una casa no ha de ser per sempre, pot canviar segons les necessitats del moment. No hi ha la casa perfecta, has de trobar la casa on et trobis bé. *T'has de fer el niu a cada estació.* Segurament, conservem la part nòmada dels nostres avantpassats i hem d'anar buscant en cada estació un lloc on ens hi sentim còmodes i on trobem el que satisfà les nostres necessitats. Entendre això, m'ha donat molta llibertat. He deixat d'estar lligada al pis, he deixat de dependre d'ell.

Si per bé que, finalment canviem de casa i durant una temporadeta estarem vivint d'una manera més nòmada o potser amb la sensació que en qualsevol moment ho podrem ser, variant el lloc segons les necessitats, sí que penso que els últims anys de vida requereixen estabilitat i adaptació a la llar. Una altra dada estadística que et dono: el 40% de les persones grans ateses per qüestions de pobresa a la Creu Roja tenen l'habitatge de propietat, mentre que el col·lectiu de gent gran de tota Catalunya arriben al 83% (Creu Roja a Catalunya, 2012). És a dir, les persones amb dificultats econòmiques quan són grans, majoritàriament estan de lloguer (60%). Com a conclusió, la recomanació seria: viu la vida on vulguis mentre ets jove i fes una previsió d'estar estable amb un immoble de propietat quan siguis gran (mentre no canviïn les polítiques socials).

Et dono algunes claus que et poden fer pensar si necessites canviar de casa o arreglar-la. Són preguntes que et faig perquè facis com una mena de revisió de la relació o tipus de vincle que mantens amb casa teva.

- La cuides? T'agrada posar-hi ornaments...?
- Tens totes les estances de la casa funcionant: cap aixeta perd aigua, les parets no tenen humitats i estan netes, per exemple?
- Si no és així, et ve de gust arreglar-la?
- O, més aviat al contrari, fa anys que no tens gens ni mica de ganes d'invertir-hi?

Si és aquesta darrera opció (obviant la part econòmica perquè es poden fer molts arranjaments reciclant), segurament t'has de plantejar on vols viure. També, xerrant amb gent he descobert que hi ha moltes persones que tenen les mateixes sensacions que jo he tingut: no sentir la casa com a pròpia. Quan els he tret el tema, s'han adonat que no estan del tot bé on estan vivint. Volen arreglar-la, però no l'arreglen perquè en el fons no hi volen viure o perquè l'altra persona amb qui hi conviuen no els deixa arreglar-la. Passo a la secció de fer-te preguntes:

- Quina funció fas?
- La del "no" (*"no pintem"*, *"no arreglem"*, *"no canviem res"*...) o la del *"podríem pintar i arreglar"*?

Si fas la funció del "no", segurament hauràs de veure què t'està lligant a mantenir-ho tot com fins ara. I, si fas la de voler canviar, però tens un topall que t'ho impedeix, hauràs d'esbrinar què li passa a la teva parella o persones amb qui convisquis. *Per què no volen canviar?*

Preguntes que et pots fer o li pots fer a la teva parella o companys/es de pis:

- Aquesta casa de qui és veritablement? (d'un familiar, d'una relació passada...)
- Quina història té al darrere?

- Compartiu la mateixa història tots els que hi viviu? I la voleu tenir present encara?

Malauradament, tinc una dependència que hauria de ser relativament fàcil de trencar, però que no ho està sent: el meu lligam amb l'hospital. Conscient o no conscientment, estic buscant una casa on el municipi tingui de referència l'hospital on m'han fet tot el tractament. Quan algunes dones que han passat per un càncer em deien *"quan et donin l'alta, ja veuràs que malament que ho passaràs: sense que ningú et visiti en sis mesos. Et sentiràs sola i insegura"*, pensava que no estaven massa bé. *"Pobretes, quina dependència que tenen de l'hospital..."* I, mira'm a mi, condicionant on aniré a viure per culpa de l'hospital! Qui m'ho hagués dit! Al meu pare li va passar el mateix i fins ara no l'he pogut entendre. *T'adones de com depenem de les coses, de quants lligams fem?*

Per no oblidar-me'n un altre cop de què vull, he dibuixat la casa que sempre hem volgut tenir, en el lloc on la volem i he penjat el dibuix a la paret. Espero que no se'ns torni a oblidar com i on volem viure. Fa poc més d'una hora que he escrit aquestes frases, i tot just, ara mateix, acabo de llegir un capítol de la doctora Odile (Fernández, 2015) que em van regalar els meus pares fa deu mesos. Un de tants consells que dona per sortir-te'n del càncer és que facis els teus somnis realitat, els escriguis o dibuixis, et treguis la por de sobre i visquis en consciència d'allò que vols. *Doncs, ho farem, no?*

Han passat dos mesos des que vaig fer el dibuix de la casa i per casualitat... ja la tenim. És com la que vaig dibuixar, però més maca (superar el meu dibuix era relativament fàcil). L'adaptació ha estat molt ràpida i no tinc de referència l'hospital on he fet el tractament. De mica en mica, hauré d'anar canviant de professionals, però de moment, mentre no tingui estabilitzat el tractament i no tingui alguna cosa més segura, no faré aquest canvi. Per sort, el sistema sanitari permet fer això, cosa que dona seguretat per decidir qui i on vols que et tractin.

I un dia arriba el canvi...

Fa poc, en un curs ens van dir que patir un excés d'alegria era dolent (Badrena, 2016). Em va sobtar perquè ho vaig veure escrit i li ho vaig preguntar al professor. Dues setmanes més tard, no puc dir que sigui dolent, però sí que puc dir que és una pujada d'adrenalina bestial que no m'ha deixat dormir. S'hi assembla (però no ho és) a l'emoció que sento a l'estómac quan abraço als meus fills ben fort, sento la seva olor i no puc parar de fer-los petons. És una sensació que em remou i que em surt de la panxa i em puja fins al pit.

Hi ha qui diu que quan tens ja les coses clares i un propòsit molt clar, llavors tot s'alinea perquè succeeixi. *Serà cert?* Doncs, en el meu cas, ho sembla. Segurament també és perquè he començat a mirar el paisatge mentre camino i puc veure totes les possibilitats que tinc al davant. En un lapse de poques setmanes he sabut: on aniré a treballar, he venut el pis i m'he inscrit a la formació que fa setze anys que volia fer i que fins ara no havia tingut l'oportunitat de fer-la. A més, també he deixat un capítol tancat de la història familiar que cuejava des de feia més de trenta anys.

Ostres! Quan he explicat tots aquests canvis, *molta gent se m'ha atabalat.* Són canvis molt transcendentals a la vida de qualsevol. És una emoció compartida amb el Toni i amb tothom proper a nosaltres. Estem molt engrescats a emprendre una nova etapa carregada d'il·lusions.

Com he arribat fins aquí? Perseverant i estant oberta a qualsevol cosa. He fet cursos, he conegut gent nova que m'ha obert altres camins i, d'una cosa, he anat passant a d'altres fins que estic començant a trobar el meu lloc, on em sento bé i on crec que puc aportar alguna cosa a mi, a la meva família i a la comunitat. Em sento plena.

Tot això ho he aconseguit perquè un dia em van diagnosticar un càncer. De les hores ençà, he fet un canvi de valors, he pensat i he rumiat molt i m'he tret l'anestèsia de les emocions i dels sentiments amb ajuda de professionals, amics, companyes i de la família. He començat a trobar un sentit a la meva vida. A partir d'aquí, em poso a caminar cap a algun lloc que em porti la vida.

Capítol 7:
La vida continua

La incorporació a la feina

Queda poc perquè m'incorpori a la feina i fa més d'un any, just una setmana abans de començar el tractament de quimioteràpia, em venen a la memòria les paraules de la psicòloga: *"Vés amb compte amb la incorporació, perquè venen les recaigudes. Has de tornar a afrontar la teva vida anterior. Al principi tothom et respectarà el teu ritme, però a poc a poc, la gent se n'oblida i tornaràs a l'estrès d'abans* (Parets contra el càncer, 2016)". Una altra tècnica em va dir: *"Has de canviar de lloc, per començar de zero i deixar les dinàmiques que tens establertes amb la gent"* (Garrote, 2016).

Em fa respecte, sincerament, tornar-hi i caure de mica en mica i sense adonar-me'n al mateix parany d'abans: el de les presses, el de la mala planificació del temps i del viure sense viure.

Començo a rebre la pressió suau perquè m'incorpori a la feina. No em refereixo a les persones de l'entitat on treballo. Molta gent em diu que estic bé, que faig bona cara i *"encara no treballes? Però, si estàs molt bé, no?"*. Sí, també m'ho deien fa un any quan no tenia ni un pèl i la quimioteràpia estava fent estralls en tot el meu cos i cervell. Ara tothom va de metge per la vida i la meva doctora em diu que ni parlar-ne d'avançar la meva alta, que les presses no són bones amigues. La salut és el primer.

Amb un evident orgull, moltes persones que han patit càncer han avançat la seva incorporació a la feina abans d'hora. Sincerament, no ho comparteixo. L'argument que donen és: *"no puc estar-me a casa sense fer res"*. Doncs, aquí tens el teu problema. *Per què? Què fa que, encara estant convalescent, no puguis estar-hi? Què no et deixa parar per casa?*

Curar-te requereix tot un procés personal de trobar sentit a la vida, de conèixer-te, de saber què vols, amb qui ho vols, de compartir amb la família i els amics i de viure en pau. També requereix canviar els hàbits o millorar els que tinguis perquè siguin sans i t'omplin la vida.

Aquesta vegada m'he pres molt seriosament el que el meu cos m'està dient i estic respectant tota la meva baixa. Per bé que, tenia intencions d'incorporar-me tres mesos abans, un no sé què dins meu, m'ha dit que no ho faci (juntament amb la recomanació de la doctora, és clar). M'he fet cas i crec que és una decisió encertada. En una altra ocasió, de ben segur que ja estaria treballant perquè *"no puc estar-me a casa"*. I, era cert... a casa no podia estar-m'hi. He hagut de marxar a una altra...

Alerta amb els teus agents estressants de la feina. Els tens controlats? Saps quins són? Creus que sabràs aturar a temps l'escalada de l'estrès? Estàs preparada?

Visites de seguiment

Les properes visites de seguiment de l'hospital les visc amb respecte. Malgrat que, crec que no tinc càncer, sempre tinc aquell punt de dubte sobre el meu propi convenciment. Sento que el càncer pot aparèixer en qualsevol moment. Em sento com una persona que no està curada, com una malalta que intenta no ser-ho, com una ex-alcohòlica que ja no pot tornar a olorar el vi per no recaure. Tot i que, jo no sé què haig de deixar de fer per no tornar a tenir la malaltia, per no tornar a recaure.

Han passat nou anys des que una amiga va tenir un càncer i m'explica amb intensitat, resignació i acceptació com viu cada cop les visites de seguiment.

No se'm traurà mai la por que tinc cada vegada que haig de fer una visita de seguiment. Encara que ara ja no les tinc tan periòdiques, és com si estigués en el límit d'un abisme i anés a fer una caiguda lliure sense que ningú em pugui agafar. Em sento sola i acceptar això costa. La dependència als metges i a l'hospital és molt gran. Crees un vincle molt especial, perquè t'han conegut en un moment de debilitat i et sents valorada pel que ets.

Durant tot el procés de la malaltia em vaig sentir molt cuidada i tot estava controlat: et fan proves contínuament. En el meu cas, que van haver-hi complicacions molt greus, em van ajudar fins i tot amb la nutrició, psicològicament i em van fer un acompanyament gairebé integral. Però, què passa després, quan al cap de sis anys tot això s'acaba? Què passa quan afortunadament tens l'esperada "alta mèdica"? Jo vaig sentir un vertigen brutal. Dels supervivents ningú en parla.

Tinc por, però no tinc por de la mort, sinó del patiment. Ara sé que la mort és real i que demà puc morir. El que em fa por és la malaltia, no poder valer-me. Tornar a passar per tot el tractament.

Em sento culpable. El sentiment de culpabilitat per no haver-me cuidat, per no fer exercici, per no menjar bé... però tampoc no sé què haig de fer per estar bé i no tornar a tenir càncer. La gent mor i això ho sabem i ho veiem tothom. Aquests que diuen que no és res... És veritat que els tractaments estan molt avançats, però la gent continua morint de càncer (Millan P, 2017).

Aquesta por la perceben també els metges que ens veuen com patim de manera desproporcionada quan ens asseiem davant seu esperant que ens donin els resultats de les proves. Aquestes visites acostumen a ser molt curtes, perquè només ens donen els resultats. En molt poques ocasions donen males notícies, ja que la majoria de vegades tot està bé (Metges, 2017). En canvi, nosaltres vivim aquestes visites com una espera llarga que dura dies i setmanes. Sabem exactament quin dia, a quina hora i a quin minut tenim la visita.

Sincerament, no sé quina deu ser la millor manera d'evitar aquests nervis previs a les visites de seguiment. Suposo que conèixer-te bé el cos i el teu estat de salut general (incloent-hi l'estat d'ànim i l'energia per fer coses), ajuda a saber que estàs més o menys com sempre. *Saber diferenciar que la tos que tinc és perquè estic constipada i no vol dir res més, que no és cap símptoma de càncer, està bé. Saber que els ossos em fan mal perquè, a part dels medicaments, començo a tenir una edat... doncs és normal. Saber que si estic com sempre, segurament les proves em sortiran com sempre.*

Crec que el millor per evitar el càncer és cuidar-me. Cuidar-me vol dir estimar-me i també vol dir menjar bé, fer exercici, tenir bons i bones amigues, estimar els altres i sentir-me estimada. També haig de sentir-me segura amb el que faig, amb qui soc, amb el que tinc i el que vull. Com a mínim no em vull sentir culpable per no haver fet tot el que està a les meves mans. Si mai torno a tenir càncer, no vull que sigui perquè he deixat d'estimar-me.

Semàfor vermell (Cegarra, 2016) (Garrote, 2016)

La zona del pit m'ha quedat molt sensibilitzada, però no al contacte físic, sinó a les emocions i situacions. És a dir, quan hi ha alguna situació que m'incomoda, tinc una sensació d'opressió al pit, on estava el tumor. I, si és molt desagradable, arriba fins a l'aixella, la zona on tenia els ganglis afectats.

Si és una cosa bona, aquesta sensació és com si fos d'una ferida que cicatritza i la sensació em ve des de la panxa.

Tothom tenim senyals d'alerta en determinades zones del cos (la pell, dolors d'esquena, articulacions...) o estats d'ànim alterats (irritabilitat, tristesa, aïllament...). És important que identifiquis quins són els teus, per saber quan i per què s'ha posat el semàfor en vermell. T'ajudarà a reconèixer les situacions que no són bones per a tu. T'has d'aturar, perquè no pots creuar.

Conclusions

El càncer de mama és una malaltia que cada cop s'està donant més, sobretot en els països que han avançat més en recursos. Països on casualment ha canviat de manera abrupta l'estil de vida en les darreres dècades. Aquest canvi ha comportat un ritme de vida accelerat, omplint el temps de manera exagerada i amb una gran quantitat de *"haig de..."*. També ha comportat una manera de menjar diferent, delegant la nutrició individual a les grans empreses amb una manca de respecte vers la natura i les persones. És així com, aquesta manca de respecte permet l'ús indiscriminat de tòxics que perjudiquen la salut.

Aquest canvi de vida també va lligat a un canvi de creences. Hi ha una discordança entre el que se'ns ha transmès i el que estem vivint. Per una banda, perviuen els rols que s'han d'assumir com a dona, els quals s'han transmès per la família i la societat (cuidar la família, estar a casa, estar pendent de tot i de tothom). Per una altra, aquestes funcions xoquen amb el que actualment se suposa que les dones han de fer per estar acceptades i reconegudes socialment (tenir èxit laboral, dedicació als fills i filles, estudiar, tenir un cos envejable...).

La dona ha hagut de sumar rols: tots els que ja portem de sèrie des que naixem i tots els de l'home. No hi ha una experiència recent que ens hagi ensenyat a conjugar-los. Som les primeres generacions que convivim amb aquesta doble responsabilitat i alt grau d'exigència (no reconeguda la majoria de les vegades). Aquesta doble càrrega, sovint, implica una pèrdua d'identitat i qüestionar-te sobre quin sentit té la vida. Acaba convertint-se en un *"fer"* sense sentit. *Què preval més: els valors tradicionals de cura i atenció a la família i als fills o els valors nous de ser cada cop més reconeguda socialment?* És aquí quan comença una lluita interna intentant adaptar-te a una realitat que cada cop se t'escapa més de les mans i que et va menjant sense ser-ne conscient. Et veus amb una situació d'indefensió. No et sents protegida i, alhora, no pots protegir a qui depèn de tu (als fills i filles majoritàriament). Et veus atrapada en una situació que no té sortida, fins que no ets capaç de dir prou. Dius prou quan has arribat a una situació que t'ha posat entre les cordes.

Cal tenir una malaltia per adonar-nos d'això? No hi havia una manera més fàcil d'arribar fins aquí?

Quan apareix el càncer has de tractar totes les àrees de la teva vida per tal de sortir-te'n de la millor manera possible. **Fent allò que creus i que sents** que has de fer, **buscant ajuda** d'amics i professionals de la salut. Fes tot allò que vagi en la mateixa línia de les teves creences i la teva manera de ser. Pots conjugar tant els recursos que et proporciona el sistema sanitari de l'administració com els que et proporcionen els tractaments complementaris.

Cuida't ara i sempre. **Menja bé i sa** i lliure de tòxics (verdura, cereals integrals, fruita, llegums i fruits secs). Fes una **activitat física** (camina uns trenta minuts al dia o fes un altre exercici que t'agradi). Dorm bé i allibera't de l'estrès. Viu de manera **tranquil·la i relaxada**, prenent-te temps per assaborir el que estàs vivint. Viu **sentint que casa teva és realment casa teva**.

Estima i deixa't estimar i, per sobre de tot, **cuida els bons amics i amigues** (i **deixa't cuidar**).

Reconeix i accepta les teves emocions. Expressa-les parlant, pintant-les, ballant-les o com les sentis. Sigues lliure per sentir. **Viu la vida sense por**.

Recupera el **sentit de la teva vida** i continua endavant, sent conscient de tot el que t'omple. Vivint mirant el present. En el fons, de nines en tenim moltes, però totes són una de sola, que ets tu.

Quadre resum del tractament

Matrioixca	Possibles accions...		
Cultura i societat	Viu tranquil·la i segura del que fas, no et deixis portar pel que se suposa que has de fer.		
Relacions socials	Envoltat de persones que t'estimin i que estimis. Comparteix tots els moments que puguis i treu-te la rancúnia de sobre.		
La casa	Viu on sentis que és casa teva i puguis desenvolupar-te com a persona.		
Cos	Cuida'l, cuidant-te. Només en tens un i és per a tota la vida. **Enforteix el sistema immunològic**: fes exercici, dorm bé, menja sa i sense tòxics, depura'l amb herbes i banys de sal i viu d'acord amb les teves emocions. **Menja bé:** verdura, fruita, cereals integrals, fruits secs, llegums, peix i pocs làctics i poca carn. Deixa el sucre i els greixos dolents. Menja **superaliments** que t'ajudaran a guanyar el càncer: bròquil, gingebre, cúrcuma i coco (n'hi ha més).		**Sempre fes el que sents i penses.** **Viu la vida sense por.**
Pensament	Viu tranquil·la i relaxada, d'acord amb els teus sentiments i emocions. Treu-te els neguits que tinguis per haver de fer el que ni sents ni penses. Treballa la memòria, l'atenció i la concentració: llegeix, estudia, memoritza.	**Relaxa't:** Fes meditació, Reiki, nada o el que et vagi bé.	
Emocions	Viu tranquil·la i relaxada, d'acord amb les teves emocions, sentint-les, reconeixent-les i acceptant-les.	**Expressa't amb sentit:** Parla i parla i torna a parlar.	
Espiritualitat	És coherent el que faig? Té sentit la vida que porto? Quin és el meu somni? Què m'agradaria fer? Em veig dintre d'un any igual que ara? I dintre de cinc? I de deu?	Escriu cartes, dibuixa, pinta, construeix...	

Epíleg

Avui hem celebrat a casa que fa un any que em van operar del càncer de mama. Crec que ha estat important per a tots quatre (el meu marit, els meus fills i jo) fer aquest petit acte, el qual ha simbolitzat la fi d'un capítol i ha estat com una manera de dir que *"la mama està curada"*. Fa un any, el dia 20 d'abril era un dimecres, enguany ha estat un dijous. Els dies són els mateixos, però els moments mai més es tornen a repetir.

Em venen a la ment les imatges d'estar sola a la cuina plorant a la matinada abans de saber el diagnòstic, les paraules del metge dient-me que era un tractament d'un any i, seguidament, m'apareixen una darrera l'altra totes les etapes per les quals he passat: la caiguda del cabell, acostumar-me a la perruca, les mirades de la gent que m'assenyalaven com a malalta, l'alegria per la disminució del tumor i la preocupació de quan no ho feia. Em ve la companyia del meu marit i la dels meus fills, dels amics, de la família i de les noves persones que he conegut. La superació de l'operació, de la radioteràpia i l'inici de la recuperació. Em veig el primer dia que surto sense la perruca al carrer, i el dia que ja no m'haig de cobrir la pell dels rajos del sol, perquè la radioteràpia ja fa mesos que l'he acabada.

Durant tot aquest temps han passat moltes coses, algunes de dolentes i altres de bones. Em quedo amb el record de les bones, amanint tot plegat amb la sensació d'haver aprofitat el temps i d'haver canviat. Em veig encetant una nova vida, amb un canvi de feina, un canvi de casa i un canvi en la manera de fer front a les coses. Em veig amb nous amics i amb noves il·lusions. Il·lusions perdudes que les he tornat a recuperar.

A partir d'ara, espero haver après el suficient per a explicar la meva experiència amb el càncer utilitzant el passat. Espero poder dir *"Una vegada vaig patir càncer..."*

Pd: L'Arnau no vol que em deixi els cabells llargs, li agrada més com em queden curts.

Bibliografia

AECC. (5 / octubre / 2016). *Asociación Española Contra el Cáncer*. Recollit de https://www.aecc.es/SobreElCancer/CancerPorLocalizacio n/CancerMama/Paginas/incidencia.aspx

Agencias. (2006). *Estrés postraumático 30 años después. Aumentan los casos de este trastorno entre los veteranos, que reviven sus tragedias al ver imágenes de la guerra de Irak*. El País, p. Internacional. Reportaje. https://elpais.com/internacional/2006/06/20/actualidad/115 0754407_850215.html.

Aguado MJ. (2007). *Investigación en España sobre desigualdades en incidencia, mortalidad, prevención y atención al cáncer*. Sevilla: Agencia de Evaluación de Tecnologías Sanitarias de Andalucía.

Akbari ME, et al. (2016). *The effects of spiritual intervention and changes in dopamine receptor gene expression in breast cancer patients*. Tehran, Iran: Breast Cancer. 23(6):893-900. Epub 2015 Nov 23.

Albert Martí i Boch. (24 / Octubre / 2013). *Cómo enfrentar el cáncer desde la serenidad y la cordura por el Dr. Martí Bosch*. Recollit de Mindalia Televisión: https://www.youtube.com/watch?v=8YEjR_6Ze9A

Albert Martí i Bosch. (5 / Juny / 2013). *Youtube*. Recollit de https://www.youtube.com/watch?v=mGs72rGowP0

Ana Paula Simões-Wüst, T. A.-H. (2015). *Sleep Quality Improves During Treatment With Bryophyllum pinnatum: An Observational Study on Cancer Patients*. Suïssa: SAGE.

APA. (2017). *CLINICAL PRACTICE GUIDELINE for the Treatment of PTSD*. Washington: American Psychological Association.

Archer S, et al. (sense data). *The effect of creative psychological interventions on psychological outcomes for adult cancer patients: a systematic review of randomised controlled trials*. Psychooncology. 2015 Jan;24(1):1-10. doi: 10.1002/pon.3607. Epub 2014 Jun 21.

Assistència Sanitària del Vallès. (2016). *La Mútua*. Recollit de http://www.asv.cat/asv/contingutAction.do#

Ayarbe H. (2005). *Dulces sueños*. Barcelona: Círculo de Lectores.

Badrena, J. L. (20 / octubre / 2016). Descodificación Emocional. Barcelona: ISMET.

Benaiges A. (2008). *Aceite de rosa de mosqueta. Composición y aplicaciones dermoestéticas*. Barcelona: Offarm Vol 27 Núm. 6 . Doyma.

Bensing JM. et al. (1995). *Patient-diricted gazed as tool for discovering and handling pshychosocial problems in general practice*. Utrecht, Països Baixos: Journal of Nonverbal Behavior 19(4). Recollit de http://nvl002.nivel.nl/postprint/PPpp95.pdf

Boadella D. (1993). *Corrientes de vida. Una introducción a la biosíntesis*. Paidós.

Bosch, A. M. (2013). Entrevista a Alberto Martí. (A. Muro, Entrevistador) Recollit de https://www.youtube.com/watch?v=yYM2FLc_s94

Botanical-online. (sense data). *www.botanical-online.com*. Recollit de http://www.botanical-online.com/setas/maitake.htm

Bourke L, H. K. (2013). *Interventions for promoting habitual exercise in people living with and beyond cancer (review)*. Londres: The Cochrane Collaboration.

Bradley N. (2007). *El código de la emoción*. Nevada: Wellness Unmasked Publishing.

Bronfenbrenner, U. (1987). *La ecología del Desarrollo Humano*. Madrid: Paidós.

Cañellas M et al. (2008). Estudio del aceite de rosa de mosqueta en cicatrices postquirúrgicas. *El peu*, 9 - 13.

Carlson LE, et al. (2016). *Randomized-controlled trial of mindfulness-based cancer recovery versus supportive expressive group therapy among distressed breast cancer survivors (MINDSET): long-term follow-up results*. Psychooncology. 25(7):750-9. doi: 10.1002/pon.4150. Epub 2016 May 18.

Carolyn R. et al. (12 / agost / 2016). *Taylor & Francis On line*. (I. 1. Eating Disorders The Journal of Treatment & Prevention Vol. 25, Ed.) Recollit de http://www.tandfonline.com/doi/full/10.1080/10640266.201 6.1219185

Cegarra, M. d. (24 / octubre / 2016). Curso de Psicosomática y puente con la epigenética. Sabadell, Barcelona: USOC.

Charlesworth JEG et al.,. (27 / abril / 2017). *Effects of placebos without deception compared with no treatment: a systematic review and meta-analysis.* (J. E. 10.1111/jebm.12251., Ed.) Recollit de https://www.ncbi.nlm.nih.gov/pubmed/28452193

CIBERESP. (2014). *Instituto de Salud Carlos III.* Recollit de http://www.isciii.es/ISCIII/es/contenidos/fd-servicios-cientifico-tecnicos/fd-vigilancias-alertas/fd-epidemiologia-ambiental-y-cancer/Mortal2014.pdf

Cichello SA, Y. Q. (2016). *Proliferative activity of a blend of Echinacea angustifolia and Echinacea purpurea root extracts in human vein epithelial, HeLa, and QBC-939 cell lines, but not in Beas-2b cell lines.* Autralia: Journal of Traditional and Complementary Medicine. ;6(2):193-197. doi:10.1016/j.jtcme.2015.01.002.

Contreras, J. (17 / març / 2017). Converses sobre psicologia. (L. F. Giménez, Entrevistador)

Corbera E, B. M. (2014). *Tratado en bioneuroemoción. Bases biológicas para el cambio de conciencia.* Barcelona: El grano de mostaza.

Cosculluella, F. (24 / octubre / 2014). Bosques contra la fibrolmialgia. *El Periódico.* Recollit de http://www.elperiodico.com/es/noticias/sociedad/bosques-contra-fibromialgia-3628787

CPSB. (2016). Centro de Psicoterapia Somática en Biosíntesis. *Postgrado Especialización en Psicosomática y Epigenética en Psicoterapia.* Barcelona. Recollit de www.schoolbiosynthesis.com

CPSB. (2017). *Centro de Psicoterapia somática en Biosíntesis*. Recollit de http://www.schoolbiosynthesis.com/

Creu Roja a Catalunya. (2012). *L'impacte de la crisi en les persones grans*. Barcelona: Observatori de Vulnerabilitat de la Creu Roja a Catalunya.

Del Valle MO, et al. (2014). *Behavioural cancer risk factors in women diagnosed with primary breast cancer*. J Adv Nurs. 70(12):2810-20. doi: 10.1111/jan.12433. Epub 2014 Apr 28.

Diccionari. (21 / febrer / 2017). Diccionari.cat. Barcelona: Grup Enciclopèdia Catalana. Recollit de www.diccionari.cat: http://www.diccionari.cat/lexicx.jsp?GECART=0110966

Dong JY i Qin LQ. (2011). *Dietary glycemic index, glycemic load, and risk of breast cancer: meta-analysis of prospective cohort studies*. doi: 10.1007/s10549-011-1343-3. Epub 2011 Jan 11. Department of Nutrition and Food Hygiene, School of Radiation Medicine and Public Health, Soochow University, Suzhou, People's Republic of China.

El Economista. (18 / maig / 2016). *A los mejores empleados no les gusta trabajar más que sus compañeros*. Recollit de http://www.eleconomista.es/emprendedores-pymes/noticias/7572149/05/16/A-los-mejores-empleados-no-les-gusta-trabajar-mas-que-sus-companeros.html

El Mundo. (27 / maig / 2016). *Niños que cada vez juegan menos*. Recollit de http://www.elmundo.es/comunidad-valenciana/2016/05/27/574829aae5fdea4d318b4613.html

Enciclopèdia Catalana. (2017). *Diccionari Enciclopèdic de Medicina*. Recollit de http://www.medic.cat/

Enders, G. (2015). *La digestió és la qüestió. Descobriu els secrets de l'intestí, l'òrgan més infravalorat del cos humà*. Barcelona: Entramat. Ediciones Urano.

Ertekin Pinar S et al. (2018). *Investigating the psychological resilience, self-confidence and problem-solving skills of midwife candidates*. Turquia: Nurse Educ Today. 64:144-149. doi: 10.1016/j.nedt.2018.02.014.

Escrivà de Romaní, S. (26 / març / 2017). Converses. (L. F. Giménez, Entrevistador)

Esteller, M. (4 / juny / 2014). D'aquí cinc anys hi haurà molts càncers que seran controlables i curables. (J. Cuní, Entrevistador) 8 TV. Barcelona. Recollit de http://www.8tv.cat/8aldia/societat/manel-esteller-daqui-cinc-anys-hi-haura-molts-cancers-que-seran-controlables-i-curables/

Faller H et al. (2016). *The prospective relationship between satisfaction with information and symptoms of depression and anxiety in breast cancer: A structural equation modeling analysis*. Würzburg: John Wiley & Sons, Ltd.

Fernández O. (2014). *Mis recetas anticàncer. Alimentación y vida anticáncer*. Barcelona: Urano.

Fernández, O. (2015). *Guía práctica para una alimentación y vida anticáncer*. Barcelona: Urano.

Fraile AMB. (2016). Curs Dietética y nutrición. Barcelona: ISMET.

Furmaniak AC, et al. . (2016). *Exercise for women receiving adjuvant therapy for breast cancer*. Munich, Alemanya: Cochrane Database Syst Rev. .

Galea S et al. (2005). *Urban built environment and depression: a multilevel.* Michigan: Epidemiol Community Health 59:822–827. doi: 10.1136/jech.2005.033084.

Garrote, M. (2016). Converses. (L. Ferré, Entrevistador)

Gascon P. (18 / Juliol / 2017). Pere Gascón, Oncólogo del Hospital Clínic. *El estrés emocional crónico puede iniciar el proceso de un cáncer.* Recollit de http://www.elperiodico.com/es/sanidad/20170718/pere-gascon-el-estres-emocional-cronico-puede-iniciar-el-proceso-de-un-cancer-6176396

Gascón, P. (29 / 09 / 2016). Conferencia: El papel de la Medicina Integrativa en la Oncología actual. Barcelona: Clínica Omega Zeta.

Generalitat de Catalunya. (2010). *PAFES.* Recollit de L'activitat física i el càncer de mama i de colon: http://pafes.cat/ficheros/PAFESweb_Cancer.pdf

Generalitat de Catalunya. (2016). *Càncer de mama.* Barcelona: Generalitat de Catalunya. Recollit de http://cancer.gencat.cat/es/professionals/estadistiques/

Generalitat de Catalunya. (11 / juliol / 2016). *CatSalut.* Recollit de Servei Català de la Salut. Enquestes de satisfacció: http://catsalut.gencat.cat/ca/ciutadania/serveis-atencio-salut/valoracio-serveis-atencio-salut/enquestes-satisfaccio/

Generalitat de Catalunya. (2016). *Pla interdepartemental d'atenció i interacció social i sanitària.* Barcelona: Generalitat de Catalunya.

Gizzo S et al. (2015). *The Potential Role of GnRH Agonists and Antagonists in Inducing Thyroid Physiopathological Changes During IVF*. Itàlia: SAGE Journals. Recollit de http://journals.sagepub.com/doi/abs/10.1177/193371911560 8000?url_ver=Z39.88- 2003&rfr_id=ori:rid:crossref.org&rfr_dat=cr_pub%3dpubm ed

Goleman, D. (1997). *Inteligencia Emocional*. Barcelona: Kairós.

Gómez-Álvarez, R. P. (sense data). *El embrión humano*. Madrid: Universidad de Alcalá.

Greenlee H, et al. (2016). *Association Between Complementary and Alternative Medicine Use and Breast Cancer Chemotherapy Initiation: The Breast Cancer Quality of Care (BQUAL) Study*. EU: JAMA Oncol. 2(9):1170-6. doi: 10.1001/jamaoncol.2016.0685.

Grup Enciclopèdia Catalana. (6 / agost / 2016). *www.diccionari.cat*. Recollit de http://www.diccionari.cat/lexicx.jsp?GECART=0027891

Guzmán, J. (6 / març / 2016). VI Congreso Alimentación Viva y Consciente. *Publicidad engañosa en la alimentación*. Barcelona.

Hébert J, B. K. (2015). *Considering de role of stress in Populations of High-Risk, underserved community networks program centers* . Carolina del Sud, USA: Department of Health & Human Services.

Heisig SR et al. (2015). *Framing and personalizing informed consent to prevent negative expectations: An experimental pilot study.*

Hamburg: Health Psychol. 34(10):1033-7. doi:
10.1037/hea0000217. Epub 2015 Feb 16.

Heisig SR et al. (2016). *What do women with breast cancer expect from their treatment? Correlates of negative treatment expectations about endocrine therapy.* Alemanya: Psychooncology. 25(12):1485-1492. doi: 10.1002/pon.4089. Epub 2016 Feb 23.

IDESCAT. (2011). *Habitatges principals. 2011. Per règim de tinença. Comarques, àmbits i províncies.* Barcelona: IDESCAT. Recollit de http://www.idescat.cat/pub/?id=aec&n=701

INE. (14 / Març / 2017). *Instituto Nacional de Estadística.* Recollit de Salario anual medio, mediano y modal. Salario por hora. Brecha salarial de género (no ajustada) en salarios por hora:
http://www.ine.es/ss/Satellite?L=es_ES&c=INESeccion_C&cid=1259925408327&p=1254735110672&pagename=ProductosYServicios%2FPYSLayout

Institut Gestalt Barcelona. (5 / maig / 2017). *Gestalt.* Recollit de http://www.institutgestalt.com/conocimiento/gestalt

Iskandarsyah A et al.,. (sense data). *Health locus of control in Indonesian women with breast cancer: a comparison with healthy women.* Asian Pac J Cancer Prev. 2014;15(21):9191-7.

JANO. (25 / abril / 2017). *El entrenamiento cognitivo modifica la corteza cerebral.* Recollit de http://www.jano.es/noticia-el-entrenamiento-cognitivo-modifica-corteza-27678

JANO. (17 / març / 2017). *Jano. Medicina y Humanidades.* (Elsevier, Ed.) Recollit de Las agresiones a médicos en España se incrementan en un 37% en 2016:

http://www.jano.es/noticia-las-agresiones-medicos-espana-se-27503

JANO. (24 / març / 2017). *Jano. Medicina y Humanidades.* (Elsevier, Ed.) Recollit de Una investigación vuelve a poner el azar como causa principal del cáncer: http://www.jano.es/noticia-una-investigacion-vuelve-poner-el-27533

Jatkar A, K. I. (2017). *Diets High in Fat or Fructose Differentially Modulate Bone Health and Lipid Metabolism.* Universitat d'Stony Brook. Stony Brook: Calcif Tissue Int. doi:10.1007/s00223-016-0205-8. Recollit de https://www.ncbi.nlm.nih.gov/pubmed/27832314

Jiang Y et al. (January 2016). *A Sucrose-Enriched Diet Promotes Tumorigenesis in Mammary Gland in Part through the 12-Lipoxygenase Pathway.* American Association for Cancer Research. 10.1158/0008-5472.CAN-14-3432.

Johnny De'Carli. (2000). *Reiki Universal. Usui, Tibetano, Kahuna i Osho.* Buenos Aires, Argentina.: Bolsillo EDAF.

Josefina Llargués. (30 / Juliol / 2014). *Ets el que menges.* Recollit de www.etselquemenges.cat: http://www.etselquemenges.cat/repte/bolets-medicinals-xiitake-maitake-i-reishi-prevencio-i-suport-al-tractament-del-cancer-31988

Kelley GA, et al. . (2015). *Meditative Movement Therapies and Health-Related Quality-of-Life in Adults: A Systematic Review of Meta-Analyses.* Virginia: PLoS One. 10(6):e0129181. doi: 10.1371/journal.pone.0129181. eCollection 2015.

Khan F, A. B. (2013). *Multidisciplinary rehabilitation for follow-up of women treated for breat cancer (review)*. Harrow: The Cochrane Collaboration.

Kim YH, et al. (2013). *Effects of meditation on anxiety, depression, fatigue, and quality of life of women undergoing radiation therapy for breast cancer*. Complement Ther Med. 21(4):379-87. doi: 10.1016/j.ctim.2013.06.005. Epub 2013 Jul 6.

Knight R. (2015). *Single Room Occupancy (SRO) hotels as mental health risk environments among impoverished women: the intersection of policy, drug use, trauma, and urban space*. . San Francisco: Int J Drug Policy. doi: 10.1016/j.drugpo.2013.10.011.

Leonhart R, et al. (2016). *Physical and psychological correlates of high somatic symptom severity in Chinese breast cancer patients*. Psychooncology. doi: 10.1002/pon.4203.

Lipton, B. H. (2005). *La biología de la creencia. La liberación del poder de la conciencia, la materia y los milagros*. Palmyra.

Lockhart K et al. (2008). *Methods of communicating a primary diagnosis of breast cancer to patients (review)*. Edinburg: Wiley i The Cochrane collaboration.

Lucía Redondo, Núria Guiu, Gloria Vilatersana, Àngels Florensa. (20 / Novembre / 2014). *www.etselquemenges.com*. Recollit de http://www.etselquemenges.cat/repte/dietes-alcalines-aclarint-conceptes-34311

Maraver F, V. I.-S. (2014). *Fluoruro en aguas minerales naturales envasadas en España y prevención de la caries dental*. España: Elsevier España. Recollit de

https://www.clinicalkey.es/service/content/pdf/watermark
ed/1-s2.0-S0212656714001504.pdf?locale=es_ES

Maria del Mar Cegarra. (24 / Octubre / 2016). Psicosomática y su puente con la epigenética. Sabadell, Barcelona.

Martín M. (21 / abril / 2016). El 60% dels malalts de càncer sobreviuen a la malaltia. *Ara*, p. https://www.ara.cat/societat/malalts-cancer-tumors-supervivencia-cinc-anys-record_0_1562843831.html.

Mera P et al. (14 / agost / 2012). La relación del optimismo y las estrategias de afrontamiento con la calidad de vida de mujeres con cáncer de mama. Chile: Sociedad Chilena de psicología Clínica. Terapia psicológica, Vol. 30, Núm. 3, 69-78.

Metges. (9 / febrer / 2017). Converses. (L. Ferré, Entrevistador)

Millan P. (7 / Juny / 2017). Converses. (Ferré L, Entrevistador)

Mishra SI, S. R. (2012). *Exercice interventions on health-related quality of life for cancer survivors (review).* Baltimore: The Cochrane Collaboration.

Mohan PVMU, U. K. (2016). *In vivo comparison of cavity disinfection efficacy with APF gel, Propolis, Diode Laser, and 2% chlorhexidine in primary teeth.* India: Contemporary Clinical Dentistry. 7(1):45-50. doi:10.4103/0976-237X.177110.

Montague E et al. (2013). *Nonverbal Interpersonal Interactions in Clinical Encounters and Patient Perceptions of Empathy.* J Participat Med. Consultat el 28 / 09 / 2016, a http://www.jopm.org/evidence/research/2013/08/14/nonver

bal-interpersonal-interactions-in-clinical-encounters-and-patient-perceptions-of-empathy/

Moreno et al. (1990). *Treatment of skin ulcer using oil of mosqueta rose.* Sevilla: Med Cutan Ibero Lat Am. 1990;18(1):63-6. 1Departamento de Dermatología Médico-Quirúrgica y Venereología, Facultad de Medicina, Universidad de Sevilla.

Nelson, L. C. (2016). *Cancer, Stress, and Ironies of Cancer Understanding in South Korea.* Berkeley, California: Medical Anthropology. Recollit de http://www.tandfonline.com/doi/full/10.1080/01459740.2015.1137914?scroll=top&needAccess=true

Nestoriuc Y, et al. . (2016). *Is it best to expect the worst? Influence of patients' side-effect expectations on endocrine treatment outcome in a 2-year prospective clinical cohort study.* Ann Oncol. 27(10):1909-15. doi: 10.1093/annonc/mdw266. Epub 2016 Aug 22.

NIH. (1 / juny / 2014). *Instituto Nacional del Cáncer.* Recollit de Comunicados de prensa 2014. Nueva opción de tratamiento para mujeres jóvenes con cáncer de seno sensible a las hormonas: https://www.cancer.gov/espanol/noticias/comunicados-de-prensa/2014/Asco-estudio-cancer-de-seno-sensible-a-hormonas

NIH. (11 / Juliol / 2016). *Instituto Nacional del Cáncer de la Salud de EEUU.* Recollit de https://www.cancer.gov/espanol/tipos/cancer-metastatico

Observatorio de la OMC. (2017). *Organización Médica Colegial de España*. Recollit de Observatorio OMC contra las Pseudociencias, Pseudoterapias, Intrusismo y Sectas Sanitarias: observatorio-omc-contra-las-pseudociencias-intrusismo-y-sectas-sanitarias

OMS. (1998). *Promoción de la salud. Glosario*. Ginebra: Organización Mundial de la Salud.

Organización Mundial de la Salud. (21-24 / Novembre / 2016). Declaración de Shangai sobre la promoción de la Salud en la agenda 2030 para el desarrollo sostenible. Shangai, Xina: OMS.

Ortega Cebrian, V. (22 / març / 2017). Converses sobre el càncer. (L. F. Giménez, Entrevistador)

Pàmies J. (25 / gener / 2012). *You Tube*. Recollit de https://www.youtube.com/watch?v=hm7bSyNvQG8

Pàmies J. (2014). *Pàmies Vitae*. Recollit de http://pamiesvitae.com/es/tienda-online/variedades/todas-las-plantas/aloe-vera.html

Pàmies, A. (12 / 08 / 2016). Plantes medicinals per al càncer. (L. Ferré Giménez, Entrevistador)

(2016). Parets contra el càncer.

Payás A. (2010). *Las tareas del duelo. Psicoterapias de duelo desde un modelo integrativo-relacional*. Barcelona: Paidós.

Pérez, A. (2015). *Kalanchoe. Una alternativa natural a la quimioterapia*. Barcelona: Obelisco.

Pert C. (2008). *Candace Pert, PhD*. Recollit de Achievements: http://candacepert.com/

Porges S. (2001). *La teoría polivagal. Entendiendo los mecanismos del estrés postraumático*. Mèxic: Facultad de Pscicologia de la Universidad Autónoma de México.

Porges S. (2012). La teoria polivagal para el tratamiento del trauma. Mèxic: Facultad de Psicología UNAM.

Prabhakaran K et al.,. (2016). *Polyketide natural products, acetogenins from Graviola (Annona muricata L), its biochemical, cytotoxic activity and various analyses through Computational and Bio-Programming Methods*. Karnataka, India: Curr Pharm Des.

Prabhakaran K, Ramasamy G1, Doraisamy U, Mannu J, Rajamani K, Murugesan JR. (2016). *Polyketide natural products, acetogenins from Graviola (Annona muricata L), its biochemical, cytotoxic activity and various analyses through Computational and Bio-Programming Methods*. Coimbaore, India: Curr Pharm Des .

Pryce CR, Fuchs E. (2016). *Chronic psychosocial stressors in adulthood: Studies in mice, rats and tree shrews*. Neurobiol Stress. 2016 Oct 6;6:94-103. doi: 10.1016/j.ynstr.2016.10.001. eCollection 2017. Elsevier. Recollit de http://www.sciencedirect.com/science/article/pii/S23522895 16300339

Reizenstein P. (1991). *Iron, free radicals and cancer*. Stockholm, Suècia.: Med Oncol Tumor Pharmacother.

Sandín B i Chorot P. (novembre / 2002). Cuestionario y afrontamiento del Estrés (CAE): desarrollo y validación preliminar. Madrid: Revista de Psicopatología y Psicología

Clínica. 2003, Volumen 3, Número 1, pp.39-54. Asociación Española de Psicología Clínica y Psicopatología. Recollit de http://revistas.uned.es/index.php/RPPC/article/view/3941/ 3796

Serrano L., Soler A., Hernández L. (2014). *El abandono educativo temprano: análisis del caso español.* València: Instituto Valenciano de Investigaciones Económicas. Recollit de http://www.mecd.gob.es/dctm/inee/documentos-de-trabajo/abandono-educativo-temprano-2.pdf?documentId=0901e72b818e38f4

Short NA. (2018). *Effects of emotion regulation strategy use in response to stressors on PTSD symptoms: An ecological momentary assessment study.* Short NA. (2018). Effects of emotion regulation strategy use in response to stressors on PTSD symptoms: An ecological mTallahassee: J Affect Disord. 2018 Jan 3;230:77-83. doi: 10.1016/j.jad.2017.12.063.

Sidor P, G. D. (2016). *Analysis of the dietary factors contributing to the future osteoporosis risk in young Polish women.* Faculty of Human Nutrition and Consumer Sciences, Department of Dietetics. Warsaw, Polònia: Rocz Panstw Zakl Hig. . Recollit de Analysis of the dietary factors contributing to the future osteoporosis risk in young Polish women.

Sociedad Española de Odontopediatría. (2008). *http://www.odontologiapediatrica.com/portada.* Recollit de http://www.odontologiapediatrica.com/documento_sobre_ el_fluor

Soru et al. (2012). *Creencias populares sobre la salud, la enfermedad y su tratamiento.* Córdoba. Argentina: Anuario de investigaciones de la Facultad de Psicología.

Stagl JM, et al. . (2015). *Long-term psychological benefits of cognitive-behavioral stress management for women with breast cancer: 11-year follow-up of a randomized controlled trial.* Cancer.121(11):1873-81. doi: 10.1002/cncr.29076. Epub 2015 Mar 23.

Stanhope KL et al. (2013). *Adverse metabolic effects of dietary fructose: results from the recent epidemiological, clinical, and mechanistic studies.* Davis, Davis, California 95616, USA.: Department of Molecular Biosciences, School of Veterinary Medicine, University of California.

Stona, C. (22 / Novembre / 2016). Converses. (L. Ferré, Entrevistador)

Thorwald et al . (2001). *La Enfermedad como camino.* Barcelona: DEBOLSILLO.

Vademecum. (2015). *Índice de principios activos.* Madrid: Vidal Vademecum Spain.

Van der Hofstadt Carlos J. (2005). *El libro de las habilidades de comunicación. Cómo mejorar la comunicación personal.* España: Díaz de Santos.

Waldinger, R. (6 / abril / 2016). Los secretos para una vida feliz, según un estudio de Harvard. *The New York Times.* Recollit de https://www.ted.com/talks/robert_waldinger_what_makes _a_good_life_lessons_from_the_longest_study_on_happin ess/transcript?language=es

WHO. (14 / març / 2017). *Cancer Today.* Recollit de International Agency for Research on Cancer: http://gco.iarc.fr/today/home

William J. (2000). *El tratamiento del duelo: asesoramiento psicológico y terapia.* Barcelona: Paidós.

Wu M, A. W. (2016). *Bradykinin receptors and EphB2/EphrinB2 pathway in response to high glucose-induced osteoblast dysfunction and hyperglycemia-induced bone deterioration in mice.* Shaanxi, Xina: Int J Mol Med. doi: 10.3892/ijmm.2016.2457. Epub 2016 Jan 12. Recollit de https://www.ncbi.nlm.nih.gov/pubmed/26782642

Xavier Centeno. (2015). *Centro Médico Teknon.* Recollit de www.teknon.es: http://www.teknon.es/ca_ES/web/centeno/port-a-cath

Xevi Verdaguer. (27 / agost / 2014). *www.xeviverdaguer.com.* Recollit de L'intestí, el nostre segon cervell: http://www.xeviverdaguer.com/lintesti-el-nostre-segon-cervell-les-hormones-femenines/

Xevi Verdaguer. (26 / octubre / 2015). *Xevi Verdaguer.* Recollit de La sulfatació dels estrògens: http://www.xeviverdaguer.com/la-sulfatacio-dels-estrogens/

Xevi Verdaguer. (22 / març / 2016). Transfórmate. Teatre Barts, Barcelona, Barcelona: El Terrat i Clínica Omega Zeta.

Yanez B, E. D. (2009). *Facets of spirituality as predictors of adjustment to cancer: relative contributions of having faith and finding meaning.* Los Angeles, EUA: J Consult Clin Psychol. 77(4):730-41. doi: 10.1037/a0015820. Recollit de https://www.ncbi.nlm.nih.gov/pubmed/19634965

Zaplana, C. (6 / Abril / 2014). *Ets el que menges*. Recollit de
http://www.etselquemenges.cat/repte/com-escollir-
lextractor-de-sucs-mes-adequat-29238

Zeng Y et al. (2014). *Long-term cognitive function change among
breast cancer survivors*. Nashville: Department of health and
human services. Breast cancer Res Treat.